Wehr

Praktische Elektrokardiographie
und Elektrophysiologie des Herzens

Michael Wehr

Praktische Elektrokardiographie und Elektrophysiologie des Herzens

Ein diagnostischer und therapeutischer Leitfaden für Studenten und Ärzte

Mit 166 Abbildungen
und 10 Tabellen

SEMPER BONIS ARTIBUS

Gustav Fischer Verlag · Stuttgart · New York · 1988

Anschrift des Autors:
Prof. Dr. med. Michael Wehr
Oberarzt der kardiologischen Abteilung,
Medizinische Klinik und Poliklinik,
Universität (GHS) Essen
Hufelandstraße 55, 4300 Essen 1

CIP-Titelaufnahme der Deutschen Bibliothek

Wehr, Michael:
Praktische Elektrokardiographie und Elektrophysiologie des Herzens : e. diagnost. u. therapeut. Leitf. für Studenten u. Ärzte / Michael Wehr. –
Stuttgart ; New York : Fischer, 1988
ISBN 3-437-00536-7

Satz: Typobauer Filmsatz GmbH, Ostfildern 3
Druck: Karl Grammlich GmbH, Pliezhausen
Einband: Wilhelm Röck GmbH, Weinsberg
Printed in Germany

ISBN 3-437-00536-7

Meinen Lehrern:
H. Kaffarnik
G. A. Martini
A. Hardewig
H. J. J. Wellens

Vorwort

«Das Leben beginnt mit dem ersten Herzschlag und geht mit dem letzten zu Ende»
(Aristoteles)

Das vorliegende Buch basiert auf Erfahrungen aus einer mehrjährigen Unterrichtstätigkeit auf dem Gebiet der Elektrokardiographie. Es versucht neben der Vermittlung altbekannter elektrokardiographischer Fakten, die neuen, in den letzten 20 Jahren mittels neuer Techniken erarbeiteten, Ergebnisse rhythmologischer Forschung darzustellen und in der Synthese von alt und neu das Verständnis für kardiale Arrhythmien zu erleichtern. So liegt auch der beabsichtigte Schwerpunkt dieses Buches auf dem Gebiet der Diagnostik und Therapie von kardialen Rhythmusstörungen. Anatomische, elektrophysiologische und elektrokardiographische Grundlagen werden, soweit sie zum Verständnis notwendig sind, eingangs in zusammengefaßter Form dargestellt. Einen großen Antrieb, sowohl den eigenen Kenntnisstand zu erweitern, als auch den Versuch dieser Darstellung zu unternehmen, bewirkte ein einjähriger, von der Deutschen Forschungsgemeinschaft unterstützter Aufenthalt im Akademischen Krankenhaus in Maastricht/Niederlande bei Prof. Dr. H.J.J. Wellens und Prof. Dr. P. Brugada, auf den auch einige Abbildungen zurückgehen. Die Therapievorschläge sind als solche aufzufassen und erheben keinen Ausschließlichkeitsanspruch. Das Literaturverzeichnis gibt nur die wesentlichen Quellen des Buches wieder. Zu großem Dank bin ich Herrn Axel Dupke, Zentrales Fotolaboratorium des Klinikum Lahnberge der Philipps-Universität Marburg, für die ausgezeichneten graphischen Arbeiten und Frau I. Scharein, Fotolabor der Medizinischen Klinik und Poliklinik der Universität (GHS) Essen, für die hervorragenden Fotoarbeiten verpflichtet. Herrn Bernd von Breitenbuch, Gustav Fischer Verlag Stuttgart, danke ich für die großzügige Ausstattung des Buches.

Essen, im Sommer 1988 Michael Wehr

Rytmonorm®

Inhaltsverzeichnis:

1	*Einleitung*	1
2	*Anatomische Grundlagen*	3
2.1	Spezialisiertes Erregungsleitungssystem	3
2.2	Das vegetative (autonome) Nervensystem des Herzens	7
3	*Elektrophysiologische Grundlagen*	9
3.1	Membranpotential	9
3.2	Aktionspotential	10
3.3	Elektrische Refraktärzeit	13
3.4	Elektrische Leitfähigkeit	14
3.5	Elektrische Erregungsausbreitung	15
3.6	Einfluß des vegetativen Nervensystems	15
4	*Diagnostische Grundlagen*	17
4.1	Elektrokardiogramm	17
4.2	Auswertung des Elektrokardiogramms	22
4.2.1	Der Rhythmus	24
4.2.2	Die Herz-Frequenz	24
4.2.3	Der Lagetyp	25
4.2.4	Die Zeitenanalyse	30
4.2.5	Die Formanalyse	32
4.2.6	Der Rechtsschenkelblock	33
4.2.7	Der Linksschenkelblock	37
4.2.8	Der bifaszikuläre Block	40
4.2.9	Vergrößerung der Herzkammern	41
4.2.10	Myokardiale Ischämie/Infarkt	47
4.2.11	Akuter Myokardinfarkt und Schenkelblockierung	56
4.2.12	Der ST-T-Komplex	59
4.2.13	Die T-Welle	61
4.2.14	Elektrolytstörungen	62
4.3	Langzeit-Elektrokardiogramm	67
4.4	Belastungs-Elektrokardiogramm	68
4.5	Summations-Elektrokardiogramm	71
4.6	Intrakardiale EKG-Diagnostik	72
4.6.1	Programmierte elektrische Stimulation	73
4.6.2	Elektrophysiologische Untersuchung	78
4.6.3	Arrhythmie-Mechanismen	79

5 *Therapeutische Grundlagen* 81
5.1 Pharmakotherapie 81
5.1.1 Klassifizierung der Antiarrhythmika 83
5.1.2 Digitalis 85
5.2 Elektrische Therapie 87
5.2.1 Antibradykarde Schrittmacherstimulation 87
5.2.2 Überwachung von Patienten mit permanenten Herzschrittmachern 92
5.2.3 Antitachykarde Schrittmacherstimulation 99
5.2.4 His-Bündel-Ablation 100
5.2.5 Interner Kardioverter-Defibrillator 100
5.3 Chirurgische Therapie 101
6 *Diagnostik und Therapie der Herzrhythmusstörungen* 103
6.1 Der normale Sinusrhythmus 104
6.2 Bradykarde Herzrhythmusstörungen 105
6.2.1 Sinusbradykardie 106
6.2.2 Sinusknotenstillstand 107
6.2.3 Sinu-atriale Blockierungen 108
6.2.4 AV-Leitungsstörungen 110
6.2.5 Absolute Kammerbradyarrhythmie bei Vorhofflimmern/flattern . 117
6.2.6 AV-Dissoziation 118
6.2.7 Morgagni-Adams-Stokes-Syndrom (MAS-Syndrom) 120
6.2.8 Sinusknoten-Syndrom 120
6.2.9 Karotissinus-Syndrom 122
6.3 Tachykarde Herzrhythmusstörungen 123
6.3.1 Sinustachykardie 124
6.3.2 Vorhofflattern 124
6.3.3 Vorhofflimmern 131
6.3.4 Vorhoftachykardie 136
6.3.5 AV-Knoten-reentry-Tachykardie (AVNT) 138
6.3.6 AV-junktionale-reentry-Tachykardie (AVJT) 143
6.3.7 Tachykardien bei speziellen Syndromen 151
6.3.8 Ventrikuläre Tachykardie 164
6.3.9 Extrasystolie 179
6.4 Herzrhythmusstörungen in der akuten Infarktphase 185
6.5 Das EKG bei Digitalisintoxikation 187
6.6 Das EKG bei der akuten Lungenembolie 192
7 Literatur 195
8 Sachregister 203

1 Einleitung

Die Diagnostik, Therapie und prognostische Beurteilung kardialer Arrhythmien stellt auch heute noch gelegentlich ein schwieriges Problem dar. Im diagnostischen Bereich erfuhr die klassische Elektrokardiographie in den letzten Jahren eine Erweiterung durch die 24-Stunden-Langzeitelektrokardiographie (Holter-Monitoring), die programmierte elektrische Stimulation des Herzens (1967 in die klinische Kardiologie eingeführt) und die Signalmittlungstechnik hochfrequenter kardialer, von der Körperoberfläche abgeleiteten Potentiale. Im therapeutischen Bereich stehen heute neben neuen Antiarrhythmika, die antitachykarden Schrittmachersysteme, die antiarrhythmische Herzchirurgie und die Ablation des His'schen Bündels, akzessorischer atrio-ventrikulärer Bahnen und arrhythmogener Foci im rechten Vorhof und in beiden Herzkammern zur Verfügung.
Die Kenntnis des Mechanismus der zu behandelnden Arrhythmie ist von entscheidender Bedeutung für den einzuschlagenden therapeutischen Weg, der sich immer an der klinischen Symptomatik und an der Prognose der Herzrhythmusstörung orientieren muß.

2 Anatomische Grundlagen

2.1 Das spezialisierte Erregungsleitungssystem

Alle Zellen des Herzmuskels haben die Fähigkeit, einen elektrischen Impuls an die benachbarte Zelle weiterzugeben *(Eigenschaft der elektrischen Leitungsfähigkeit)*. In einigen Zellen ist diese Fähigkeit besonders hoch entwickelt (spezialisierte Zellen). Die Spezialisierung drückt sich einmal in der Fähigkeit aus, den elektrischen Impuls sehr schnell weiterzuleiten, zum anderen haben einige dieser spezialisierten Zellen die Fähigkeit, den elektrischen Impuls zu bilden *(Eigenschaft der Automatizität)*. Alle so spezialisierten Herzmuskelzellen sind in sogenannten Knoten oder Bahnen angeordnet, welche als *spezialisiertes Erregungsleitungssystem* des Herzens bezeichnet werden. Die spezialisierten Zellen verfügen in besonderem Maße über Glykogenreserven und über Enzyme für die anaerobe Glykolyse. Ihre kontraktile Potenz ist dagegen geringer ausgebildet.
Das spezialisierte Erregungsleitungssystem besteht aus:

1. Sinusknoten,
2. Atrioventrikularknoten (AV-Knoten),
3. His'sches Bündel,
4. Rechter Tawara-Schenkel,
5. Linker Tawara-Schenkel mit anterior-superiorem Faszikel und posterior-inferiorem Faszikel,
6. Purkinje'sches Fasernetz (Aufteilung des rechten Tawara-Schenkels und der linken Tawara-Faszikel im Arbeitsmyokard)

Der Sinusknoten. Der Sinusknoten ist beim Erwachsenen eine 10–20 mm lange, etwa 5 mm breite und 1 mm dicke, spindelförmige Struktur. Sie liegt subepikardial in der Gegend der Einmündung der oberen Hohlvene in den rechten Vorhof nahe der Basis des rechten Herzohres und besteht aus verschiedenen Zelltypen: Die P-Zellen bilden das sogenannte *primäre Schrittmacherzentrum* des Herzens und sind von den mehr peripher gelegenen A-Zellen umgeben (Abb. 1) (35).
Der Sinusknoten besitzt eine zentralgelegene, ihn versorgende Arterie, die *Sinusknotenarterie*. Diese entspringt in 65%–70% aus der rechten Koronararterie (proximale 1–3 cm), in 30%–35% aus dem Ramus circumflexus der linken Koronararterie und nur selten direkt aus der Aorta (Abb. 2) (57).

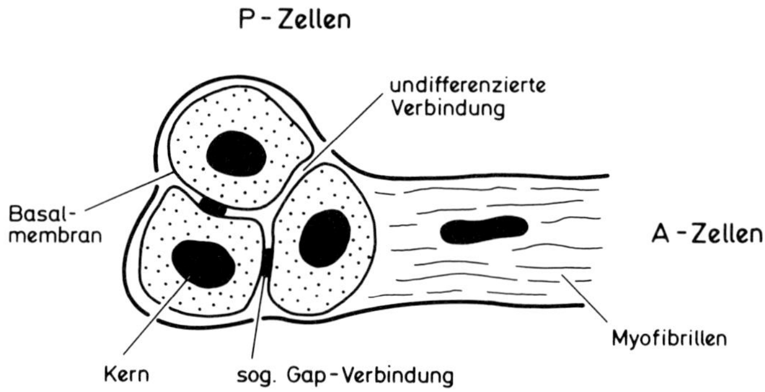

Abb. 1: Zellen des Sinusknotens

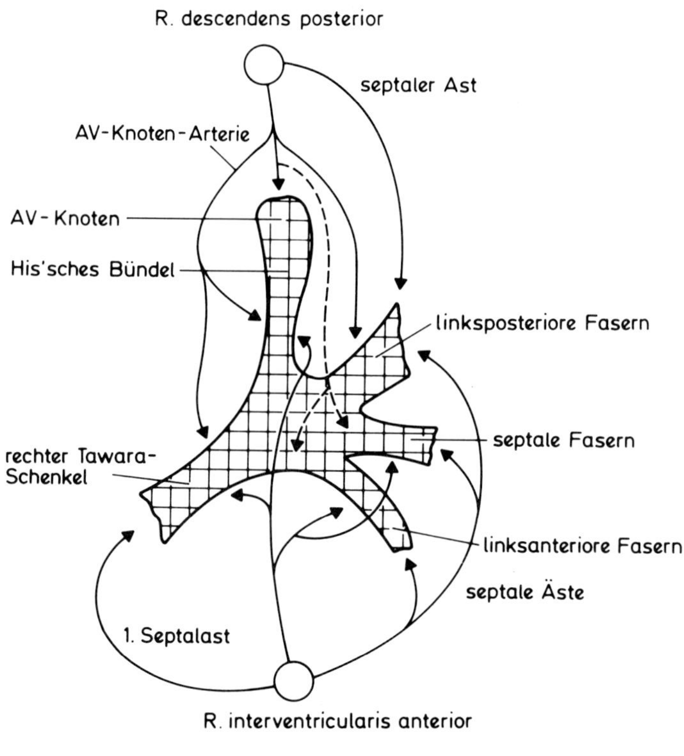

Abb. 2: Gefäßversorgung des spezialisierten Erregungsleitungssystem nach (78)

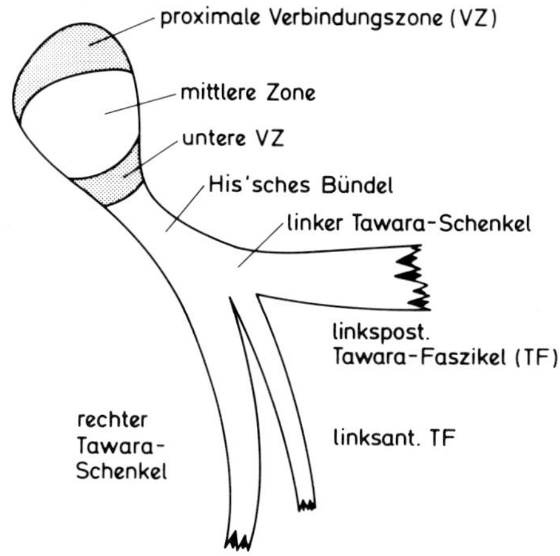

Abb. 3: Funktionelle Aufteilung des AV-Knotens und des His'schen Bündels

Das Vorhofmyokard zwischen Sinusknoten und AV-Knoten soll nach Untersuchungen von Aschoff und Mönckeberg und neueren Arbeiten von Lev und Bharati keine präformierten, aus spezialisiertem Leitungsgewebe bestehenden, Strukturen (Internodalbündel) besitzen. Es kann jedoch als gesichert angesehen werden, daß die Leitung der elektrischen Impulse vom Sinusknoten zum AV-Knoten über Präferenzwege geschieht. Diese werden durch die besondere geometrische Anordnung der Muskelfasern des Vorhof-Arbeitsmyokards geformt (2, 3, 19, 55).

Der AV-Knoten. Der AV-Knoten ist eine circa 1 mm × 3 mm × 6 mm große Struktur. Sie liegt subendokardial auf der rechten Seite des am weitesten caudal sich befindenden Teils des Vorhofseptums, oberhalb des Ansatzes des septalen Tricuspidalsegels und besteht aus einem lockeren Netz von spezialisierten Muskelfasern (57).
Funktionell können im AV-Knoten 3 Anteile unterschieden werden (Abb. 3):

1. Proximale Verbindungszone zum Vorhof.
2. Mittlere Zone (der eigentliche AV-Knoten),
3. Distale Verbindungszone zum His'schen Bündel.

Die beiden Verbindungszonen (vor allem die proximale) zeichnen sich elektrophysiologisch im Vergleich zur mittleren Zone durch ihre Fähigkeit zu einer eigenen (automatischen) Erregungsbildung aus und fungieren daher als *sekundäres Schrittmacherzentrum* des Herzens mit einer Eigenfrequenz von 40–50/Min.
Der AV-Knoten wird von der AV-Knotenarterie versorgt, die in 90% der Fälle aus der rechten Koronararterie und in 10% der Fälle aus dem Ramus circumflexus der linken Koronararterie entspringt (Abb. 2). Ein thromboti-

scher Verschluß der rechten Koronararterie als Ursache eines Herzhinterwandinfarktes ist daher häufig mit einer AV-Knoten-Leitungsstörung verbunden.

Das His'sche Bündel. Die distale Verbindungszone des AV-Knotens geht in das His'sche Bündel über, das circa 10–20 mm lang ist, unmittelbar subendokardial über die rechte Seite der ‹pars membranacea› des Kammerseptums läuft und aus parallel angeordneten spezialisierten Muskelfasern besteht, welche von kollagenem Bindegewebe umgeben sind (39).
AV-Knoten und His'sches Bündel bilden normalerweise die einzige muskuläre Verbindung zwischen den Vorhöfen und Kammern. Bei manchen Menschen sind jedoch noch weitere angeborene muskuläre Verbindungsfasern zwischen den Vorhöfen und Kammern (Kent'sche Bündel) oder zwischen distalem AV-Knoten und rechter Herzkammer (Maheim'sches Bündel) vorhanden, die manchmal Anlaß zu tachykarden Herzrhythmusstörungen geben können (Siehe Kapitel Supraventrikuläre Tachykardien).

Die Tawara-Schenkel. Das His'sche Bündel zweigt sich in einen linken und einen rechten Tawara-Schenkel auf (90).
Der rechte Tawara-Schenkel verläuft dicht subendokardial und daher leicht verletzlich (z.B. bei Herzkatheter-Manipulationen) auf der rechten Kammerseptumseite und teilt sich ungefähr an der Basis des vorderen Papillarmuskels an der Spitze des rechten Ventrikels in weitere Äste auf.
Der linke Tawara-Schenkel kreuzt zur linken Seite des Kammerseptums (nahe des hinteren Aortenklappensegels) und gibt im Gegensatz zum rechten Tawara-Schenkel sofort eine große Zahl von Ästen ab, die sich in 2 Hauptstrahlen (Faszikel) anordnen:
Der anterior-superiore Faszikel ist der wichtigere, denn er versorgt den anterior-superioren (größeren) Anteil des linken Ventrikels. Eine elektrische Leitungsverzögerung oder ein Leitungsblock in diesem Faszikel zeigt sich im EKG an einem überdrehten Linkslagetyp des QRS-Hauptvektors, auch als linksanteriorer Hemiblock bezeichnet.
Der posterior-inferiore Faszikel versorgt die posterior-inferioren Anteile des linken Ventrikels. Eine elektrische Leitungsverzögerung oder ein Leitungsblock in diesem Faszikel zeigt sich im EKG an einer überdrehten Rechtslage des QRS-Hauptvektors, auch als links-posteriorer Hemiblock bezeichnet.
Beide Faszikel versorgen jeweils einen Papillarmuskel. Von Bedeutung ist, daß der links-anteriore Faszikel relativ lang und dünn, der links-posteriore Faszikel relativ kurz und dick ist. Ferner besitzt der links-anteriore Faszikel nur eine Gefäßversorgung (R. interventricularis ant.), während der links-posteriore Faszikel von zwei Koronararterien (R. interventricularis ant. und R. circumflexus) versorgt wird. Alle diese Faktoren tragen ebenso wie die größere Nähe zur Aortenklappe dazu bei, daß der links-anteriore Faszikel leichter verletzbar ist. Ein links-anteriorer Hemiblock im EKG ist daher viel

häufiger anzutreffen, als ein links-posteriorer Hemiblock. Die Fasern des rechten Tawara-Schenkels und der linken Tawara-Faszikel bilden im Arbeitsmyokard der beiden Ventrikel das **Purkinje'sche Fasernetz**.

2.2 Das vegetative (autonome) Nervensystem des Herzens

Das Herz wird sowohl von parasympathischen, als auch von sympathischen Nervenfasern versorgt. Äste des rechten und linken N. vagus besorgen die parasympathische Innervation, wobei der rechte N. vagus den Sinusknoten, der linke N. vagus den AV-Knoten versorgt. Das sympathische Nervensystem versorgt mit seinen Ästen beide Vorhöfe und beide Herzkammern.

3 Elektrophysiologische Grundlagen

3.1 Das Membranpotential

Zwischen dem Inneren einer erregbaren Nervenfaser oder Muskelfaser (Muskelzelle) und ihrer Umgebung besteht in Ruhe eine Potentialdifferenz von −70 bis −80 mV, wobei sich das Zellinnere negativ zum Zelläußeren verhält (Abb. 4).

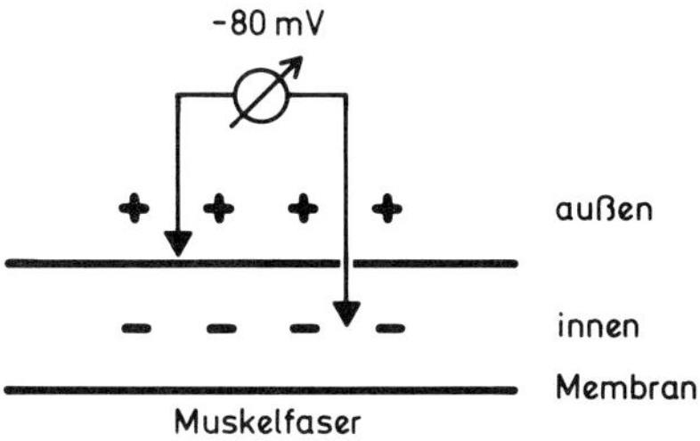

Abb. 4: Ruhe-Membranpotential einer Herzmuskelfaser

Verantwortlich für die Potentialdifferenz ist die Nervenzell- oder Muskelfasermembran. Man spricht daher von dem Ruhe-Membranpotential.
Die Aufrechterhaltung dieses Membranpotentials ist an energieliefernde, sauerstoffverbrauchende Prozesse gebunden, deren Aufgabe es zunächst ist, einen Konzentrationsunterschied zu beiden Seiten der Membran hinsichtlich der Natrium- und Kalium-Ionen aufzubauen. Man spricht von sogenannten Natrium- und Kalium-Pumpen, die sich in der Membran befinden, und die im ATP-ADP-Zyklus pro Spaltung einer Phosphatbindung drei Natrium-Ionen aus der Zelle heraus und gleichzeitig zwei Kalium-Ionen in die Zelle hinein mittels eines Trägermoleküls(Membran-ATP-ase) schaffen. Durch die Arbeit der Pumpen ist die Kalium-Konzentration im Zellinneren mehrfach höher als außen. Ebenso ist die Natrium-Konzentration außen mehrfach höher als im Zellinneren. Eine Potentialdifferenz zwischen innen und außen wird jedoch durch die Arbeit der Pumpen nicht erreicht. Diese entwickelt sich erst dadurch, daß die Permeabilität der Membran für Kalium-Ionen circa 25 mal so groß ist, wie für Natrium-Ionen *(Semipermeabilität der Zellmembran)*. Aufgrund dieses Permeabilitätsunterschiedes werden immer mehr Kalium-Ionen ihrem Diffusionsgefälle folgend von innen nach außen diffundieren, als Natrium-Ionen von außen nach innen. Einem vollständigen Konzentrationsausgleich von Kalium-Ionen zwischen innen und außen wirkt die elektrostatische Anziehungskraft der sich im Zellinnern befindlichen Anionen (Chlor, Phosphat) entgegen. Das Membranpotential resultiert somit aus zwei entgegengesetzten Kräften, dem Diffusionsbestre-

ben der Kalium-Ionen von innen nach außen und der Anziehungskraft von negativ-geladenen Ionen im Zellinnern, welche die Kalium-Ionen elektrostatisch «festhalten». Man kann daher auch von einem *Kaliumentmischungspotential* sprechen. Die Calcium-Ionen-Konzentration ist ähnlich der Natrium-Ionen-Konzentration extrazellulär hoch und intrazellulär niedrig (62).

Merke:
Im Ruhezustand ist die Herzmuskelfaser außen positiv und innen negativ geladen (Ruhe-Membranpotential).

3.2 Das Aktionspotential

Wird das Ruhe-Membranpotential (z.B. −80 mV) einer Herzmuskelfaser (Herzmuskelzelle) durch irgendeine Einwirkung (elektrisch, mechanisch) auf z.B. −50 mV gesenkt (die Herzmuskelfaser wird depolarisiert), so erfolgt beim Überschreiten dieses sogenannten *Schwellenpotentials* innerhalb von weniger als 0.1 msec. eine weitere explosionsartige Senkung des Membranpotentials bis auf ein Maximum von +30 mV (= «overshoot») wodurch das Membranpotential kurzzeitig umgekehrt (innen: positiv, außen: negativ) wird (= *Phase 0 des Aktionspotentials*). Es folgt eine kurze schnelle Phase der Repolarisation in Richtung auf das 0-Potential (= *Phase 1 des Aktionspotentials*), dem sich eine Plateau-Phase nahe dem 0-Potential (= *Phase 2 des Aktionspotentials*) anschließt. Beendet wird die Repolarisation durch die schnelle Phase der Repolarisation (= *Phase 3 des Aktionspotentials*), welche das Ruhe-Membranpotential wiederherstellt. Die sich nach Erreichen des Ruhe-Membranpotentials anschließende Phase wird als *Phase 4 des Aktionspotentials* bezeichnet. Diese gesamte Sequenz von Potentialänderungen von Beginn der Depolarisation bis zum Ende der Repolarisation wird als das *Aktionspotential der Zelle* bezeichnet (Abb. 5).

Merke:
Während eines Aktionspotentials ist die Muskelfaser außen negativ und innen positiv geladen. Ein Aktionspotential führt bei einer Muskelfaser des Arbeitsmyokards zu einer Kontraktion, bei einer Nervenfaser und bei einer Faser des spezialisierten Erregungsleitungssystems des Herzens zu einer Fortleitung des Aktionspotentials und damit zum Fortschreiten der elektrischen Erregung.

Während sich eine Muskelfaser des Arbeitsmyokard nur kontrahiert, wenn ihr Ruhe-Membranpotential durch ein sie erreichendes Aktionspotential

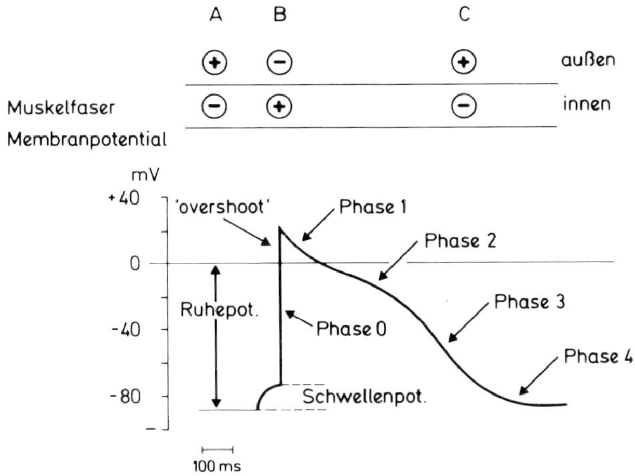

Abb. 5: Aktionspotential einer Herzmuskelfaser. Während des Aktionspotentials (bei B) kehrt sich das Membranpotential kurzzeitig um (außen: negativ, innen: positiv).

über ihr Schwellenpotential hinaus depolarisiert wird, sind die spezialisierten Muskelfasern des Erregungsleitungssystems in der Lage, selbständig Aktionspotentiale zu bilden und fortzuleiten *(Schrittmacher-Zellen)*. Nur unter pathologischen Bedingungen (Hypoxie, Digitalis-Intoxikation) können auch Muskelfasern des Arbeitsmyokards zu Schrittmacher-Zellen werden. Bei den Schrittmacher-Zellen zeichnet sich die Phase 4 des Aktionspotentials dadurch aus, daß das Ruhe-Membranpotential rhythmisch spontan bis zum Schwellenpotential abnimmt, wodurch ein neues fortgeleitetes Aktionspotential ausgelöst wird *(Spontane Phase 4-Depolarisation der Schrittmacher-Zellen)*.

Je schneller diese diastolische Depolarisation geschieht, das heißt, je steiler der Verlauf des Aktionspotential in der Phase 4, desto höher ist die Frequenz der gebildeten Aktionspotentiale der Schrittmacher-Zelle. Je weiter peripher die Schrittmacher-Zellen im spezialisierten Erregungsleitungssystem liegen, desto geringer ist die Frequenz der von ihnen gebildeten Aktionspotentiale. So depolarisieren sich die Zellen des Sinusknotens mit einer Frequenz von 60–100/Min., die des AV-Knotens mit einer Frequenz von 40–60/Min. und die Purkinje-Zellen mit einer Frequenz von 30–40/Min. Auch die Morphologie und Dauer der von den verschiedenen Schrittmacher-Zentren abgeleiteten Aktionspotentiale ist unterschiedlich (Abb. 6).

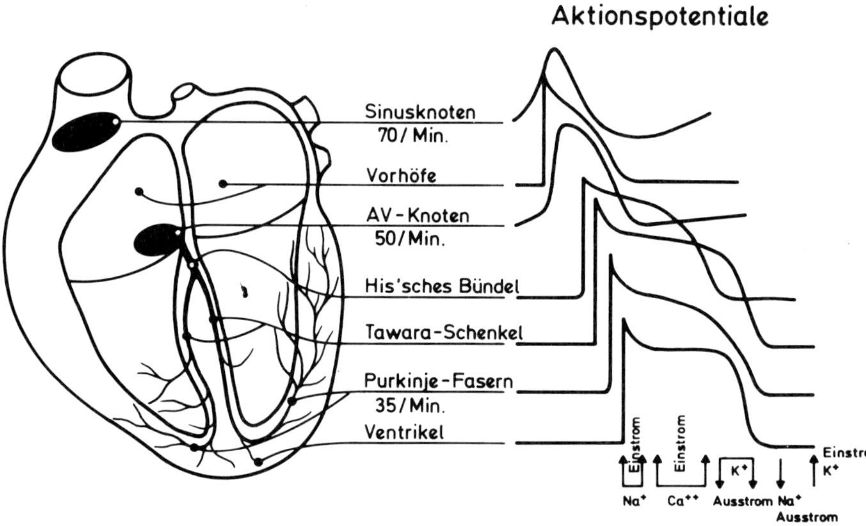

Abb. 6: Die Lokalisation im spezialisierten Erregungsleitungssystem bestimmt die Morphologie des Aktionspotentials. Unten sind die transmembranösen Ionenströme aufgezeichnet, welche das Aktionspotential verursachen.

Merke:
Die Fasern (Zellen) des spezialisierten Erregungsleitungssystems sind zur selbständigen Bildung von Aktionspotentialen fähig (Schrittmacher-Zellen). Die Frequenz ihrer spontanen Entladung nimmt in folgender Reihenfolge ab, die Dauer der gebildeten Aktionspotentiale zu: Sinusknoten, AV-Knoten, His-Purkinje-System, Ventrikel.

Dem Aktionspotential liegen *Ionenflüsse durch die Zellmembran* zugrunde. Die Depolarisation (Phase 0) wird verursacht durch einen Einstrom von positiv-geladenen Ionen, gewöhnlich Natrium- oder Calcium-Ionen oder von beiden, in die Zelle. Die Repolarisation (Phasen 1–3) wird wahrscheinlich verursacht durch einen Kalium-Ausstrom aus der Zelle (Abb. 6).
Die spontane diastolische Depolarisation der Schrittmacher-Zellen wird durch eine rhythmisch zunehmende Abnahme der Membranpermeabilität für Kalium erklärt. Ein abnehmender Kalium-Ausstrom aus der Zelle bei normalem Natrium-Einstrom in die Zelle führt zu einer Abnahme des Ruhe-Membranpotentials.
Die Ionenverschiebungen während des Ablaufes eines Aktionspotentials werden durch Permeabilitätsänderungen von speziellen Ionen-Kanälen in der Zellmembran erklärt. Die Depolarisation (Phase 0) der allermeisten Zellen des spezialisierten Erregungsleitungssystems wird durch die Öffnung

sogenannter schneller Natrium-Kanäle verursacht, wodurch Natrium-Ionen rasch in die Zelle einströmen können.
Die Depolarisation der Sinusknoten und AV-Knoten-Zellen soll jedoch durch Öffnung von sogenannten Calcium-Kanälen verursacht werden, welche zu einem wesentlich langsameren Calcium-Einstrom in die Zellen führt («slow response action potentials»).

3.3 Die elektrische Refraktärzeit

Nachdem eine Muskelfaser (Muskelzelle) des spezialisierten Erregungsleitungssystem oder des Arbeitsmyokards durch ein Aktionspotential elektrisch aktiviert wurde, ist sie für die Zeit der sogenannten *absoluten Refraktärzeit (ARZ)* nicht in der Lage, auf ein zweites Aktionspotential zu reagieren das heißt, entweder ein Aktionspotential weiterzuleiten oder sich zu kontrahieren. Es schließt sich dann bis kurz vor Ende der kompletten Repolarisation (Phase 3) die Periode der *relativen Refraktärzeit (RRZ)* an, in der nur ein stärkerer Reiz als sonst notwendig ein weiteres Aktionspotential auslösen oder eine Kontraktion bewirken kann. Nachdem das Ende der kompletten Repolarisation erreicht ist, ist die Muskelfaser wieder voll erregbar (Abb. 7).
Die in der RRZ abgelösten Aktionspotentiale haben in der Regel eine niedrigere Anstiegssteilheit (Phase 0) und eine geringere Amplitude (‹overshoot›). Sie haben Ähnlichkeit mit den Aktionspotentialen des Sinuskno-

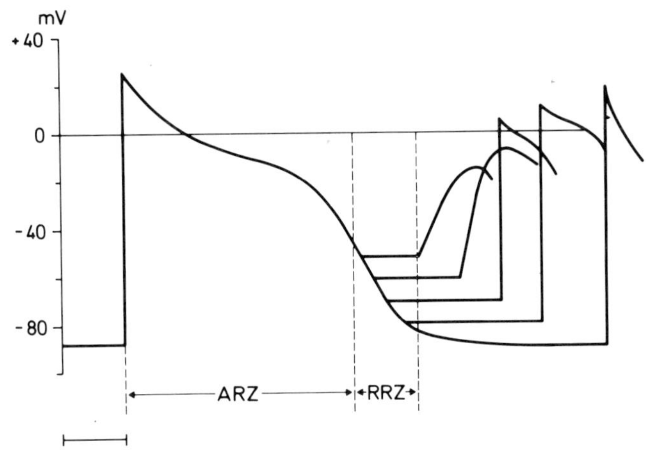

Abb. 7: Absolute (ARZ) und relative Refraktärzeit (RRZ) einer Herzmuskelfaser nach (78). Erklärungen im Text.

tens und des AV-Knotens und sollen durch einen langsamen Calcium-Einstrom in die Zelle entstehen («slow response action potentials»).
Die Dauer der Refraktärzeit einer Zelle hängt von der Dauer ihres Aktionspotentials ab: Je länger das Aktionspotential dauert, desto länger ist seine Refraktärzeit. Die Vorhof-Myokardzelle mit dem kürzesten Aktionspotential besitzen die kürzeste, die Purkinje-Zellen die längste Refraktärzeit (Klinische Bedeutung: Vorhofflimmern ist häufiger als Kammerflimmern).
Die Dauer der Refraktärzeit hängt ferner von der Frequenz der Aktionspotentiale (Herzfrequenz) ab: Je höher die Frequenz, desto kürzer ist die Refraktärzeit und umgekehrt.

Merke:
Die Refraktärzeit einer Muskelfaser (Muskelzelle) hängt von der Dauer ihres Aktionspotentials und damit von ihrer Lokalisation im Herzmuskel und von der Herzfrequenz ab.

3.4 Die elektrische Leitfähigkeit

Jede Herzmuskelfaser (Zelle) hat die Fähigkeit, ihr Aktionspotential an die Nachbarfaser weiterzugeben (Fähigkeit der elektrischen Impulsleitung). Normalerweise aktivieren die Zellen mit der höheren Entladungsfrequenz von Aktionspotentialen (im Sinusknoten) die mehr distal gelegenen Zellen mit der niedrigeren Entladungsfrequenz. Eine Rückwärtsleitung der Aktionspotentiale wird durch die Refraktärzeit der schon aktivierten proximalen Zellen unmöglich gemacht. So stellen die Zellen des Sinusknoten mit der höchsten Entladungsfrequenz von Aktionspotentialen den normalen Schrittmacher des Herzens dar. Die weiter distal gelegenen Zellen werden von proximal depolarisiert, bevor sie selbst spontan depolarisieren. Nimmt die Sinusknotenfrequenz ab, können sie als Ersatzschrittmacher (sogenannte Sekundär- oder Tertiärzentren) in Funktion treten.

Merke:
Unter pathologischen Bedingungen (Hypoxie, Digitalisintoxikation) kann jede Myokardzelle ihre Entladungsfrequenz von Aktionspotentialen erhöhen und zum Schrittmacherzentrum werden.

Die leitungsverzögernde Wirkung des AV-Knotens wird durch sein Aktionspotential erklärt, das dem o.a. Calcium-abhängigen ‹slow response action potential› ähnelt.

Die elektrische Leitungsgeschwindigkeit variiert zwischen 0.2 m/sec. (AV-Knoten) und 2–5 m/sec. (Tawara-Schenkel und His-Purkinje-System). Sie hängt von der Höhe des Membranpotentials ab: Je niedriger das Membranpotential, desto geringer ist die elektrische Leitungsgeschwindigkeit.

3.5 Die elektrische Erregungsausbreitung

Der elektrische Impuls (Aktionspotential) wird normalerweise im Sinusknoten gebildet, breitet sich dann radiär in beiden Vorhöfen bis zum AV-Ring, der aus schlecht leitendem Bindegewebe besteht aus und tritt dann in den AV-Knoten ein. Aufgrund struktureller und physiologischer Besonderheiten findet hier eine Leitungsverzögerung von 0.1–0.2 sec. statt. Durch diese Verzögerung können sich die Vorhöfe kontrahieren, bevor die Ventrikel elektrisch aktiviert werden und sich kontrahieren. Nachdem der AV-Knoten und das His'sche Bündel durchquert sind, verbreitet sich der elektrische Impuls rasch (2–5 m/sec.) durch die Tawara-Schenkel und das Purkinje-Netz im Arbeitsmyokard der Ventrikel. Innerhalb der Ventrikel werden zunächst Anteile des linken Kammerseptums über Fasern des linksanterioren und linksposterioren Faszikels aktiviert, anschließend das rechte Kammerseptum. Innerhalb des Arbeitsmyokards geschieht die elektrische Aktivierung von innen (subendocardial) nach außen (epicardial).

Merke:
Die elektrische Aktivierung des Kammerseptums geschieht von linksventrikulären zu rechtsventrikulären Anteilen (Q-Zacke im EKG), die elektrische Aktivierung des Arbeitsmyokards der Ventrikel von subendocardial nach epicardial.

3.6 Der Einfluß des vegetativen Nervensystems

Die Vorhöfe mit Sinusknoten und AV-Knoten werden von zahlreichen vagalen (cholinergen) und sympathischen (adrenergen) Nervenfasern versorgt, während die Ventrikel hauptsächlich von sympathischen Nervenfasern versorgt werden.
Eine Erhöhung des Vagotonus inhibiert den Sinusknoten, verkürzt die Vorhof-Refraktärzeit, verlängert die Refraktärzeit des AV-Knotens und verlängert die AV-Überleitungszeit.
Eine Erhöhung des Sympathicotonus erhöht die Entladungsfrequenz der Schrittmacher-Zellen und die elektrische Leitungsgeschwindigkeit und verkürzt die Refraktärzeit aller Herzmuskelzellen.

Merke:
Der Vagotonus ist erhöht bei Schmerzen (z.B. bei der Venenpunktion) und nach Gabe von Morphium. Er kann erhöht werden durch die Carotissinus-Massage und den Valsalva-Pressversuch. Der Sympathicotonus ist bei körperlicher und seelischer Anstrengung erhöht.

4 Diagnostische Grundlagen

4.1 Das Elektrokardiogramm

Entsprechend der anatomischen Anordnung und Funktion des spezialisierten Erregungsleitungssystems des Herzens wird das Herz von seiner Basis in Richtung auf seine Spitze hin elektrisch erregt. Zu Beginn der Erregung verhält sich also die Außenfläche der Herzbasis negativ zur Außenfläche der Herzspitze. Das Herz ist zu einem *elektrischen Dipol* mit einem positiven Pol an der Herzspitze und einem negativen Pol an der Herzbasis geworden. Dieser elektrische Dipol ist von einem *elektrischen Feld* umgeben, welches durch seine von Pol zu Pol ziehenden elektrischen *Feldlinien* und die senkrecht dazu verlaufenden *Isopotentiallinien* charakterisiert ist (Abb. 8). Die

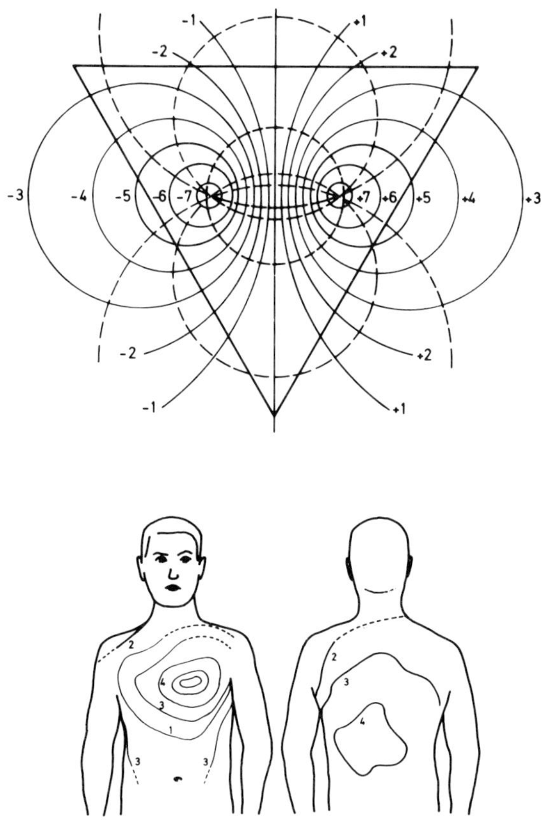

Abb. 8: Das elektrische Feld des Herzens, das durch Feldlinien (von Pol zu Pol) und Isopotentiallinien (senkrecht zu den Feldlinien verlaufend) charakterisiert ist. Letztere machen es möglich, Potentialdifferenzen von der Körperoberfläche abzuleiten. (modifiziert nach Lullies und Trincker (62)).

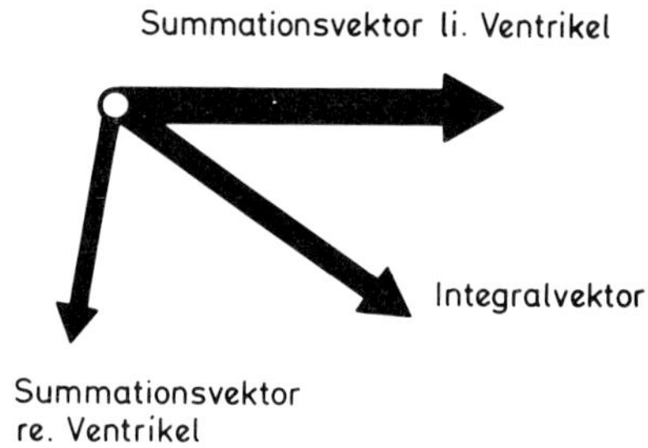

Abb. 9: Integralvektor als Resultante zweier Summationsvektoren

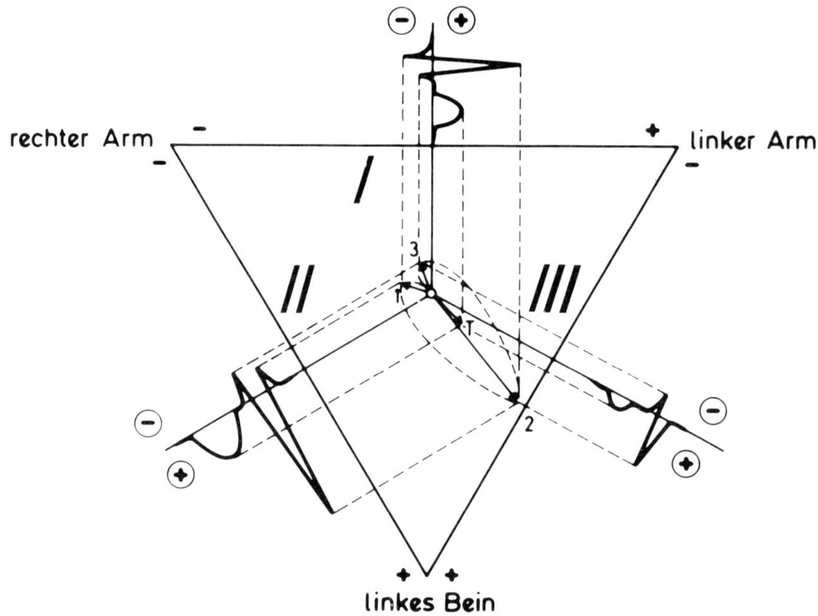

Abb. 10: Die zeitliche Veränderung des Integralvektors ergibt die Vektorschleife, deren Projektion auf die vorgegebenen, gepolten Ableitgeraden, die das Einthoven-Dreieck bilden, die Extremitäten-Ableitungen nach Einthoven (I, II, III) ergeben.

direkte Verbindungslinie zwischen den elektrischen Polen (Verbindungslinie der Punkte mit der größten Potentialdifferenz) wird als die *elektrische Achse* oder als *elektrischer Vektor* bezeichnet. Der elektrische Vektor ist charakterisiert durch seine Länge oder Größe (= Höhe der Potentialdifferenz) und durch seine Richtung von − nach +, d.h. vom Ort der Erregung (Herzbasis) zum noch unerregten Myokard (Herzspitze).
Die Summe aller während der elektrischen Erregung aller Herzanteile gebildeten Einzelvektoren wird *Integralvektor* genannt (Abb. 9). Dieser Integral-

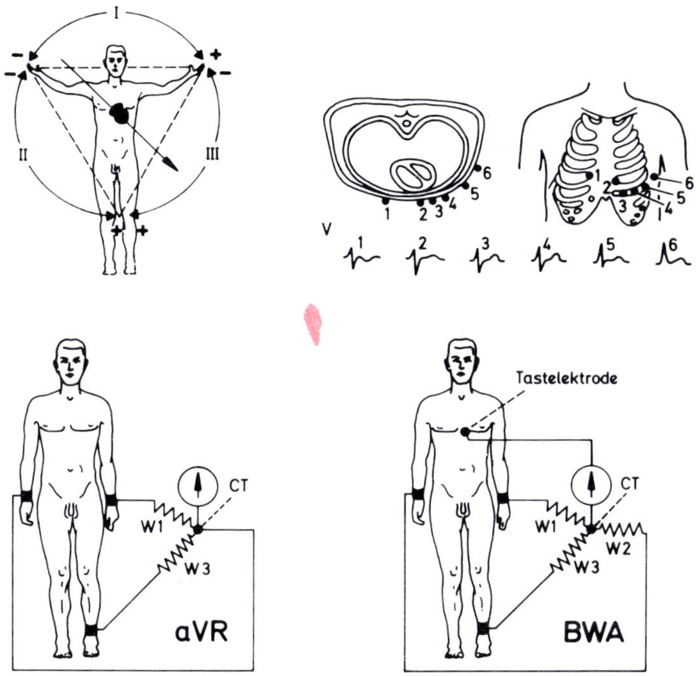

Abb. 11: Standardisierte EKG-Ableitungen nach Einthoven (oben links), nach Goldberger (unten links) und nach Wilson (rechts) (modifiziert nach Lullies und Trincker (62)).

vektor verändert seine Größe und Richtung entsprechend dem zeitlichen Ablauf der elektrischen Erregung des Herzens. Verbindet man die Pfeilspitzen des sich ändernden Integralvektors, erhält man die *Vektorschleife*.
Der Integralvektor als Ausdruck einer zwischen erregtem und unerregtem Myokard bestehenden Potentialdiffernz bedingt das Fließen eines elektrischen Stromes. Die negative Ladung (= Elektronen) bewegt sich auf die positive Ladung (= Ort des Elektronenmangels) zu, um einen Potentialausgleich herbeizuführen. Die elektrischen Stromlinien kennzeichnen den Fluß des elektrischen Stromes, der letzendlich für die Ausbreitung der elektrischen Erregung von der Herzbasis zur Herzspitze verantwortlich ist.
Die senkrecht zu den elektrischen Stromlinien verlaufenden Isopotentiallinien verbinden Orte mit gleichem elektrischen Potential. Sie machen es möglich, daß die im Herzen entstehenden Potentialdifferenzen und damit der Integralvektor von der Körperoberfläche mit entsprechenden Geräten (Elektrokardiographen) abgeleitet werden können.
Die äußere Ableitung des sich im Herzen verändernden Integralvektors mittels eines Elektrokardiographen ergibt das Elektrokardiogramm (EKG) (Abb. 10).

Die Bedingungen der äußeren Ableitung werden dabei standardisiert vorgegeben (Abb. 11):

Frontalebene:

Einthoven-Ableitungen: I, II, III,

Goldberger-Ableitungen: aVR, aVL, aVF,

Sagittalebene:

Wilson-Ableitungen: V1, V2, V3, V4, V5, V6,

(Brustwandableitungen)

Bei den Einthoven-Ableitungen handelt es sich um bipolare Extremitäten-Ableitungen (beide Ableitungen sind different) zwischen

rechtem Arm und linkem Arm = Ableitung I,

rechtem Arm und linkem Bein = Ableitung II,

linkem Arm und linkem Bein = Ableitung III.

Bei den Goldberger-Ableitungen handelt es sich um unipolare Extremitäten-Ableitungen zwischen

rechtem Arm (aVR),

linkem Arm (aVL),

linkem Bein (aVF)

und jeweils einer indifferenten 0-Elektrode, welche jeweils aus den beiden komplementären Goldberger-Ableitungen zusammen mit einem hochohmigen Widerstand (5000 Ohm) gebildet wird. Durch dieses Verfahren lassen sich höhere Ausschläge im Meßgerät erzielen (av = «augmented voltage» = vergrößerte Spannung (Voltstärke)).

Die unipolaren Brustwand-Ableitungen erfassen Potentialdifferenzen in der Sagittalebene. Die indifferente Elektrode (0-Elektrode) wird durch Zusammenschluß der 3 Extremitäten-Ableitungen über einen hochohmigen Widerstand gebildet. Die differenten Elektroden V1–V6 werden an standardisierten Stellen über dem linken Präcordium angebracht.

Die früher häufig verwandten *bipolaren Brustwandableitungen nach Nehb* bieten gegenüber den 12 Standardableitungen meist keinen Vorteil.

Die Elektrokardiographen, die aus abgewandelten Kathodenstrahloszillographen bestehen, sind so gepolt, daß in der Frontalebene (bipolare Ableitungen I, II, III) eine Übereinstimmung der Richtung des Integralvektors mit der außen vorgegebenen Ableitrichtung einen positiven Ausschlag (nach oben) ergibt. Hat der Integralvektor eine der Ableitrichtung entgegengesetzte Richtung, gibt es einen negativen Ausschlag (nach unten) am Elektrokardiographen (Abb. 12).

In der Sagittalebene (unipolare Brustwand-Ableitungen) ergibt das Zulaufen des Integralvektors auf eine Ableitelektrode einen positiven, das Weglaufen von der Ableitelektrode einen negativen Ausschlag.

Formanalytisch besteht das Elektrokardiogramm aus (Abb. 13):

P-Welle:

Zeit der elektrischen Erregungsausbreitung in beiden Vorhöfen (0.05–0.10 sec.)

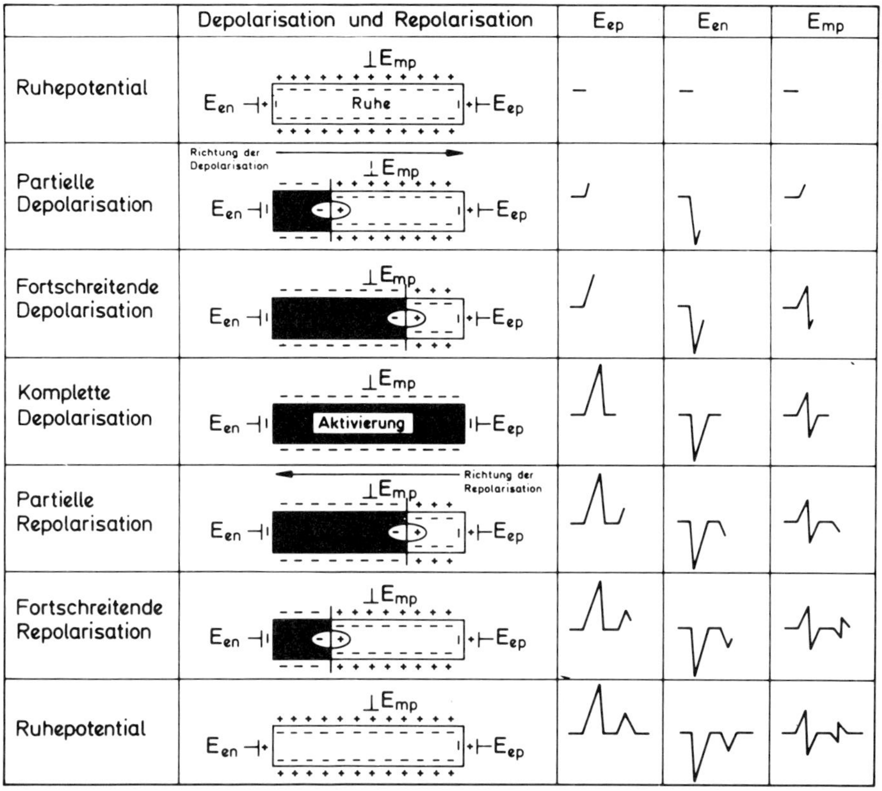

Abb. 12: Unipolare Elektrogramme, endokardial (E en) und epikardial (E ep) während der Depolarisation und Repolarisation einer Herzmuskelfaser abgeleitet. Die Ableitung von der Mitte (E mp) zeigt die Differenz zwischen E en und E ep nach der Vektortheorie. Die Ableitungen von E en und E ep mittels zweier bipolarer Elektroden würden dasselbe Elektrogramm wie E mp liefern, das heißt, bipolare Elektrogramme (z. B. von den Extremitäten-Ableitungen) sind die Summe aus 2 unipolaren Elektrogrammen (modifiziert nach Barker (5)).

PQ-Dauer:
Zeit der elektrischen Erregungsausbreitung in beiden Vorhöfen und im AV-Knoten (0.12–0.20 sec.)
PQ-Strecke:
Elektrische Leitungszeit im AV-Knoten bis zur Septumaktivierung (Q-Zacke = 1. negativer Ausschlag des QRS-Komplex),
QRS-Komplex:
Elektrische Erregung der Kammern (R-Zacke = Kammerhauptvektor) (0.08–0.11 sec)

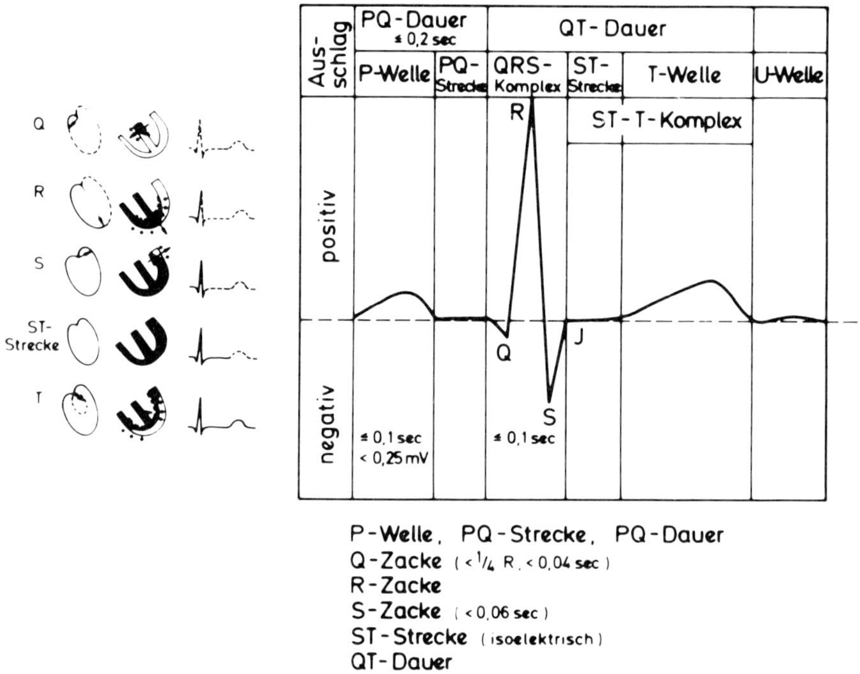

Abb. 13: Formanalyse und Definitionen der verschiedenen Abschnitte des Elektrokardiogramms.

ST-T-Komplex:
ST-Strecke und T-Welle: Erregungsrückbildung (Repolarisation) in den Kammern
QT-Zeit:
Elektrische Erregungsausbreitung und Rückbildung in den Kammern (frequenzabhängig),
U-Welle:
Diastolisches Nachpotential unklarer Bedeutung.

4.2 Auswertung des Elektrokardiogramms

Die Analyse des Elektrokardiogramms konzentriert sich auf:

1. Supraventrikuläre Aktivität (P-Welle, PQ-Strecke, PQ-Dauer),
2. Ventrikuläre Aktivität (QRS-Komplex, QT-Dauer),
3. Korrelation zwischen supraventrikulärer und ventrikulärer Aktivität (1 : 1, 2 : 1, 3 : 1 etc.).

Die Auswertung geschieht in standardisierter Weise nach:

1. Rhythmus
2. Herzfrequenz
3. Lagetyp (Richtung des QRS-Hauptvektors in der Frontalebene)
4. Zeiten – Vermessung
5. Formanalyse
6. Beurteilung in Verbindung mit anamnestischen und klinischen Daten und eventuellen früheren EKGs (Verlauf!)

Die Abbildung 14 zeigt das normale EKG eines gesunden 35jährigen Mannes.

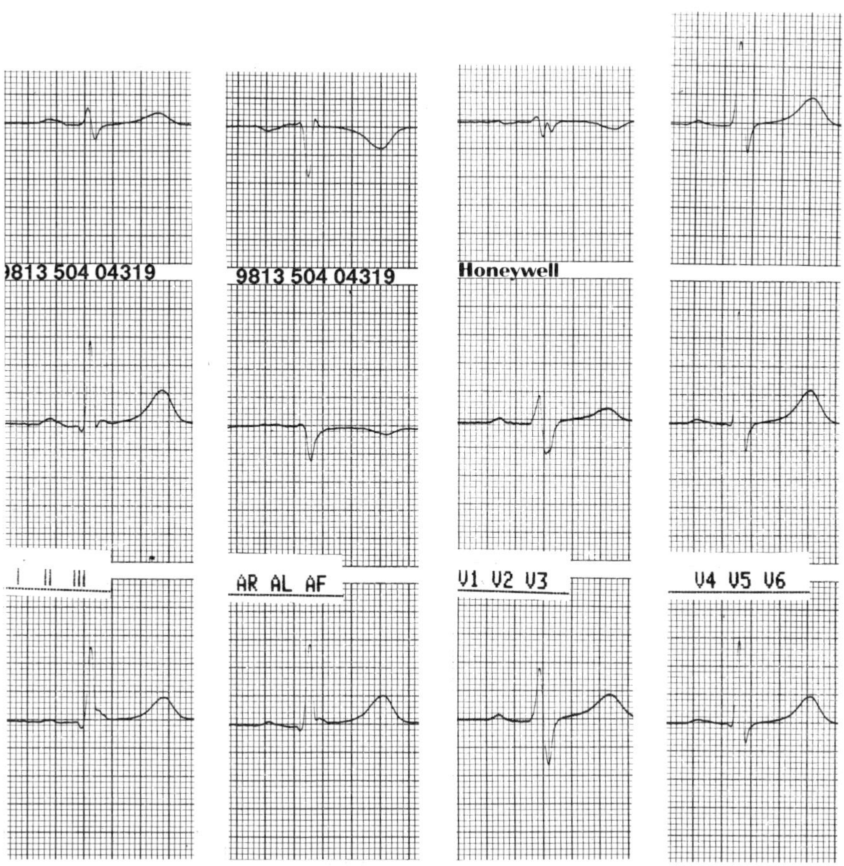

Abb. 14: Normales 12-Kanal-Standard-EKG eines 35jährigen Mannes.

4.2.1 Der Rhythmus

Die Depolarisation des Sinusknotens ist aus dem Oberflächen-EKG nicht ersichtlich. Sie kann nur indirekt aus der Vorhof-Depolarisation mit der P-Welle geschlossen werden, welche Folge der Sinusknoten-Depolarisation ist.

Ein Sinusrhythmus liegt definitionsgemäß dann vor, wenn die folgenden Bedingungen erfüllt sind:

1. Es sind P-Wellen vorhanden, die regelmäßig von einem QRS-Komplex gefolgt werden. Ausnahme hier ist der AV-Block zweiten und dritten Grades bei Sinusrhythmus, bei denen eine periodische oder permanente Unterbrechung des P-QRS-Verhältnisses von 1:1 vorliegt (siehe bei AV-Blockierungen).
2. Die P-Welle hat den größten positiven Ausschlag in Ableitung II, da der Vorhofvektor zum Zeitpunkt der elektrischen Erregungsausbreitung vom Sinusknoten zum AV-Knoten annähernd parallel zur Ableitung II verläuft.

Merke:
Sind in Ableitung II keine positiven P-Wellen vorhanden, liegt kein Sinusrhythmus vor. Die Bestimmung des Rhythmus im EKG erfolgt in Ableitung II aus der Analyse der P-Welle (Abb. 15).

4.2.2 Die Herz-Frequenz

Die Herzfrequenz wird aus dem EKG gewöhnlich mit Hilfe eines EKG-Lineals durch Anlegen der normierten Schablone an die R-Zacken und Abzählen von 2 oder 3 RR-Intervallen ermittelt (siehe auch Gebrauchsanweisung der einzelnen Modelle). Ist kein EKG-Lineal zur Hand, mißt man den RR-Abstand in mm und rechnet diesen auf einen Papiervorschub von 100 mm/sec (= Wert x) um. Die Herzfrequenz pro Minute errechnet sich jetzt aus:

$$HF = 6000 : \text{Wert } x$$

wobei der Wert 6000 der Papiervorschub in Millimeter pro Minute ist.

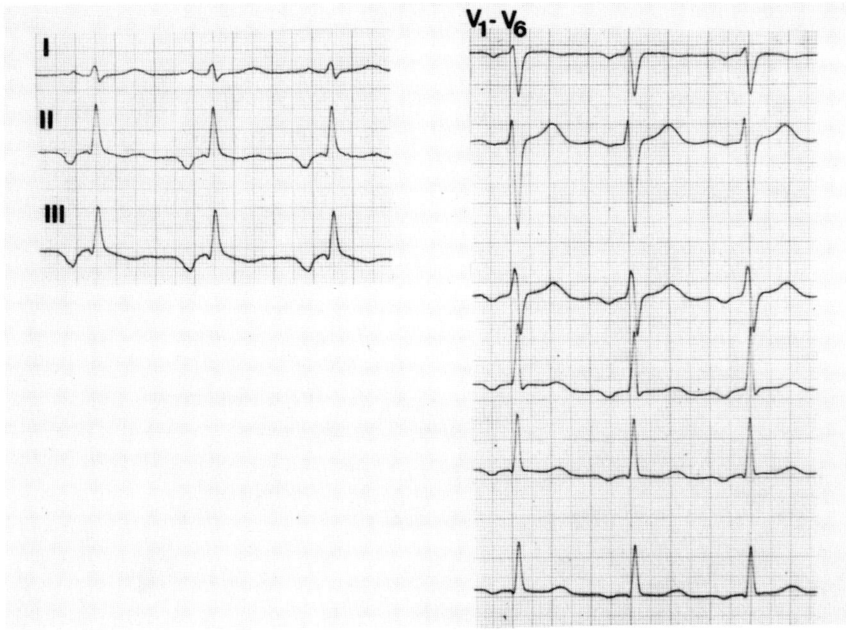

Abb. 15: AV-Knoten-Rhythmus mit relativ schneller Frequenz (70/min). Negative P-Wellen in den Ableitungen II und III sind Folge einer retrograden Vorhoferregung von proximalen AV-Knotenanteilen aus. Diesem Befund kommt keinerlei pathologische Bedeutung zu. (Einthoven- und WilsonAbleitungen, 50 mm/sec).

Merke:
Eine Bradykardie liegt definitionsgemäß bei einer Herzfrequenz von $<$ 60/Min., eine Tachykardie bei einer Herzfrequenz von $>$ 100/Min. vor (Normfrequenz: 60–100/Min.).

4.2.3 Der Lagetyp

Unter dem Lagetyp des Herzens versteht man die Lage des QRS-Hauptvektors in der Frontalebene. Seine Bestimmung erfolgt somit nur aus den bipolaren Extremitäten-Ableitungen I, II, III, welche das Einthoven-Dreieck bilden (Abb. 16). Die Kombination mit dem Cabrera-Kreis, der in der Abb. 17 dargestellt ist, läßt die Bestimmung des Winkels alpha wie folgt zu:

1. Es werden zunächst die QRS-Amplituden (= R-Zacken minus Q-Zacken minus S-Zacken in mm) in zwei beliebigen Einthoven-Ableitungen bestimmt und die Werte (entweder positiv oder negativ) auf den entsprechenden Dreiecksseiten abgetragen.

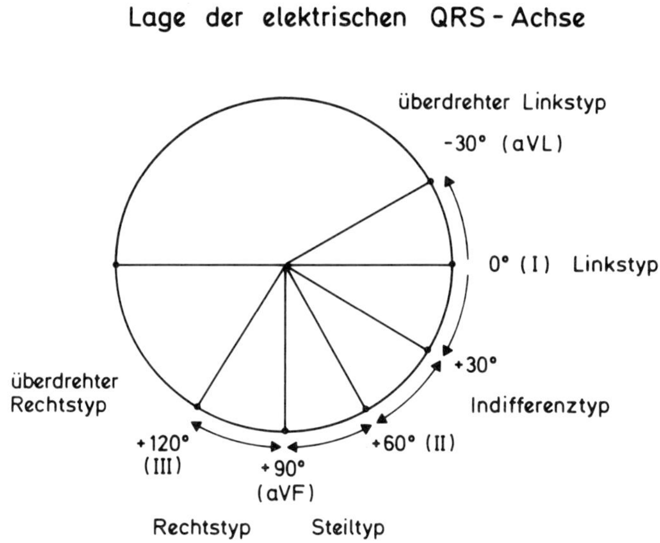

Abb. 16: Cabrera-Kreis zur Bestimmung der Lage der elektrischen QRS-Achse in der Frontalebene (Einthoven-Ableitungen).

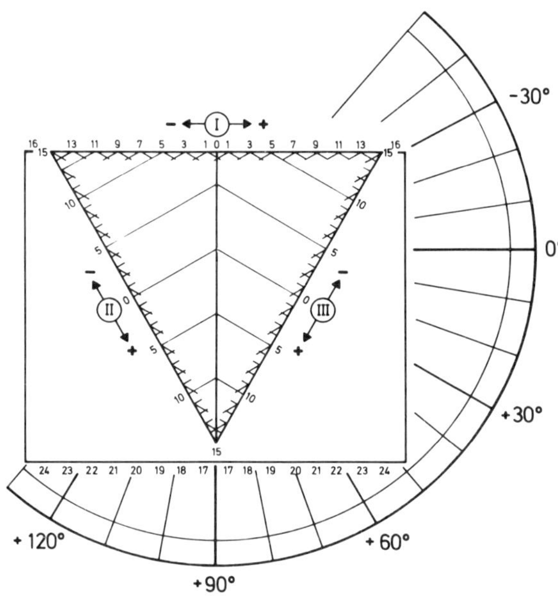

Abb. 17: Konstruktion des Winkels alpha mit Hilfe des Einthoven-Dreiecks und des Cabrera-Kreises modifiziert nach Heinecker (37). Erklärungen im Text.

2. Dann werden die Lote auf den Abtragstellen errichtet und der Schnittpunkt beider Lote bestimmt.
3. Der Schnittpunkt der Lote wird mit dem Dreiecksmittelpunkt verbunden.
4. Die Verlängerung dieser Verbindungslinie bis zum Cabrera-Kreis zeigt den Winkel alpha mit der Horizontalen an.

Die Achse der P-Welle und T-Welle kann in derselben Weise bestimmt werden.

In der *Praxis* wird der Lagetyp vereinfacht bestimmt. Zwei Verfahren bieten sich an:

1. Findet sich in einer Einthoven-Ableitung eine QRS-Amplitude von 0 (d.h. R-Zacke = S-Zacke + Q-Zacke), so steht der QRS-Hauptvektor senkrecht auf dieser Ableitung und der Lagetyp kann direkt abgeschätzt werden.

2. Es wird die Einthoven-Ableitung mit der größten R-Zacke aufgesucht. Es ergeben sich folgende Möglichkeiten (Abb. 18):

Ableitung II:

Indifferenz-Lagetyp oder Steiltyp. Die Entscheidung liefert der Vergleich der R-Zacken in den komplementären Ableitungen I und III: Ist R (III) > R (II) liegt ein Steiltyp, im anderen Fall ein Indifferenz-Typ vor.

Ableitung I:

Linkstyp oder überdrehter Linkstyp. Die Entscheidung liefern die QRS-Amplituden in den Ableitungen II und III. Ist die Summe aus R-Zacke, S-Zacke und Q-Zacke in beiden Ableitungen negativ, liegt ein überdrehter Linkstyp, im anderen Fall ein Linkstyp vor.

Ableitung III:

Rechtstyp oder überdrehter Rechtstyp. Der überdrehte Rechtstyp zeichnet sich durch negative QRS-Amplituden in den Ableitungen I und II aus.

Einen Sondertyp stellt der Sagittaltyp dar, bei dem der QRS-Hauptvektor senkrecht auf allen 3 Frontalableitungen steht. Es finden sich somit mehr

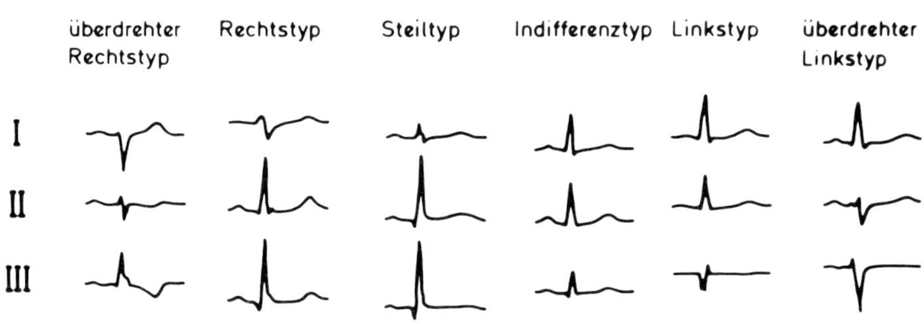

Abb. 18: Überblick über die aus den Einthoven-Ableitungen bestimmbaren Lagetypen nach Heinecker (37).

oder weniger tiefe S-Zacken in allen Einthoven-Ableitungen und die QRS-Amplituden in I, II und III tendieren gegen 0 (auch als SI-SII-SIII-Lagetyp bezeichnet).

Klinische Bedeutung des Lagetyps. Der QRS-Hauptvektor verändert im Laufe des Lebens seine Richtung in der Frontalebene. So hat das Kleinkind typischerweise einen Rechtslagetyp im EKG, der Erwachsene über 40 Jahre ein Linkslagetyp. Schlanke Personen haben eher eine steiltypische Achseneinstellung, während adipöse Menschen infolge eines Zwerchfellhochstandes und dadurch bedingter Querlage des Herzens eher einen Linkslagetyp im EKG aufweisen.
Pathologisch wären demnach eine Diskrepanz zwischen Lagetyp im EKG und Körperbau sowie ein Linkslagetyp beim Kleinkind und ein Rechtslagetyp (oder Steiltyp) beim älteren Erwachsenen.
Ein pathologischer Rechtslagetyp oder überdrehter Rechtslagetyp wird bei folgenden Erkrankungen gefunden:

1. Kongenitale Herzerkrankung (z.B. Fallot-Tetralogie)
2. Erworbener Herzfehler (z.B. Mitralvitium) (Abb. 19)
3. Chronisches Cor pulmonale (z.B. bei Lungenemphysem) (Abb. 20)

Ein Linkslagetyp im EKG eines Jugendlichen deutet auf eine linksventriku-

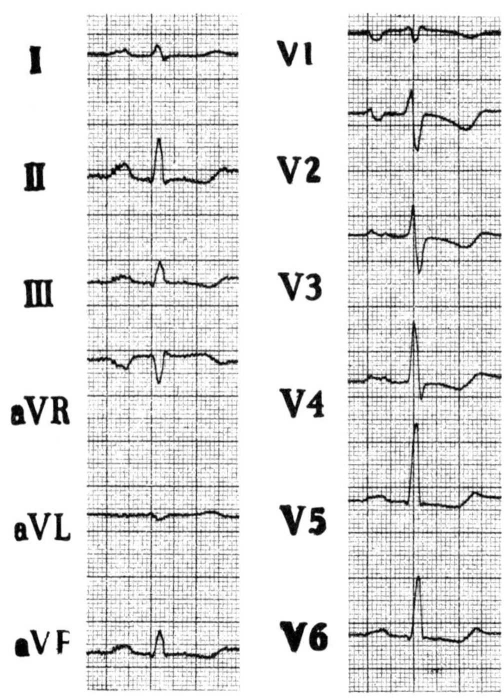

Abb. 19: Standard-EKG einer 30jährigen Patientin mit reiner Mitralstenose. Beachte die Schädigungszeichen des rechten Herzens: altersunphysiologischer Steiltyp, angedeutetes P-kardiale, inkompletter Rechtsschenkelblock, rechtsventrikuläre Erregungsrückbildungsstörungen (deszendierende ST-Streckensenkung mit präterminal-negativer T-Wellen-Negativierung in V2–V4).

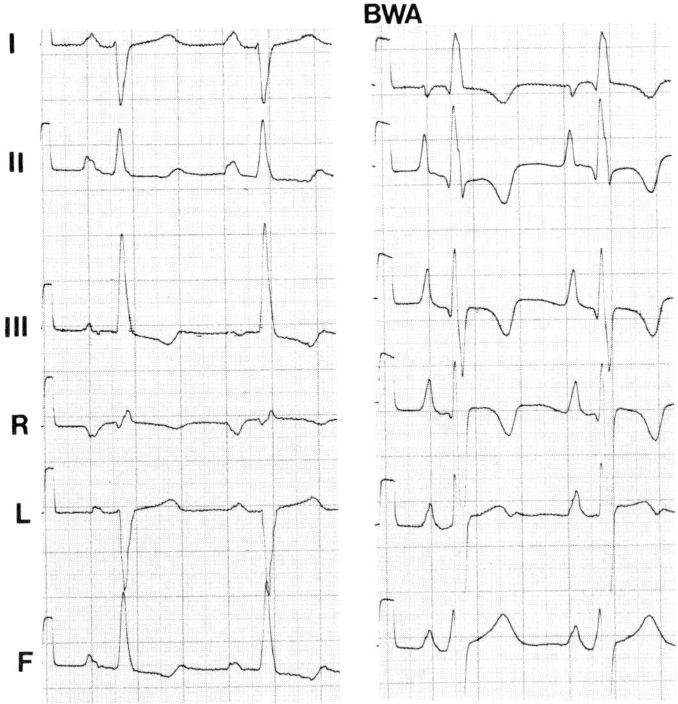

Abb. 20: Pathologischer Rechtslagetyp, P-pulmonale, kompletter Rechtsschenkelblock und Zeichen der rechtsventrikulären Hypertrophie (siehe unten) als Ausdruck eines Cor pulmonale bei einem Patienten mit chronischer Emphysembronchitis (Standard-EKG, 50 mm/sec)

läre Hypertrophie hin (z.B. arterielle Hypertonie, Aortenvitium).
Ein überdrehter Linkslagetyp im EKG eines Jugendlichen ist meist Zeichen einer linksventrikulären Hypertrophie, kann aber auch Folge eines Vorderwand-Infarktes sein.
Ein Steiltyp im EKG ist für einen jugendlichen Erwachsenen (vor allem mit asthenischem Körperbau oder mit einer Trichterbrust) physiologisch, im Erwachsenenalter jedoch möglicher Hinweis auf eine Belastung des rechten Herzens.

Einfluß der Atmung auf den Lagetyp im EKG. Besonders bei asthenischen Jugendlichen wird die elektrische Herzachse von der Atemlage beeinflußt. Bei tiefer Inspiration (Zwerchfell tritt tiefer) dreht sich der Frontalvektor um die Sagittalachse nach rechts (Steil- bis Rechtstyp), bei tiefer Expiration (Zwerchfelle treten höher) nach links (Linkslagetyp). Die Drehung um die Sagittalachse bedingt eine reversible S-Zacke in Ableitung I und Q-Zacke in III (sogenannter S I – Q III – Lagetyp).

4.2.4 Die Zeitenanalyse

Die *P-Welle* im EKG repräsentiert die Depolarisation beider Vorhöfe, ihre Dauer beträgt 0.8–1.0 sec.
Die *PQ-Dauer* wird gemessen vom Anfang der P-Welle bis zum Anfang der Q-Zacke und repräsentiert die Zeit der Erregungsausbreitung in beiden Vorhöfen (= P-Welle) und die Zeit der Erregungsleitung durch den AV-Knoten (PQ-Strecke). Sie beträgt 0.16–0.20 sec.
Der *QRS-Komplex* im EKG repräsentiert die Erregungsausbreitung vom Kammerseptum (Q-Zacke) bis in beide Kammern und beträgt 0.08–0.11 sec.
Die *QT-Zeit* im EKG repräsentiert die Erregungsausbreitung und Erregungsrückbildung (Repolarisation) in den Herzkammern. Sie ist abhängig von der Herzfrequenz: Je höher die Herzfrequenz, desto kürzer die QT-Zeit. Um intraindividuelle und interindividuelle Vergleichsuntersuchungen der QT-Zeit durchführen zu können (wichtig zur Überprüfung der Wirkung eines Antiarrhythmikums oder zur Diagnose von Elektrolytstörungen) ist eine Frequenzkorrektur notwendig, das heißt, die QT-Zeit wird auf eine Herzfrequenz von 0/Min. normiert. Die Frequenzkorrektur der QT-Zeit kann nach der Formel von Bazett (6):

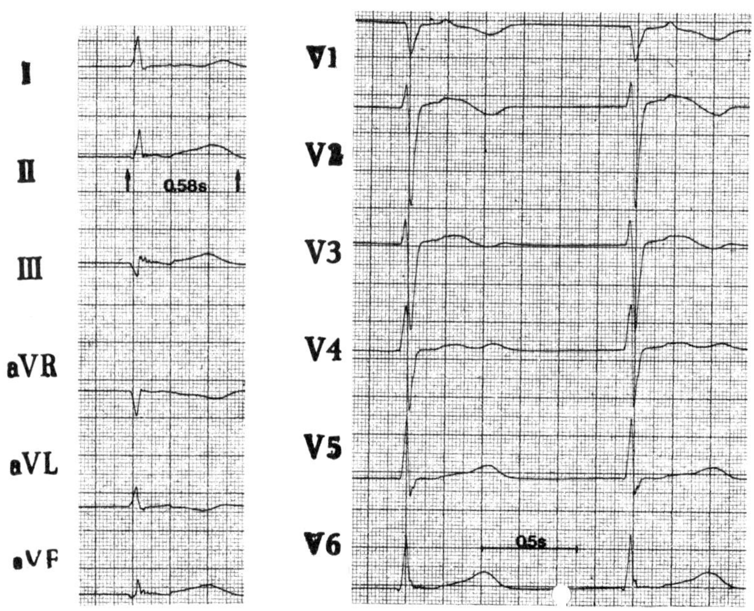

Abb. 21: Medikamentös induzierte Verlängerung der QT-Dauer bei einer Patientin, die nach einer 14-tägigen Therapie mit Flecainid wegen einer ventrikulären Tachyarrhythmie reanimiert werden mußte (Abb. 22) (Standard-EKG, 50 mm/sec).

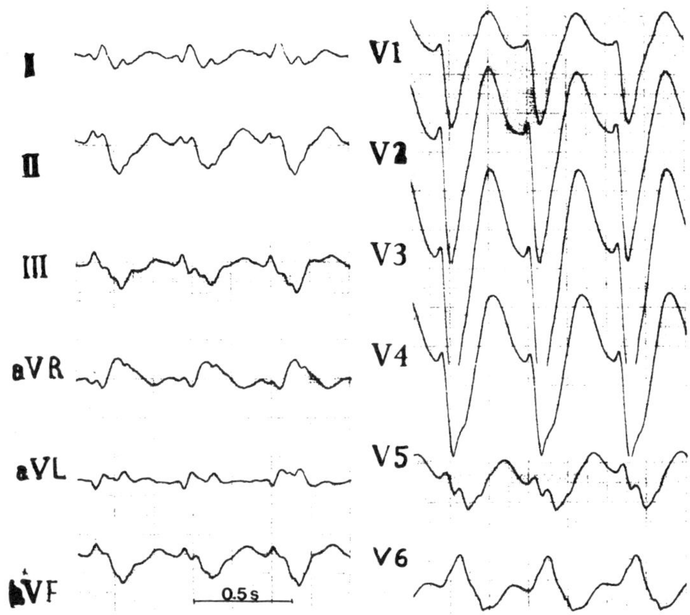

Abb. 22: Ventrikuläre Tachykardie als Folge einer antiarrhythmischen Therapie mit Flecainid (Aggravierung einer Herzrhythmusstörung) (Standard-EKG, 50 mm/sec)

$$QTc = \frac{QT}{\sqrt{\frac{60}{HF}}}$$

erfolgen (QTc = die frequenzkorrigierte QT-Zeit in Sekunden, QT = die gemessene QT-Zeit in Sekunden, HF: Herzfrequenz/min). Eine QTc-Zeit > 0.44 sec. gilt als pathologisch (Abb. 21, 22).
Eine weitere Möglichkeit der Bewertung einer QT-Zeit kann durch simultane Registrierung von EKG und Phonokardiogramm erfolgen: Der 2. Herzton endet für gewöhnlich kurz vor oder mit der T-Welle. Eine pathologische QT-Zeit-Verlängerung liegt dann vor, wenn der 2. Herzton früher als 0.02 sec vor dem Ende der T-Welle einfällt, die mechanische Kammersystole also früher als die elektrische Kammersystole endet (Hegglin-Syndrom).

Merke:
Das QTc-Intervall im EKG ist ein wichtiger Verlaufsparameter während einer antiarrhythmischen Therapie. Ein Wert von 0.44 sec. darf nicht überschritten werden.

4.2.5 Die Formanalyse

Die *P-Welle* im EKG ist Folge der elektrischen Erregungsausbreitung zunächst im rechten und dann im linken Vorhof und stellt demnach eine Summationskurve dar. Die Richtung des Vorhof-Hauptvektors (Resultante aus den Vektoren des rechten und des linken Vorhofs) entspricht im Normalfall der des QRS-Hauptvektors. Die P-Welle wird sich somit am größten in der Abteilung II darstellen (annähernde Parallelität des Vektors mit der Ableitgeraden II). Die Höhe der P-Welle ist abhängig von den Größenverhältnissen der Vorhöfe und beträgt maximal 0.25 mV.
Ist der rechte Vorhof vergrößert, vergrößert sich sein Anteil an der P-Wellle. Die P-Welle wird bei normaler Dauer höher als 0.25 mV und ihr Vektor wird größer als + 75 Grad: *P-dextrocardiale* (Abb. 20, Abb. 23).
Ist der linke Vorhof vergrößert, vergrößert sich sein Anteil an der P-Welle. Bei normaler Höhe verlängert sich die Dauer der P-Welle auf > 0.10 sec. und die Achse verlagert sich nach links (+ 45 Grad bis − 30 Grad): *P-sinistrokardiale* (Abb. 23).
Sind beide Vorhöfe vergrößert, ergibt sich die Summe der oben beschriebenen Veränderungen. Die P-Welle ist höher als 0.25 mV, länger als 0.10 sec., der Vektor wird sich nur unwesentlich ändern: *P-cardiale* (Abb. 19).
Der *QRS-Komplex* beschreibt die Erregungsausbreitung in den Kammern und dauert maximal 0,11 sec. Die Analyse des QRS-Komplexes gibt Aufschluß über:

1. Störungen der Erregungsausbreitung (QRS > 0,11 sec) in den Kammern:Rechtsschenkelblock oder
   Linksschenkelblock.
2. Vergrößerung der Kammern:
   rechtsventrikuläre Hypertrophie oder
   linksventrikuläre Hypertrophie.

Formell wird der QRS-Komplex wie in Abb. 24 beschrieben (78).

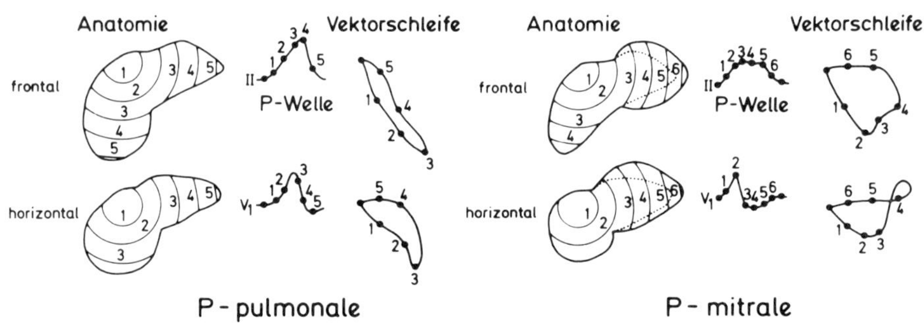

Abb. 23: Entstehung der P-Welle bei Vergrößerung des rechten (P-pulmonale) und des linken Vorhofes (P-mitrale) nach (41).

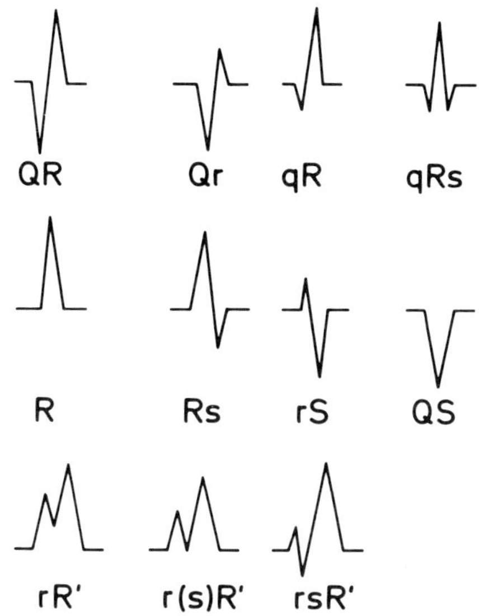

Abb. 24: Formale Beschreibung des QRS-Komplexes nach Heinecker (38).

Merke:
Die Formanalyse der P-Welle geschieht in Ableitung II.

4.2.6 Der Rechtsschenkelblock

Liegt eine Leitungsblockierung im rechten Tawara-Schenkel vor, so wird zunächst der linke Ventrikel über den linken Tawara-Schenkel mit seinen Faszikeln erregt und die Erregung des rechten Ventrikels folgt dann sekundär vom linken Ventrikel aus.
Als Folge der verspäteten rechtsventrikulären Erregung findet sich bei einem über 0,11 sec. verbreiterten QRS-Komplex eine 2. R-Zacke (R') mindestens 0,08 sec. nach Beginn der Q-Zacke in den rechtsventrikulären Ableitungen V1, V2, avR, III. Man spricht auch von einer sogenannten M-förmigen QRS-Aufsplitterung. Als Folge der gestörten Erregungsausbreitung findet sich auch eine gestörte Erregungsrückbildung in Form von descendierenden ST-Strecken mit präterminalen T-Wellen-Negativierungen (Abb. 25, 26).
Die Kriterien für einen *kompletten Rechtsschenkelblock* sind:
QRS-Komplex:
Achse normal,
Dauer: > 0,11 sec.,
V1: QR' > 0,08,
R' > R,
V5/V6: Tiefes, reziproques S,

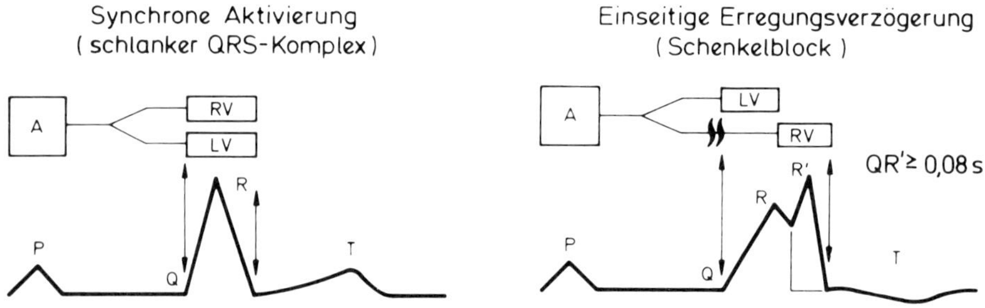

Abb. 25: Entstehung des Rechtsschenkelblock-Bildes im EKG durch verspätete elektrische Aktivierung des rechten Ventrikels.

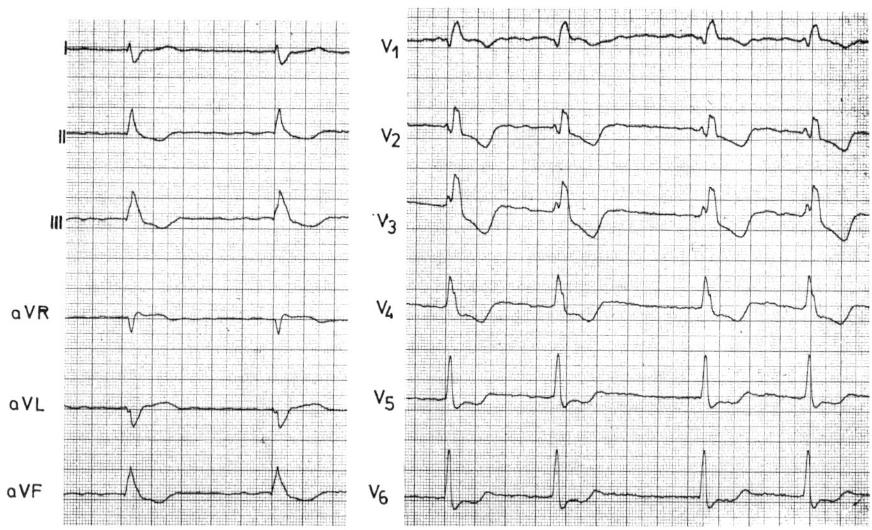

Abb. 26: Kompletter Rechtsschenkelblock mit typischen Kammerendteilveränderungen bei Vorhofflimmern und pathologischem Steil- bis Rechtslagetyp (QRS > 0,11 sec, QR'(V1) > 0,08 sec). (Standard-EKG, 50 mm/sec)

T-Welle:

V1: Polarität entgegengesetzt der des QRS-Komplexes.

Von einem *inkompletten Rechtsschenkelblock* spricht man, wenn ein R' in Ableitung V1 oder V2 vorhanden ist, das mindestens 0,08 sec nach Beginn der Q-Zacke auftritt, der QRS-Komplex insgesamt aber nicht verbreitert (< 0,11 sec.) ist. Er ist von einer Normvariante ohne pathologische Bedeutung abzugrenzen (Abb. 27, 28, 29).

Klinische Bedeutung des Rechtsschenkelblocks. Ein Rechtsschenkelblock ist entweder angeboren oder erworben. Gelegentlich fehlt jeglicher Hinweis auf eine organische Herzerkrankung. Häufig besteht ein Zusammenhang mit einer rechtsventrikulären Hypertrophie (z.B. bei Cor pulmonale).
Ein Rechtsschenkelblock kann akut bei einer fulminanten Lungenembolie auftreten und bedeutet dann eine mindestens 50%ige Verlegung der Lungenstrombahn. Da die Erregung des Kammerseptums von linksventrikulär nach rechtsventrikulär erfolgt (Q-Zacke in Ableitung II), wird die Diagnose eines Herzinfarktes anhand des Kriteriums der Q-Zacke in Anwesenheit eines Rechtsschenkelblocks nicht beeinträchtigt, ganz im Gegensatz zu einem Linksschenkelblock, bei dem sowohl normale als auch pathologische Q-Zacken im EKG verschwinden (siehe unten). Da die elektrische Refraktärzeit des rechten Tawara-Schenkels im Normfrequenzbereich länger ist,

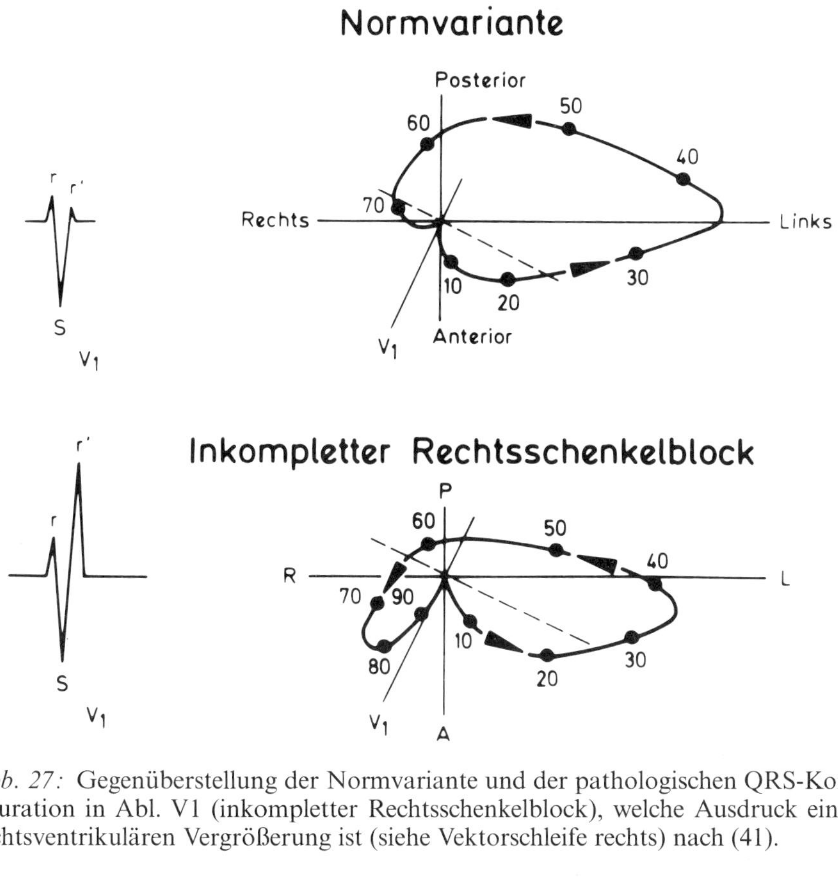

Abb. 27: Gegenüberstellung der Normvariante und der pathologischen QRS-Konfiguration in Abl. V1 (inkompletter Rechtsschenkelblock), welche Ausdruck einer rechtsventrikulären Vergrößerung ist (siehe Vektorschleife rechts) nach (41).

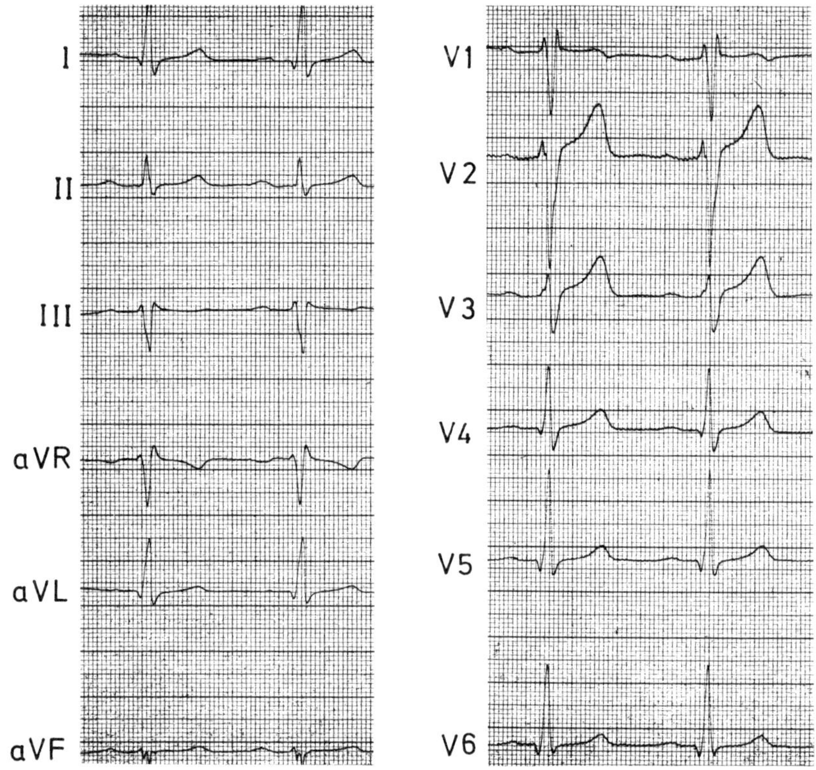

Abb. 28: Normvariante einer geringen rechtsventrikulären Erregungsausbreitungsverzögerung (rSr'-Konfiguration in V1) bei einem herzgesunden Jugendlichen (Standard-EKG, 50 mm/sec).

als die des linken Tawara-Schenkels, tritt gelegentlich bei plötzlich auftretenden hohen Vorhoffrequenzen oder bei supraventrikulären Extrasytolen ein sogenannter *funktioneller Rechtsschenkelblock* (Abb. 30) auf.

Funktionelle Schenkelblockierungen sind Folge einer plötzlichen Frequenzzunahme. Einem langsamen Zyklus mit dadurch bedingter langer Refraktärzeit folgt plötzlich ein kurzer Zyklus, so daß der Impuls noch auf teilweise refraktäre Strukturen trifft und blockiert wird (Lang-Kurz-Sequenz = «Ashman-Phänomen» = Phase 3-Blockierung). Es kommen aber auch funktionelle Schenkelblockierungen als Folge einer Bradykardie (Phase 4-Block) vor: Infolge der Bradykardie beginnen distal des Sinusknotens gelegene Zellen des spezialisierten Erregungsleitungssystems sich spontan zu depolarisieren und infolge des erniedrigten Membranpotentials wird der ankommende Impuls an dieser Stelle blockiert.

Der inkomplette Rechtsschenkelblock bedeutet bei Erwachsenen häufig eine rechtsventrikuläre Vergrößerung und ist dann pathologisch.

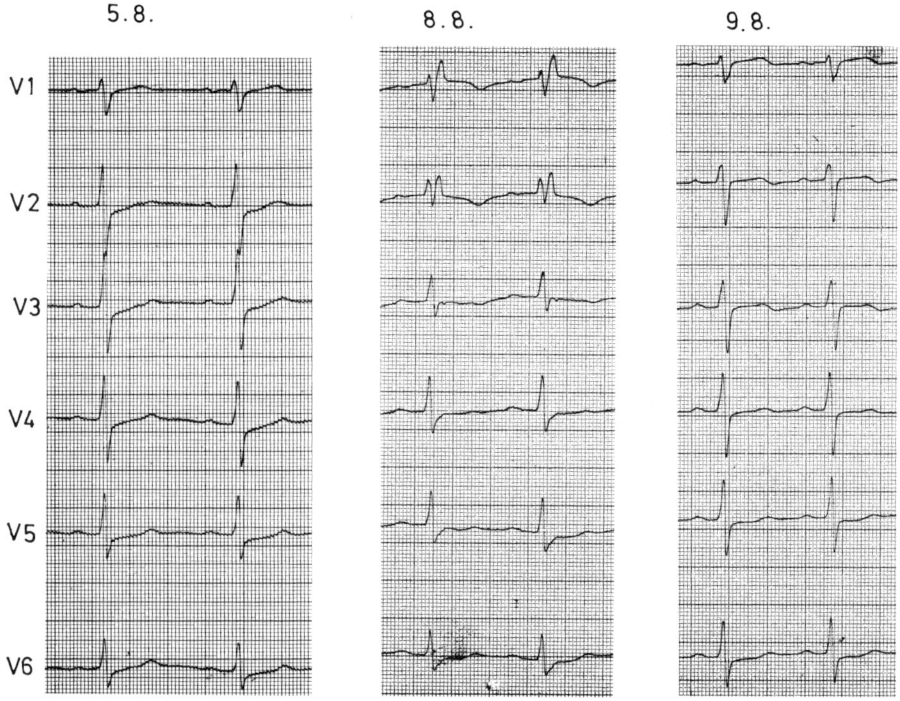

Abb. 29: Intermittierender inkompletter Rechtsschenkelblock (rSR'-Komplex in V1, Mitte) als Folge einer akuten Lungenembolie (akute Druckbelastung und Vergrößerung des rechten Ventrikels) (Wilson-Ableitungen, 50 mm/sec).

4.2.7 Der Linksschenkelblock

Liegt eine Leitungsblockierung im linken Tawara-System vor, wird zunächst der rechte Ventrikel über den rechten Tawara-Schenkel erregt und die Erregung der linken Kammer erfolgt sekundär von der rechten Kammer aus. Als Folge der verspäteten Erregung der linken Kammer ist der QRS-Komplex verbreitert (> 0,11 sec.) und in den linksventrikulären Ableitungen (V5, V6, I, avL) findet sich ein R' mindestens 0,03 sec. nach Beginn der Q-Zacke (Abb. 31).

Die Kriterien für einen *kompletten Linksschenkelblock* sind:

QRS-Komplex:

Achse: 0 bis − 45 Grad,

Dauer: > 0,11 sec.,

V6: QR' > 0,03 sec.,

V1/V2: Tiefe reziproke S-Zacken,

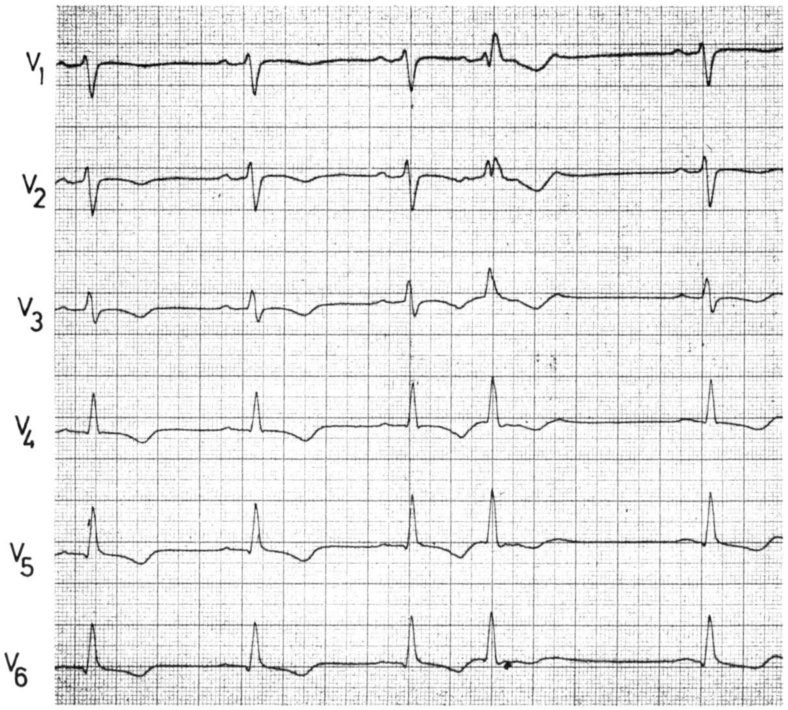

Abb. 30: Beispiel eines funktionellen Rechtsschenkelblocks nach einer supraventrikulären Extrasystole (Pfeil). Beachte die ausgeprägten Kammerendteilveränderungen im Sinne von deszendierenden ST-Strecken mit präterminalen T-Wellen-Negativierungen. (Wilson-Ableitungen, 50 mm/sec).

T-Welle:
V5/V6: Polarität entgegengesetzt der des QRS-Komplexes.
Ein *inkompletter Linksschenkelblock* liegt dann vor, wenn die oben genannten Kriterien mit Ausnahme der QRS-Komplex-Verbreiterung über 0.12 sec. erfüllt sind. Er ist meist Ausdruck einer linksventrikulären Vergrößerung (Hypertrophie).

Der links-anteriore Hemiblock:

Liegt eine Leitungsunterbrechung im links-anterioren Tawara-Faszikel vor, werden die links-anterioren Areale des linken Ventrikels zuletzt erregt. Der QRS-Hauptvektor zeigt eine Abdrehung nach links-oben und vorne. Im EKG zeigt sich das Bild eines *überdrehten Linkslagetyps* (Abb. 32).
Kriterien für einen überdrehten Linkslagetyp sind:
QRS-Achse: > − 45 Grad,
Kleines Q (q) in I und aVL,

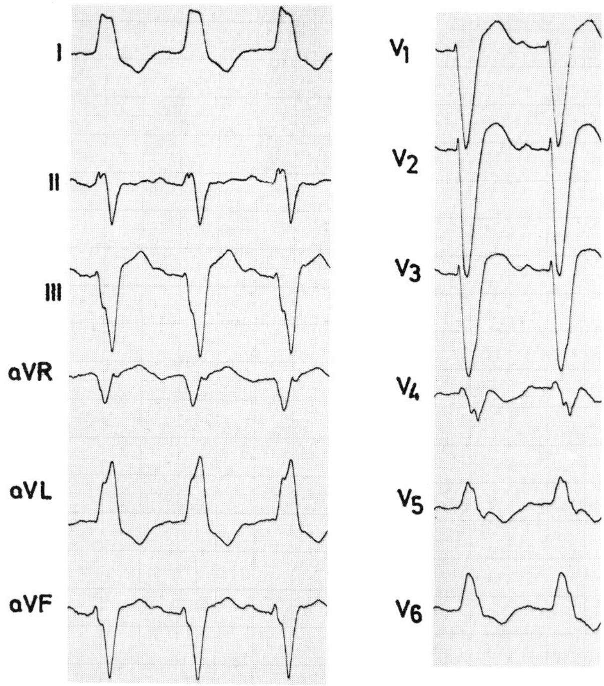

Abb. 31: Kompletter Linksschenkelblock mit typischen Kammerendteilveränderungen (QRS > 0,11 sec, QR' > 0,08 sec (V6)) bei Sinustachykardie, 110/min, und einer QRS-Achse von > − 30 Grad (Standard-EKG, 25 mm/sec).

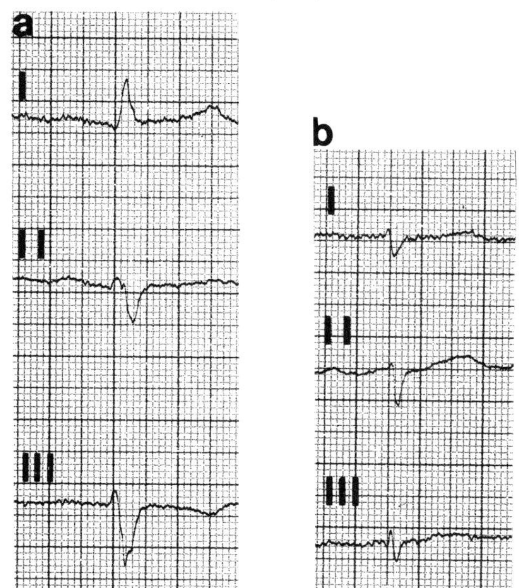

Abb. 32: (a) Links-anteriorer Hemiblock (überdrehter Linkslagetyp) und (b) links-posteriorer Hemiblock (überdrehter Rechtslagetyp).

RS- oder rS-Konfiguration in II, III, aVF,
Kleines S (s) in V5 und V6.

Der links-posteriore Hemiblock:

Liegt eine Leitungsunterbrechung im linksposterioren Tawara-Faszikel vor, werden die links-posterioren Areale des linken Ventrikel zuletzt erregt. Der QRS-Hauptvektor zeigt nach rechts-unten und hinten. Im EKG zeigt sich das Bild eines Rechts- bis *überdrehten Rechtstyps* (Abb. 32).
Die Kriterien für einen links-posterioren Hemiblock sind:
QRS-Achse > + 110 Grad,
rs- oder rS-Konfiguration in I,
Rs- oder RS- oder rS-Konfiguration in II,
V5 und V6 ohne Q-Zacke,
s-Konfiguration in V1.

Klinische Bedeutung des kompletten Linksschenkelblocks. Ein kompletter Linksschenkelblock stellt praktisch immer einen abnormen Befund dar. Er tritt bei kalzifizierten Aortenvitien auf und kann Folge eines Vorderwandinfarktes mit erheblichem Myokardverlust sein. Bei einer dilatativen Kardiomyopathie ist er meistens anzutreffen. Selten ist er Folge eines degenerativen Prozesses im Bereich des proximalen His-Purkinje-Systems (Lev'sche oder Lenègre'sche Erkrankung). Die Diagnose eines Myokardinfarktes ist in Anwesenheit eines kompletten Linksschenkelblocks nicht möglich, da sowohl normale als auch pathologische Q-Zacken (welche Kriterien für einen Myokardinfarkt darstellen) bei einer durch einen Linksschenkelblock veränderten Erregungsausbreitung im EKG verschwinden. Frische ST-Streckenhebungen bei einem Linksschenkelblock deuten jedoch auf eine frische myokardiale Ischämie hin (siehe unten).
Ein links-anteriorer Hemiblock kann einen alten Hinterwandinfarkt verschleiern, da z.B. das elektrokardiographische Bild eines Hinterwandinfarkt (Q und/oder r in II, III, aVF) eine Linksabweichung des QRS-Hauptvektors verursachen kann.
Hinter einem links-posterioren Hemiblock kann sich ein kleiner abgelaufener Vorderwandinfarkt verbergen.

4.2.8 Der bifaszikuläre Block (Abb. 33, 34)

Ein sogenannter *bifaszikulärer Block* liegt vor, wenn ein kompletter Rechtsschenkelblock in Kombination mit einem linksanterioren oder linksposterioren Hemiblock auftritt. Die jährliche Progredienz dieser intraventrikulären Leitungsstörung zu einer totalen Leitungsunterbrechung zwischen Vorhöfen und Kammern (AV-Block 3. Grades) beträgt weniger als 6%, so

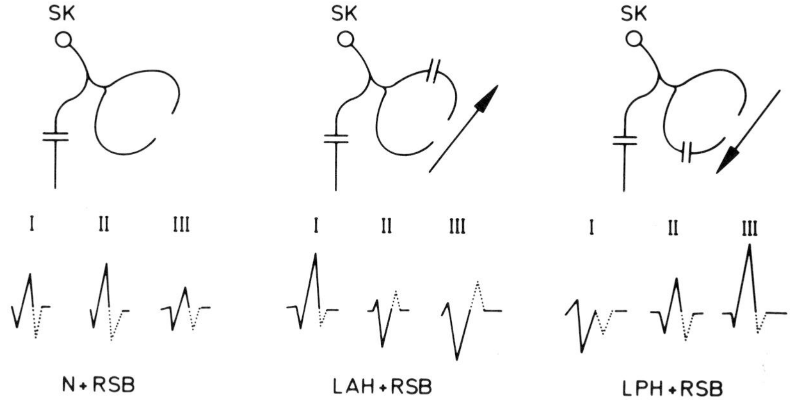

Abb. 33: Bifaszikuläre Blockbilder. Gestrichelte sind jeweils die durch den Block (links), bzw. Hemiblock (Mitte, rechts) hinzukommende Veränderungen des QRS-Komplexes in den Einthoven-Ableitungen. Die Pfeile geben die Richtung des QRS-Hauptvektors am Ende der intraventrikulären Erregungsausbreitung an.

daß eine prophylaktische Herzschrittmacher-Implantation bei diesen Patienten nicht gerechtfertigt ist. Allein die klinische Symptomatik (Schwindel, Synkope) entscheidet über eine Schrittmachertherapie.
Die prophylaktische Schrittmacher-Implantation bei symptomfreien Patienten erfordert zuvor eine weitere invasive Diagnostik mittels Ableitung des *His-Bündel-Elektrokardiogramms* (siehe unten). Findet sich ein HV-Intervall > 100 ms (Abb. 68), sollte auch in Abwesenheit einer signifikanten klinischen Symptomatik eine prophylaktische Herzschrittmacher-Implantation erfolgen.
Findet sich bei einem Patienten ein *alternierender Schenkelblock* (Wechsel von komplettem Rechts- und Linksschenkelblock) wie in der Abbildung 35, sollte aufgrund empirischer Daten unabhängig von der Klinik und ohne intrakardiales EKG eine prophylaktische Schrittmacherimplantation erfolgen (51, 54, 86). Dasselbe gilt auch bei Vorliegen eines bifaszikulären Blocks mit einem AV-Block (Abb. 34).

4.2.9 Vergrößerung der Herzkammern

Nimmt die linksventrikuläre Muskelmasse infolge einer arteriellen Hypertonie oder einer Aortenklappenstenose zu, nehmen die Zahl und die Dauer der linksventrikulären Aktionspotentiale zu und damit die linksventrikuläre Voltage (Höhe der R-Zacken) im EKG. Eine Vergrößerung der blutgefüllten linksventrikulären Herzhöhle verstärkt diesen Effekt noch (Brody-Effekt).

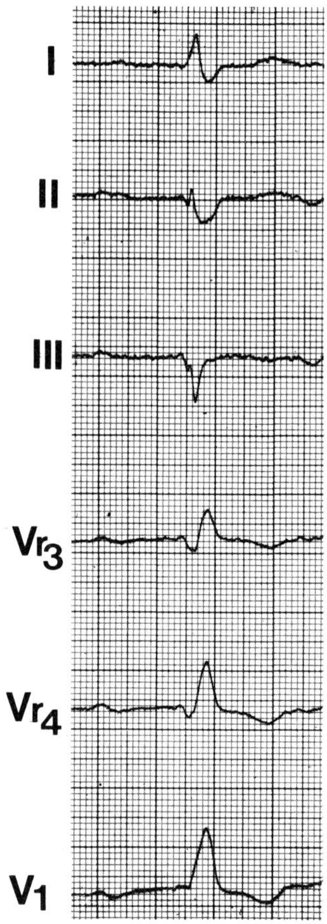

Abb. 34: Kompletter Rechtsschenkelblock, überdrehter Linkslagetyp (linksanteriorer Hemiblock) und AV-Block I. Die Kombination aus einem bifaszikulären Block und AV-Block stellt eine absolute (auch prophylaktische) Schrittmacher-Indikation dar. (Vr3 und Vr4 sind die erweiterten rechtspräkordialen Ableitungen)

Sind die R-Zacken in den Extremitäten-Ableitungen kleiner als 0,5–0,6 mV oder in den Brustwandableitungen kleiner als 0,6–0,7 mV, spricht man von einer *Niedervoltage der QRS-Komplexe* (Abb. 36, Abb. 37). Ursachen sind entweder ein extrakardialer (Adipositas, Perikarderguß) oder kardialer Potentialverlust (Myokardinfarkt). Die Abbildung 36 zeigt eine Niedervoltage der QRS-Komplexe infolge eines hämorrhagischen Perikardergusses. Bemerkenswert ist ferner ein *elektrischer Alternans*, der QRS-Komplex ändert seine Morphologie von Schlag zu Schlag.
EKG-Kriterien für eine *linksventrikuläre Hypertrophie* sind (Abb. 38):
S (V1) + R (V5) > 3,5 mV (Sokolow-Lyon-Index),
oder QRS (aVF + V2 + V6) > 5,5 mV,
oder R (I) > 1,6 mV,
oder R (aVL) > 1,1 mV.

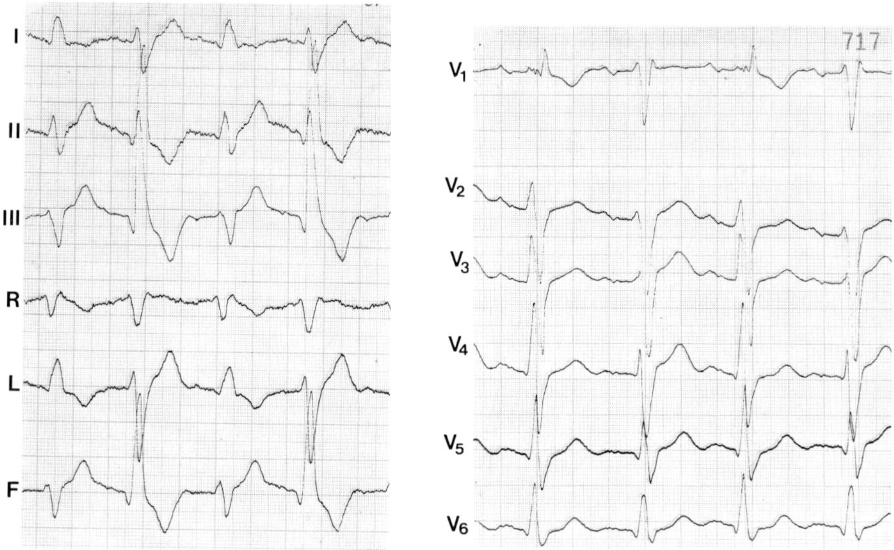

Abb. 35: Alternierender Schenkelblock (Wechsel von komplettem Rechtsschenkelblock und Linksschenkelblock) als Ausdruck einer schweren intraventrikulären Leitungsstörung (= Schrittmacher-Indikation!) (Standard-EKG, 25 mm/sec)

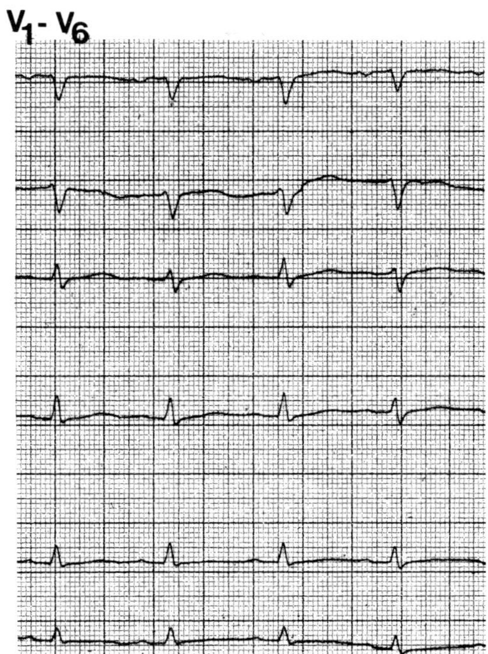

Abb. 36: Elektrischer Alternans bei hämorrhagischem Perikarderguß. Der QRS-Komplex alterniert von Schlag zu Schlag (Wilson-Ableitungen, 50 mm/sec)

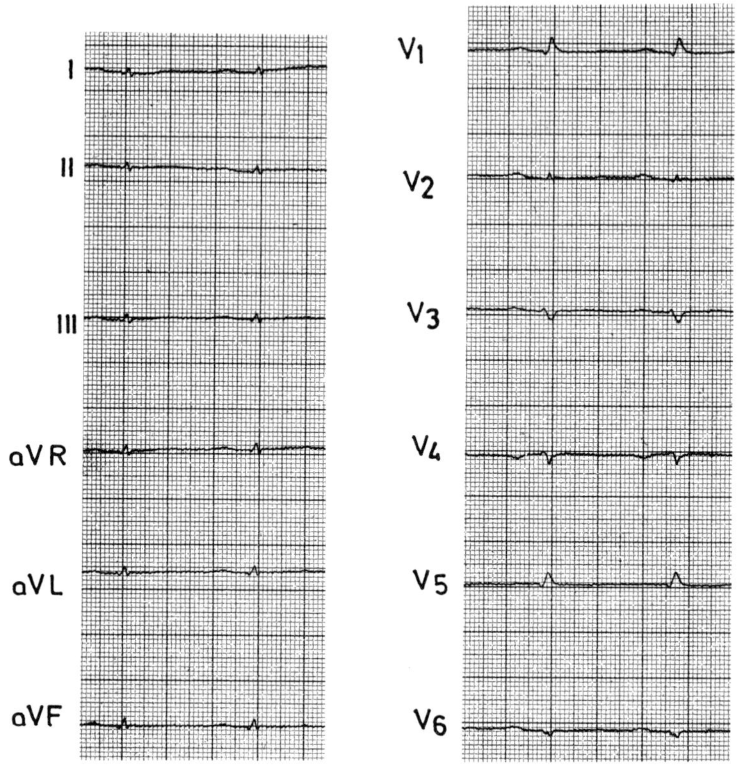

Abb. 37: Ausgeprägte Niedervoltage der QRS-Komplexe bei Adipositas permagna und Zustand nach ausgedehntem Vorderwandinfarkt (extrakardialer und kardialer Potentialverlust) (Standard-EKG, 50 mm/sec)

EKG-Kriterien für eine *rechtsventrikuläre Hypertrophie* (Abb. 38) sind:
R (V1) + S (V5) > 1,05 mV (Sokolow-Lyon-Index),
oder R (V1) > 0,7 mV,
oder S (V1) < 0,2 mV.
Wird bei dem elektrokardiographischen Bild einer linksventrikulären Hypertrophie der Lagetyp herangezogen, so ergibt sich ein Hinweis auf deren Ätiologie:
Ein Linkslagetyp spricht für ein Cor hypertensivum oder eine hypertensive Herzkrankheit (Abb. 39), ein Indifferenzlagetyp für eine Aortenklappenstenose oder eine Aortenisthmusstenose.
Die Abbildung 40 zeigt den Erfolg eines Aortenklappenersatzes bei einem Patienten mit kombiniertem Aortenklappenvitium und deutlicher linksventrikulärer Hypertrophie. Es kommt schon nach einem Jahr zu einer Normalisierung des EKGs infolge Hypertrophie-Regression.

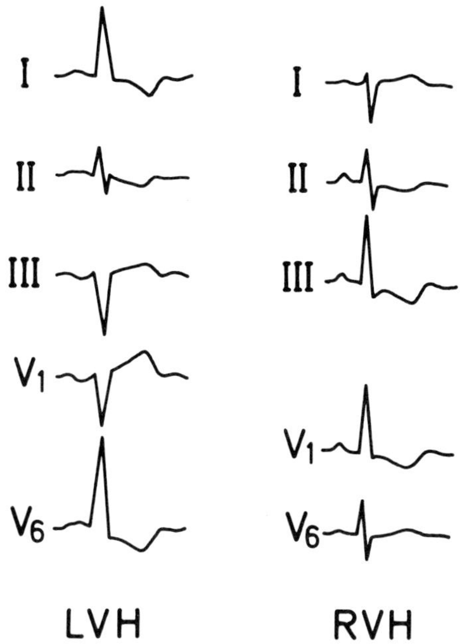

Abb. 38: EKG bei linksventrikulärer Hypertrophie (LVH) mit Linkslagetyp und rechtsventrikulärer Hypertrophie (RVH) mit überdrehtem Rechtslagetyp. Die ST-Streckensenkung deutet auf eine links- bzw. rechtsventrikuläre Schädigung infolge der Hypertrophie hin.

Die Abbildung 41 zeigt die Zeichen einer massiven linksventrikulären Hypertrophie bei einem Patienten mit hypertroph-obstruktiver Kardiomyopathie.

Die Abbildung 42 zeigt ein Beispiel einer erheblichen rechtsventrikulären Hypertrophie bei einem Patienten mit angeborenem Herzfehler. Welche Bedeutung der Ableitung VI bei der Diagnose der rechtsventrikulären Hypertrophie zukommt, zeigt die Abbildung 43.

Merke:
Das EKG eignet sich infolge geringer Sensitivität (Fähigkeit, die positiven = kranken Befunde korrekt zu ermitteln) bei guter Spezifität (Fähigkeit, die negativen = gesunden Befunde korrekt zu ermitteln) nur bedingt zur Diagnose der Herzhypertrophie. Nur positive Befunde im Sinne einer Hypertrophie sind zu verwerten. Ein negativer Befund spricht nicht gegen das Vorliegen einer Hypertrophie. Hier ist das Echokardiogramm überlegen.

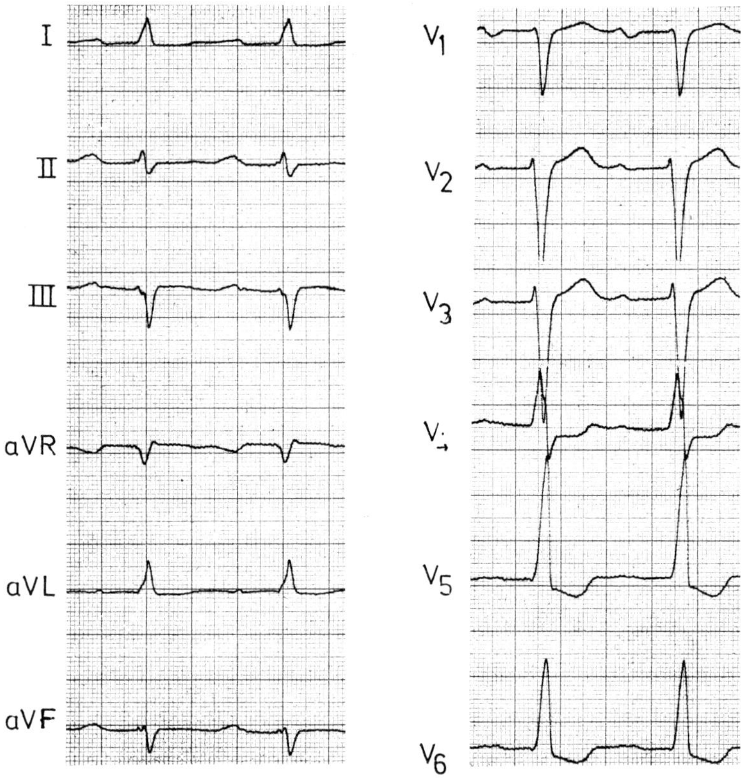

Abb. 39: Linksventrikuläre Hypertrophie mit Schädigungszeichen bei Sinusrhythmus und Linkslagetyp (sogenannter pathologischer Linkstyp) bei arterieller Hypertonie (Standard-EKG, 50 mm/sec).

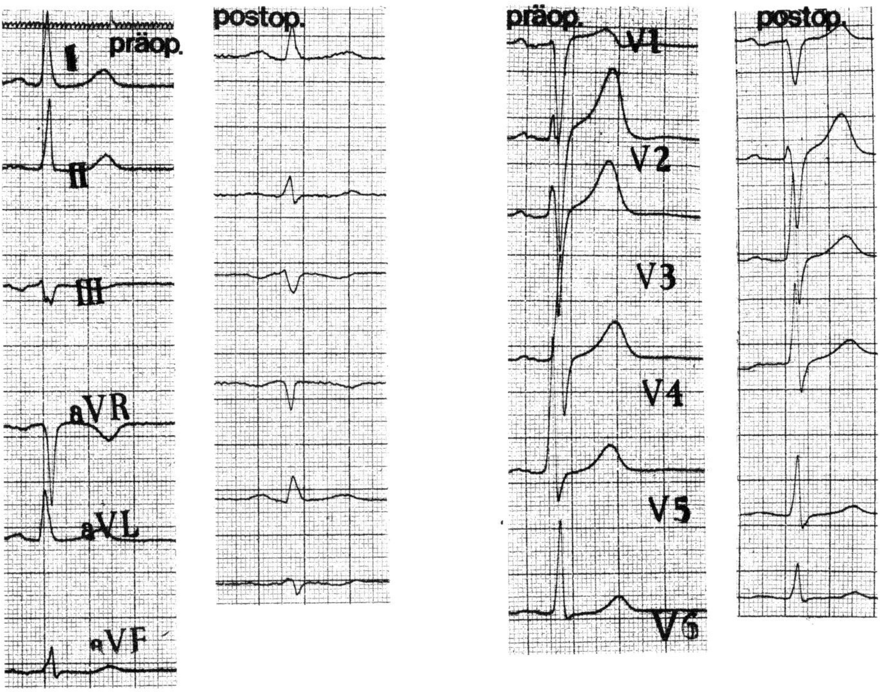

Abb. 40: Beispiel einer ausgeprägten linksventrikulären Hypertrophie bei einem Patienten mit kombiniertem Aortenvitium, die sich 1 Jahr postoperativ zurückgebildet hat (Extremitäten-Ableitungen links, Wilson-Ableitungen rechts).

4.2.10 Myokardiale Ischämie/Infarkt

Eine akute myokardiale Ischämie senkt das Ruhe-Membranpotential von − 90 mV auf − 60 mV. Das Aktionspotential verkürzt sich initial und wird mit längerer Dauer der Ischämie wieder länger (vor allem bei den Purkinje-Fasern). Einige Zellen verlieren infolge des Verlustes ihres Ruhepotentials ihre diastolische Erregbarkeit. Entwickelt sich die Ischämie zum Infarkt, so sterben Zellen ab und verlieren ihr Ruhepotential ganz.
Diese zellulären Ereignisse führen zu folgenden elektrokardiographischen Erscheinungen (Abb. 44):

1. Verletzungsstrom,
2. Abnorme Depolarisation,
3. QRS-Abnormalitäten,
4. Arrhythmien (automatischer oder reentry-Mechanismus)

Das durch Ischämie oder Infarkt bedingte Auftreten von Zellen mit unterschiedlichem Ruhepotential verursacht eine Potentialdifferenz, die das Flie-

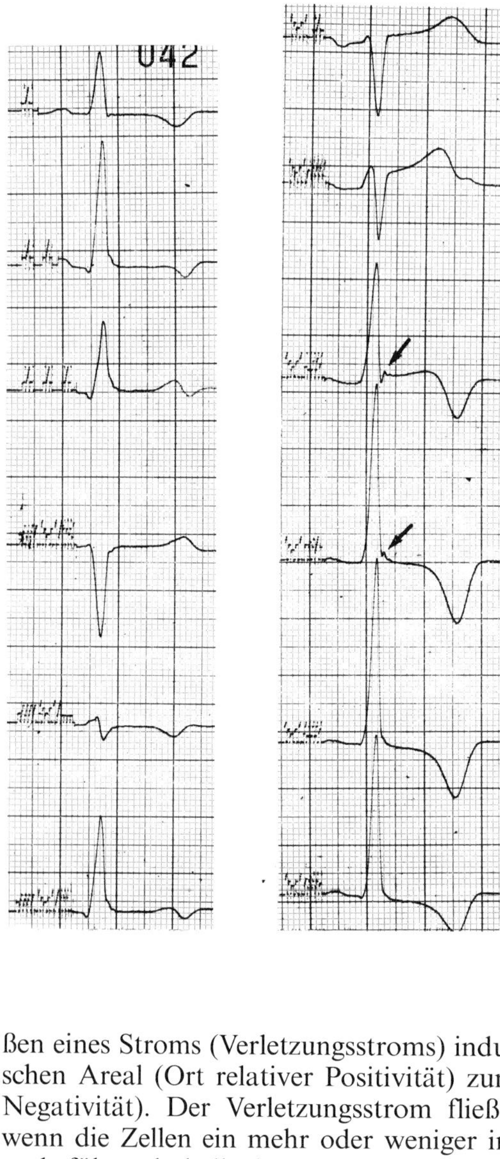

Abb. 41: Standard-EKG eines Patienten mit hypertroph-obstruktiver Kardiomyopathie. Beachte die ausgeprägten linksventrikulären Hypertrophiezeichen bei einem Indifferenzlagetyp, die ST-T-Komplex-Veränderungen, die sich in V3 und V4 aus einem angehobenen J-Punkt (Pfeil) entwickeln.

ßen eines Stroms (Verletzungsstroms) induziert. Dieser fließt vom ischämischen Areal (Ort relativer Positivität) zum gesunden Areal (Ort relativer Negativität). Der Verletzungsstrom fließt überwiegend in der Diastole, wenn die Zellen ein mehr oder weniger intaktes Ruhepotential aufweisen und führt deshalb im EKG zu einer *Absenkung des TP-Segmentes* (Abb. 45).

Der sogenannte *systolische Verletzungsstrom* tritt auf, wenn während der elektrischen Erregungsausbreitung verletzte, teilweise depolarisierte Zellen entweder elektrisch nicht mehr zu erregen sind oder aber mit einem abnormen Aktionspotential mit früher Repolarisation antworten. Da die verletzten Zellen relativ mehr negativ, als die komplett depolarisierten, gesunden

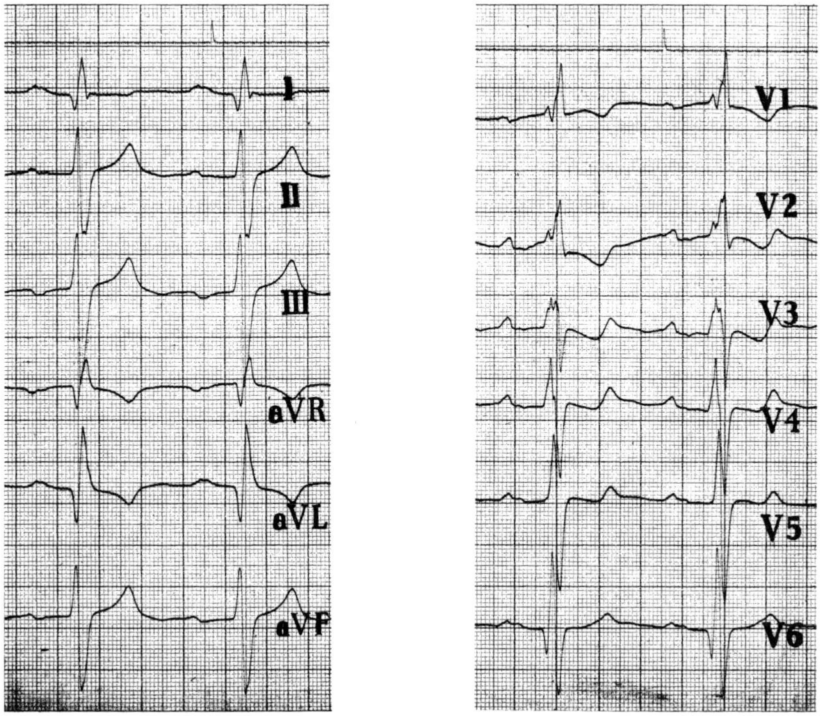

Abb. 42: Standard-EKG (50 mm/sec) eines Patienten mit angeborenem Herzfehler (Fallot-Tetralogie). Zeichen der erheblichen Schädigung des rechten Herzens: SI, SII, SIII-Sagittal-Typ, AV-Block I, kompletter Rechtsschenkelblock, rechtsventrikuläre Hypertrophie.

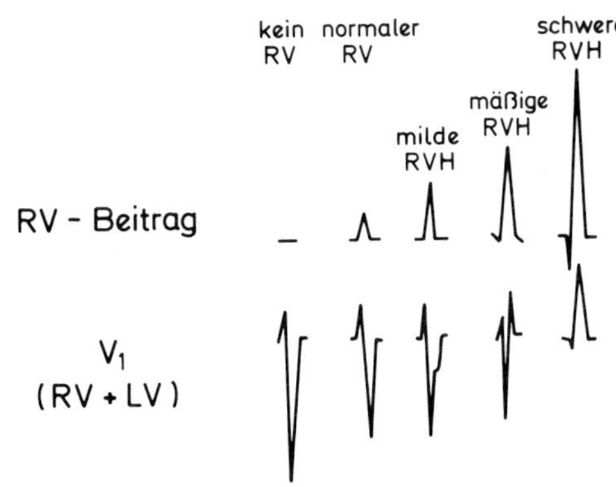

Abb. 43: Ableitung V1 bei einem unterschiedlichen Ausmaß einer rechtsventrikulären Hypertrophie nach (41).

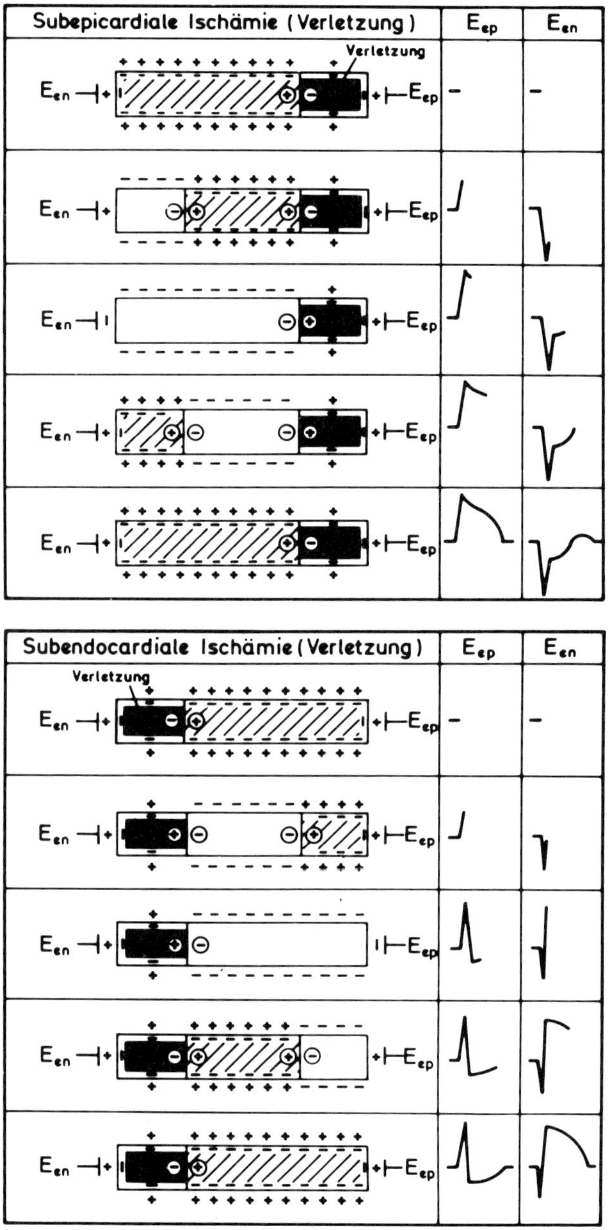

Abb. 44: Unipolare Elektrogramme bei subepikardialer (links) und subendokardialer Ischämie nach Barker (5). Vergleiche dazu die Abbildung 12. Bei epikardialer Ableitung zeigt sich eine subepikardiale Ischämie an einer ST-Hebung, eine subendokardiale Ischämie an einer ST-Senkung.

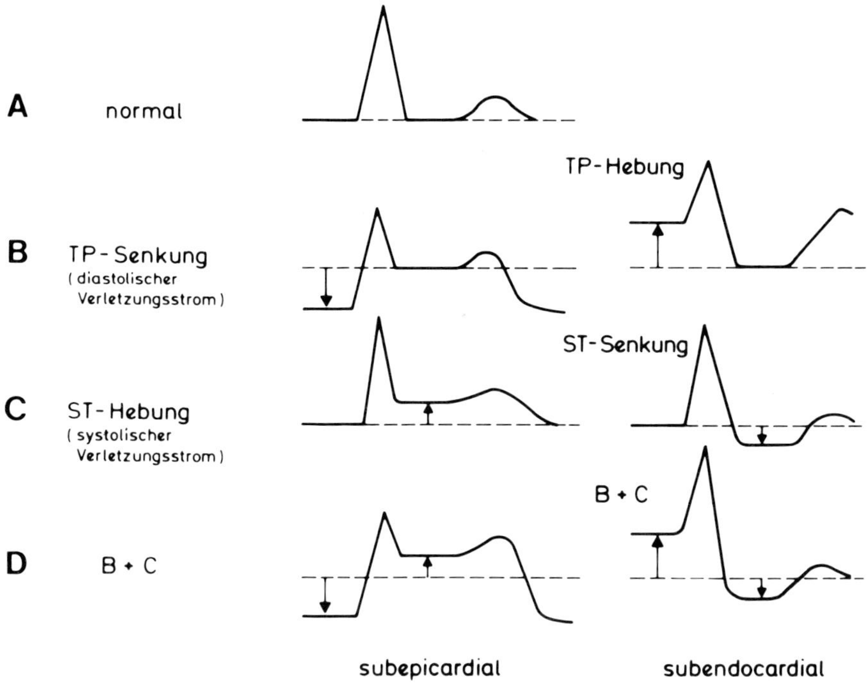

Abb. 45: Entstehung der typischen EKG-Veränderungen bei subepikardialer und subendokardialer Ischämie/Infarkt durch die Summe (D) aus diastolischem Verletzungsstrom (TP-Senkung in B) und systolischem Verletzungsstrom (ST-Hebung in C) modifiziert nach (41).

Zellen sind, fließt der Verletzungsstrom während der elektrischen Erregungsausbreitung von den gesunden Zellen zu den verletzten Zellen und induziert eine *ST-Segment-Anhebung* im EKG (Abb. 45).

Merke:
TP-Absenkung und ST-Anhebung sind im EKG nicht zu unterscheiden. Es hat sich eingebürgert, nur von einer ST-Anhebung als Ausdruck einer akuten Myokardischämie zu reden.

Schreitet der ischämische Prozeß fort, binden sich Calcium-Ionen an die Zellmembran und dichten sie ab, so daß keine Kalium-Ionen mehr aus den Zellen austreten können. Der Verletzungsstrom kommt zum Erliegen, das ST-Segment nähert sich wieder der isoelektrischen Linie. Es bleibt meist eine T-Wellen-Negativierung wohl infolge einer verspäteten Repolarisation ischämie-geschädigter subepikardialer Schichten (relative Positivität) und eines Auftretens eines Vektors mit Richtung auf endokardiale Schichten (relative Negativität), die schnell und komplett repolarisieren.

Folgezustand eines Myokardinfarktes sind neu aufgetretene breite (> 0,03 sec.) und tiefe (> 0,2 mV) Q-Zacken mit reduzierten oder verlorenen R-Zacken, welche durch den Verlust an elektrisch geladenem Myokardgewebe zu erklären sind (Q-Zacken-Infarkt).

Nicht jeder Infarkt führt zu Q-Zacken im EKG (Nicht-Q-Zacken-Infarkt). Da letztere eine schlechtere Prognose haben (es ist noch nicht zu einer vollständigen Myokardnekrose gekommen und überlebende, aber ischämische Zellen in der Randzone des Infarktes haben ein erhebliches arrhythmogenes Potential) ergibt sich die zwingende Indikation zur Koronarangiographie bei diesen Patienten, um die häufig zugrundeliegende hochgradige Koronarstenose zu identifizieren und mittels PTCA oder Bypass-Operation zu beseitigen (PTCA = Perkutane Transluminale Coronarangioplastie) (Abb. 46).

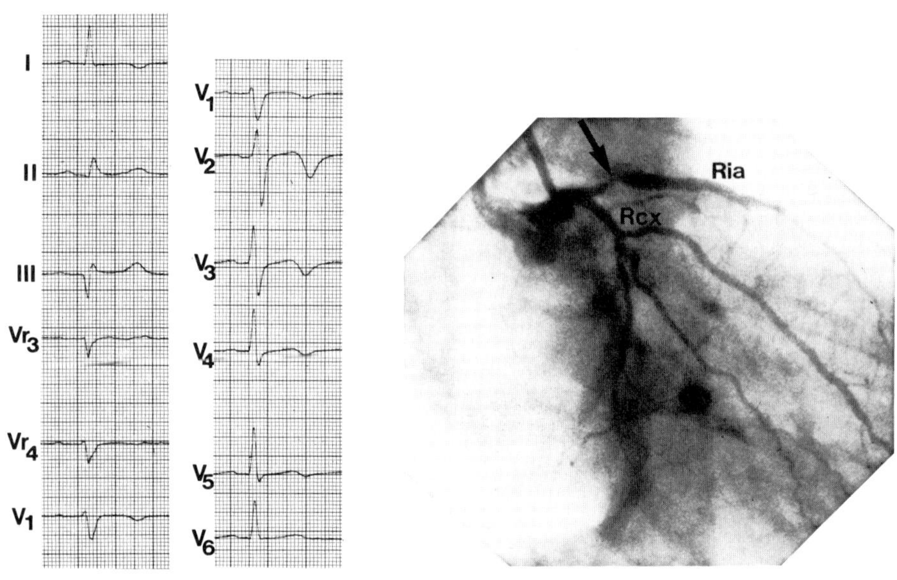

Abb. 46: Klassische Kammerendteilveränderungen über der Herzvorderwand bei subtotaler Stenose des Ramus interventricularis der linken Herzkranzarterie (Ria, Rcx = Ramus circumflexus der linken Kranzarterie) und drohendem großen Vorderwandinfarkt (106). Beachte, daß noch kein R-Zackenverlust in V1–V6 aufgetreten ist und eine sofortige kardiologische Intervention mittels Koronarangiographie, Ballondilatation der Stenose oder Bypass-Operation notwendig wird, um den drohenden Infarkt zu verhindern und das Myokard zu retten. Die Q-Zacke in Ableitung III weist auf einen alten Hinterwandinfarkt hin. (Vr3 und Vr4 sind die erweiterten rechtspräcordialen Ableitungen).

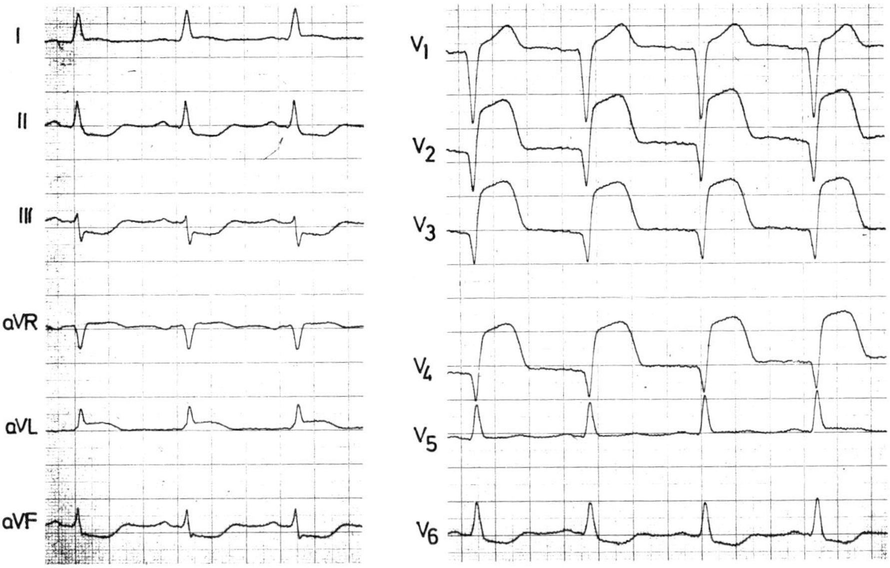

Abb. 47: Frischer Vorderwandinfarkt mit konvexbogig angehobenen ST-Streckenanhebungen und QS-Komplexen in V2–V4 sowie den entsprechenden ST-Streckensenkungen in den komplementären inferioren Ableitungen II, III, aVF bei Sinusrhythmus und Indifferenzlagetyp. (Standard-EKG, 50 mm/sec).

Früher wurden die Q-Zacken-Infarkte als transmurale, die Nicht-Q-Zacken-Infarkte als nicht-transmurale oder Innenschicht-Infarkte bezeichnet. Da das EKG aber keine histologische Diagnose erlaubt, ist die descriptive Bezeichnung vorzuziehen.

Nach dem Auftreten dieser Infarktzeichen in den verschiedenen EKG-Ableitungen wird eine grobe Lokalisation des Infarktes vorgenommen (Abb. 47–51):

Anteriorer Infarkt: V3–V4
Anterolateraler Infarkt: V5–V6
Anteroseptaler Infarkt: V2–V3
Inferiorer Infarkt: II, III, aVF,
Posteriorer Infarkt: R > 0,03 sec. in V1,
R/S > 1 in V1–V2.

In koronarangiographischen Untersuchungen bei Patienten mit akutem Myokardinfarkt zeigte sich, daß sowohl bei einem totalen oder subtotalen Verschluß des Ramus interventricularis anterior der linken Kranzarterie oder bei einem Verschluß der rechten Kranzarterie die *ST-Segment-Hebung* das häufigste EKG-Zeichen war (7).

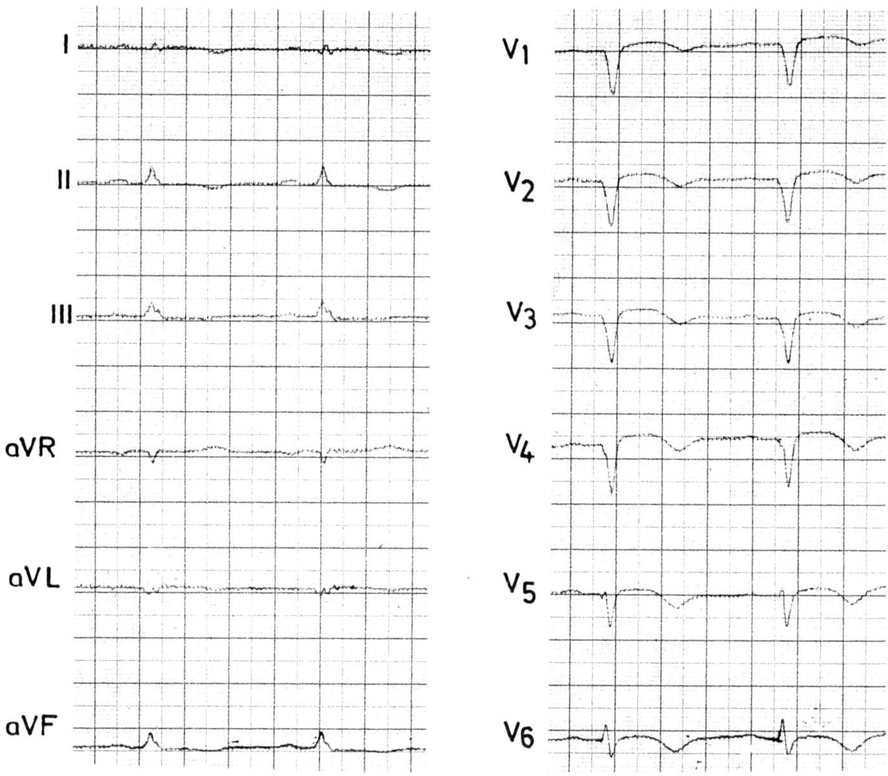

Abb. 48: Vorderwandinfarkt im Folgestadium mit QS-Komplexen in V1–V4, R-Zacken-Reduktion in V5 und V6, sowie terminal-negativen T-Wellen über der gesamten Vorderwand bei Sinusrhythmus und altersabweichendem Steiltyp (sogenannter Q-Zacken-Infarkt) (Standard-EKG, 50 mm/sec).

Merke:
Das EKG des akuten Myokardinfarktes kann relativ sicher einen subtotal oder total verschlossenen Ramus interventricularis identifizieren (ST-Streckenhebung in den Brustwandableitungen), während die Differenzierung der rechten Kranzarterie und des Ramus circumflexus der linken Kranzarterie als Infarktgefäße schwierig ist. Das Fehlen von klassischen Infarktzeichen in den inferioren Ableitungen (II, III, aVF) bei vorhandenen Hinweisen auf einen posterioren Infarkt (Abb. 52) oder einen isolierten Lateralwandinfarkt (Abl. V5, V6) spricht für einen Verschluß des Ramus circumflexus (7).

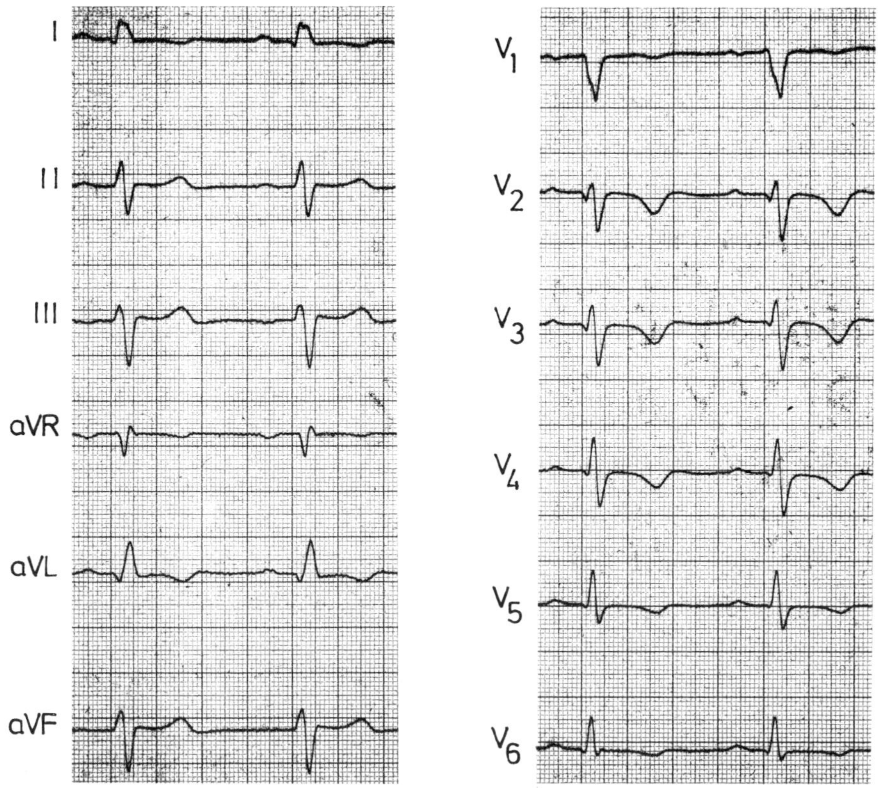

Abb. 49: Residuen eines kleinen Vorderwandinfarktes mit kleinen, nicht die pathologischen Kriterien erfüllenden Q-Zacken in V2–V4 und terminal-negativen T-Wellen in V2–V5, präterminal-negativen T-Wellen in V5 und V6 bei Sinusrhythmus und überdrehtem Linkslagetyp (links-anteriorer Hemiblock) als Infarktfolge (sogenannter Nicht-Q-Zacken-Infarkt) (Standard-EKG, 50 mm/sec)

Wie oben ausgeführt, erschwert das Vorliegen eines kompletten Linksschenkelblocks die Diagnose eines Vorderwandinfarktes. Nach Schamroth (57) sollen folgende elektrokardiographische Phänomene für einen Vorderwandinfarkt in Anwesenheit eines Linksschenkelblocks sprechen:

1. Q-Zacke in I, V5, V6
2. Terminale S-Zacken in V5, V6
3. Initiale R-Zacken in V1, V2
4. Hohe, spitze T-Wellen in V6

Die Abbildung 53 zeigt den diagnostischen Wert der Ableitung V1 bei Vorliegen eines Schenkelblocks und frischen Myokardinfarktes.

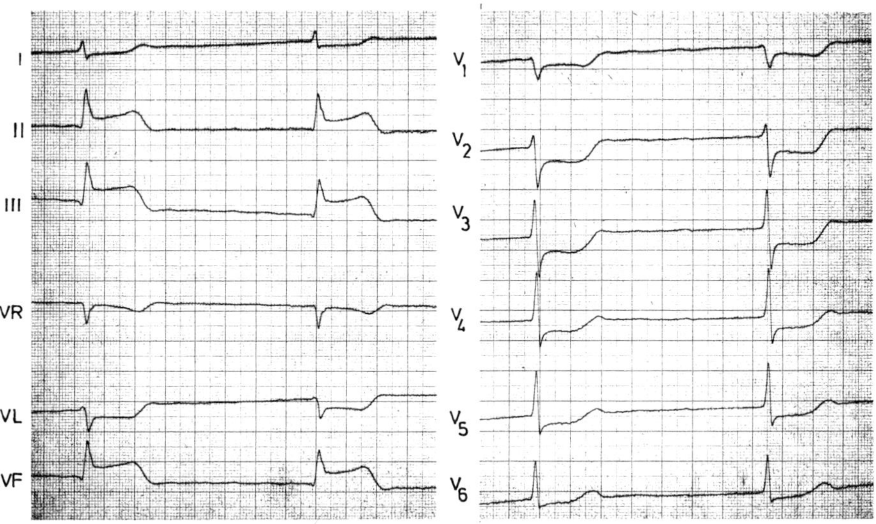

Abb. 50: Frischer Hinterwand-Infarkt mit ST-Streckenanhebungen in den Ableitungen II, III und aVF und den entsprechenden komplementären ST-Streckensenkungen über der Herzvorderwand. Beachte ferner den Sinusknotenstillstand mit suprabifurkalem Ersatzzentrum (siehe unten) wohl als Folge eines proximalen thrombotischen Verschlusses der rechten Kranzarterie, von der die Sinusknotenarterie abgeht (Standard-EKG, 50 mm/sec).

4.2.11 Akuter Myokardinfarkt und Schenkelblockierung (32)

Bei 19–35% aller Patienten mit frischem Myokardinfarkt findet sich ein Schenkelblock im EKG. Ein Linksschenkelblock tritt im Rahmen eines Infarktes (meist Vorderwandinfarkt) bei 4% aller Patienten auf, zeigt bei 9% eine Progredienz zu einem AV-Block III und ist mit einer Letalität von 41% behaftet.

Ein Rechtsschenkelblock tritt bei 2% aller Patienten mit akutem Myokardinfarkt auf, zeigt eine Progredienz zu einem AV-Block III bei 19% und hat eine Letalität von 50%.

Eine Progredienz zu einem AV-Block III tritt bei 36% aller Patienten mit einem Rechtsschenkelblock und links-anteriorem Hemiblock (bifasciculärer Block), bei 39% aller Patienten mit einem Rechtsschenkelblock und links-posteriorem Hemiblock und bei 40% der Patienten mit einem alternierenden Schenkelblock auf. Die Letalität bifasciculärer Leitungsstörungen beträgt 68%.

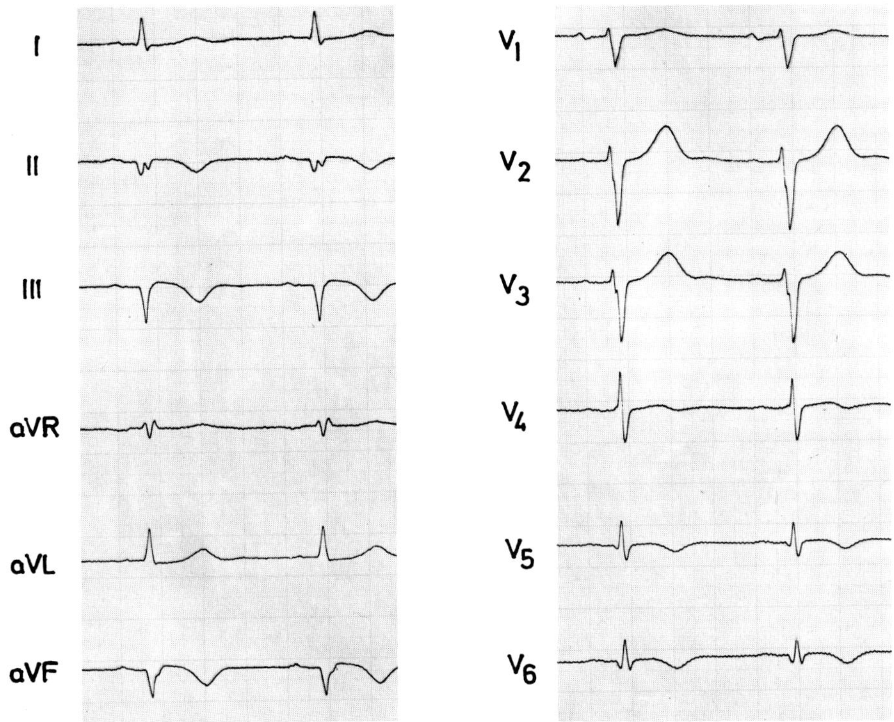

Abb. 51: Hinterwand-Infarkt (Posterolateral-Infarkt) im Folgestadium mit Ausbildung von Q-Zacken in II, III, aVF, V5, V6 sowie terminal-negativen T-Wellen in diesen Ableitungen bei Sinusrhythmus und infolge des Infarktes nicht bestimmbarem Lagetyp (Standard-EKG, 50 mm/sec).

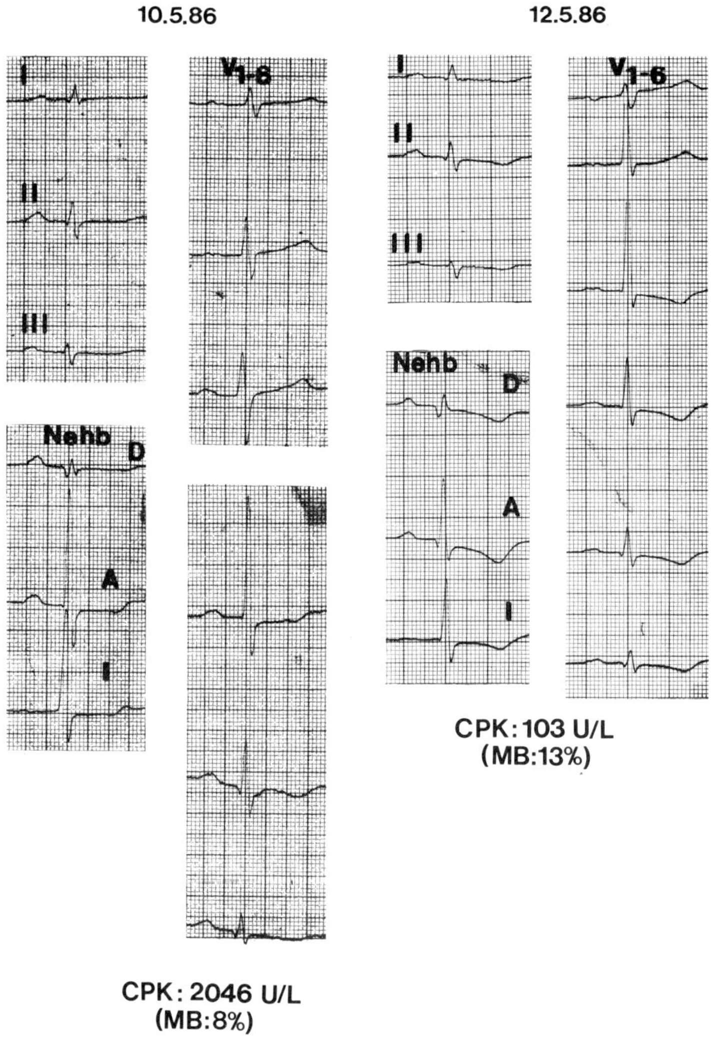

Abb. 52: Entwicklung eines posterioren («strictly posterior») Myokardinfarktes bei einer 70jährigen Patientin. Am 10. 5. deuten nur die Q-Zacke in Ableitung Nehb D und der hohe CPK-Wert mit pathologisch hohem CK-MB-Anteil auf eine Myokardnekrose hin. 2 Tage später zeigen sich deutliche ST-Streckensenkungen mit präterminal-negativen T-Wellen in allen Ableitungen, die R-Zacken-Amplitude hat in V2 und V3 deutlich zugenommen, in V5 und V6 abgenommen. Bei Abfall der Serum-CPK hat der CK-MB-Anteil weiter zugenommen. (Einthoven-Ableitungen I, II, III, Wilson-Ableitungen V1-V6, bipolare Brustwandableitungen nach Nehb D, A, I).

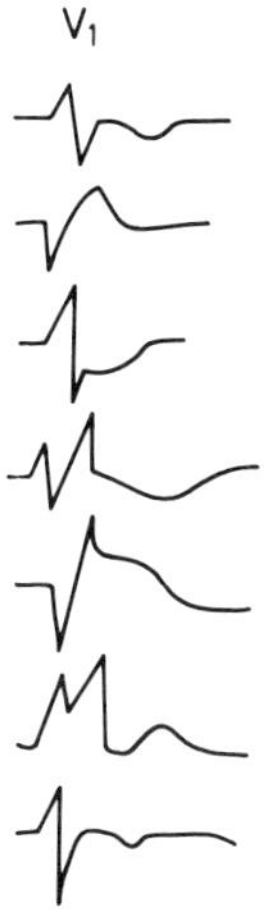

Abb. 53: Diagnostische Wertigkeit der Ableitung V1 bei Schenkelblock und Infarkt.

Merke:
Das Auftreten von Schenkelblockbildern im EKG bei einem akuten Myokardinfarkt weist auf einen erheblichen Verlust an Myokardgewebe hin und ist mit einer hohen Letalität verbunden.

Eine *prophylaktische Versorgung* mit einer passageren Herzschrittmacher-Sonde ist indiziert bei Patienten mit einem während eines akuten Myokardinfarktes neu aufgetretenen Schenkelblock und bei Patienten mit Vorderwandinfarkt und AV-Blockierungen I und II (meist infrabifurkationelle Lokalisation des Blocks und damit hohe Wahrscheinlichkeit einer Progredienz zu einem AV-Block III). Inferiore Infarkte (Verschluß der rechten Kranzarterie) mit AV-Blockierungen I und II können primär mit Atropin behandelt werden, da meist der AV-Knoten (die AV-Knoten-Arterie entspringt aus der rechten Kranzarterie) Sitz der Störung ist. Die Prognose der Patienten läßt sich jedoch durch Versorgung mit einem passageren Schrittmacher nicht verbessern.

4.2.12 Der ST-T-Komplex

ST-Streckenanhebungen kommen vor bei (Abb. 54):

1. Akuter Myokardischämie
2. Akuter Perikarditis
3. Frühem Repolarisationsphänomen
4. Hypothermie.

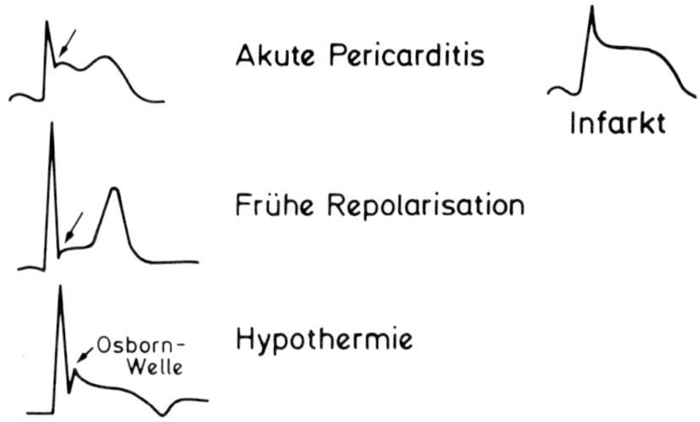

Abb. 54: Schematische Darstellung der Differentialdiagnose von ST-T-Komplex-Veränderungen.

Die Abbildung 55 zeigt ein Beispiel einer reversiblen akuten Myokardischämie bei einem Patienten mit vasospastischer Angina pectoris (Prinzmetal-Angina). Infolge kurzer Dauer des Gefäßspasmus kommt es zu keiner Myokardnekrose und Enzymfreisetzung in das Blut.
Die Perikarditis (Abb. 56) manifestiert sich elektrokardiographisch infolge der epikardialen Beteiligung und des Auftretens eines Verletzungsstroms. Ein einziges Unterscheidungsmerkmal von einem frischen Myokardinfarkt kann die *geringe Ausdehnung der ST-T-Komplexveränderungen* sein, ansonsten muß die Klinik entscheiden.
Ein frühes Repolarisationsphänomen kann elektrokardiographisch nicht von einer akuten Perikarditis unterschieden werden. Es stellt jedoch eine Variante der Norm bei sonst gesunden Individuen dar (Abb. 57).

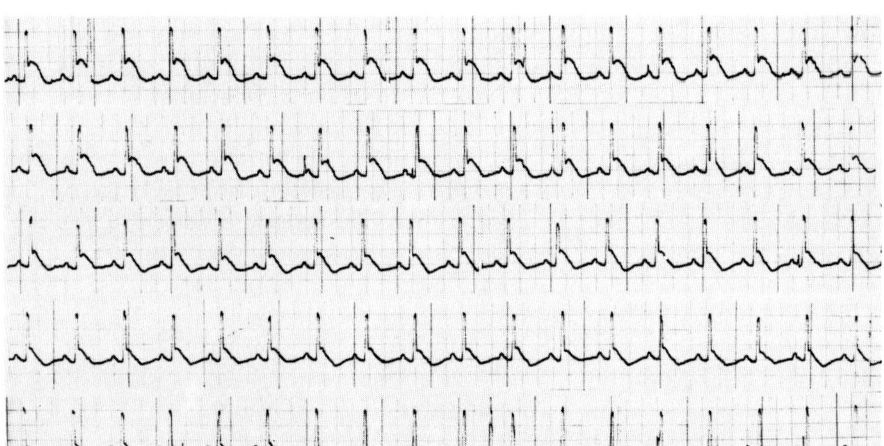

Abb. 55: Reversible ST-Streckenhebung ohne Enzymfreisetzung bei einen Patienten mit Prinzmetal-Angina (vasospastische Angina pectoris) während einer kontinuierlichen Monitorüberwachung (25 mm/sec).

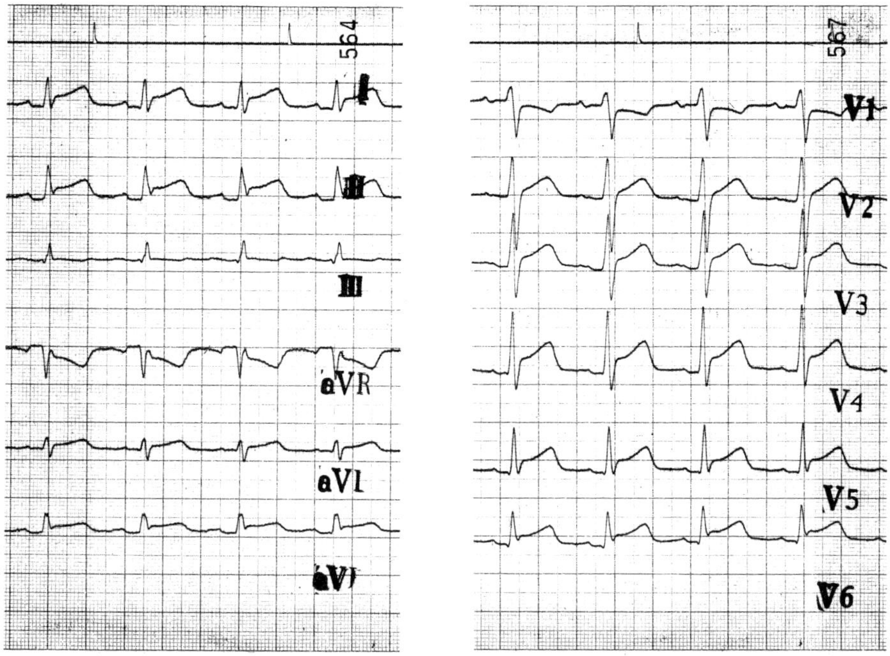

Abb. 56: Akute Perikarditis mit typischen Kammerendteilveränderungen, deren Ausdehnung keiner Infarktlokalisation entspricht (I, II, aVF, V2–V6). Die ST-Streckenhebung entwickelt sich aus einer angehobenen S-Zacke. (Standard-EKG, 25 mm/sec).

Eine Hypothermie geht mit verbreiterten QRS-Komplexen und einer QT-Zeit-Verlängerung einher. Als besonderes Charakteristikum tritt ein prominenter J-Punkt (Verbindung zwischen QRS-Komplex und ST-Strecke) auf, der zur sogenannten Osborn-Welle führt, deren Entstehungsmechanismus unbekannt ist (Abb. 54).

Die Abbildung 58 zeigt Kammerendteilveränderungen bei einem Patienten mit einer Subarachnoidalblutung ohne bekannte Herzerkrankung, die als Folge des *gesteigerten Hirndruckes* interpretiert werden.

4.2.13 Die T-Welle

Gleichschenklig negative T-Wellen (sogenannte koronare T-Wellen) treten als Folgezustand eines Myokardinfarktes auf.

Ungleichschenklig negative T-Wellen (sogenannte präterminal-negative T-

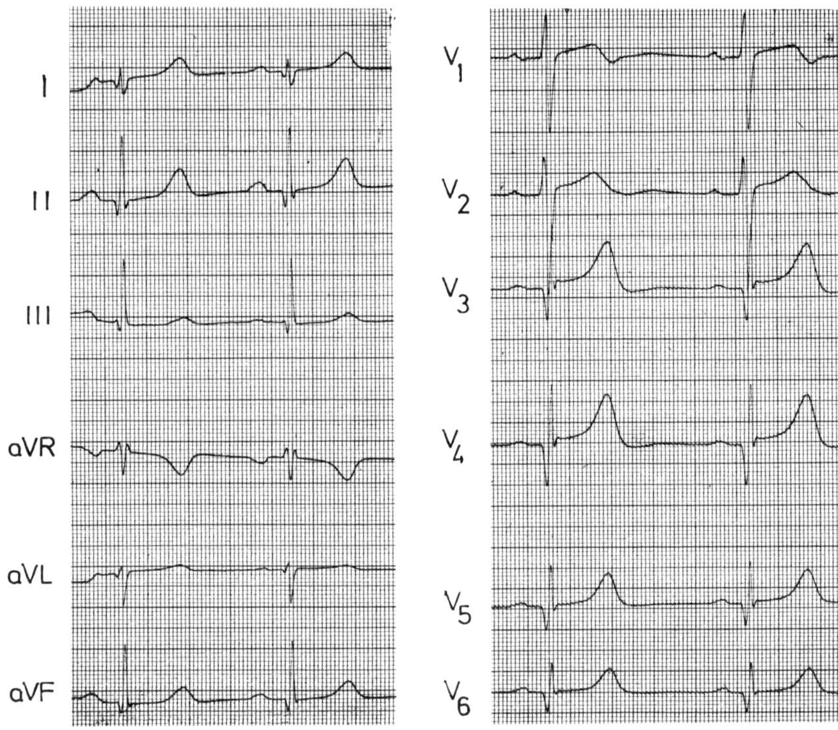

Abb. 57: Frühes Repolarisationsphänomen über der Herzvorderwand als Normvariante einer ST-T-Komplexveränderung bei einem Jugendlichen ohne Krankheitswert («early repolarisation») (Standard-EKG, 50 mm/sec).

Wellen gehen meist aus deszendierenden ST-Strecken hervor und sind Ausdruck einer subendokardialen Ischämie bei Koronarer Herzkrankheit. Muldenförmige T-Wellen-Negativierungen sind charakteristisch für eine Digitaliswirkung am Myokard (Abb. 59).

4.2.14 Elektrolytstörungen

Veränderungen der Serumkonzentration von Kalium und Calcium führen zu Veränderungen des Ruhe-Membranpotentials, des Aktionspotentials und damit des Elektrokardiogramms (Abb. 60).

Hypokaliämie (Abb. 61). Eine Hypokaliämie hat entgegengesetzte Effekte. Die Zellen werden hyperpolarisiert, die Phase 0 des Aktionspotential akzeleriert, die Phase 3 nimmt zu und die elektrische Leitungsgeschwindigkeit

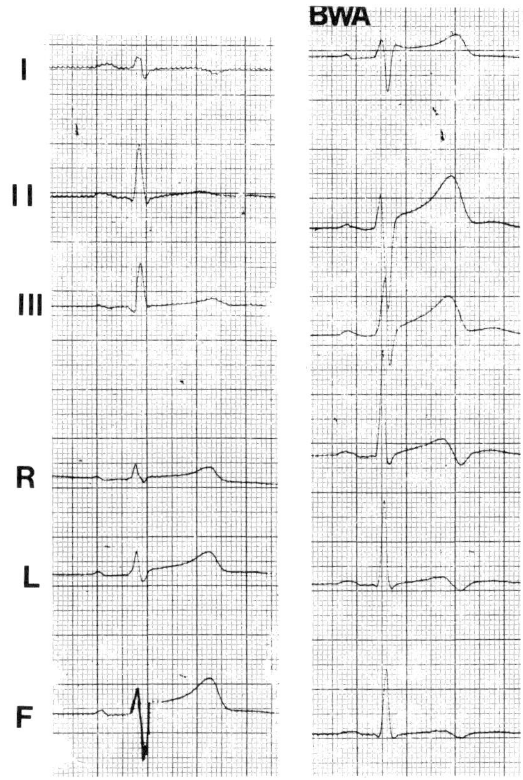

Abb. 58: Typische ST-T-Komplexveränderungen bei einem Erwachsenen mit einer Subarachnoidalblutung ohne bekannte Herzerkrankung (Standard-EKG).

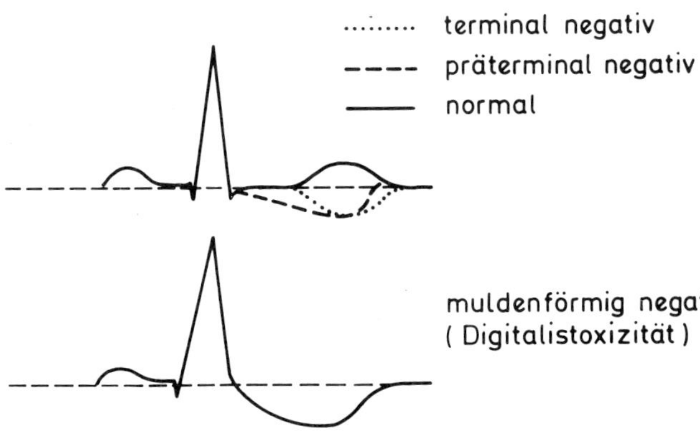

Abb. 59: Formale Beschreibung der T-Welle. Muldenförmige ST-Streckensenkungen können, müssen aber nicht, eine Digitalis-Intoxikation anzeigen.

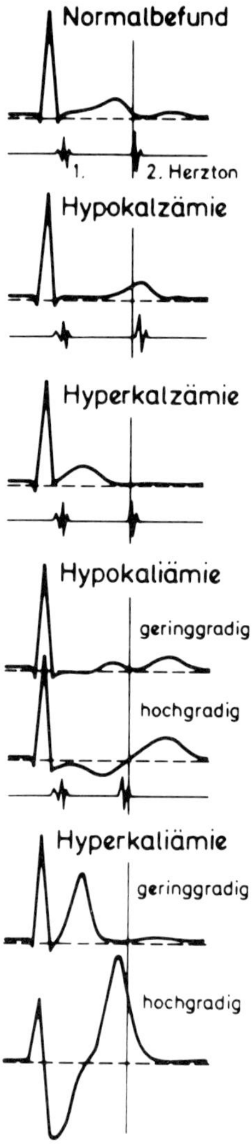

Abb. 60: Das EKG bei Elektrolytstörungen modifiziert nach Heinecker (37). Der 2. Herzton endet in der Regel 0,02 sec vor oder mit dem Ende der T-Welle. Dies dient der Diagnose von pathologischen QT-Zeitveränderungen. Akut lebensbedrohlich ist die Hyperkaliämie.

nimmt initial zu, bei sehr niedrigen Kalium-Spiegeln ab. Im EKG zeigen sich eine ST-Strecken-Senkung, verringerte T-Wellen-Amplituden und eine prominente U-Welle im Anschluß an die T-Welle, woraus eine deutliche QT-U-Verlängerung resultiert.

Hyperkaliämie (Abb. 62). Eine extrazelluläre Hyperkaliämie vermindert den intra/extrazellulären Kalium-Gradienten durch Behinderung der Kalium-Auswärts-Diffusion und damit das Ruhe-Membranpotential. Die Zellen depolarisieren teilweise und die Phase 0 des Aktionspotentials verlangsamt

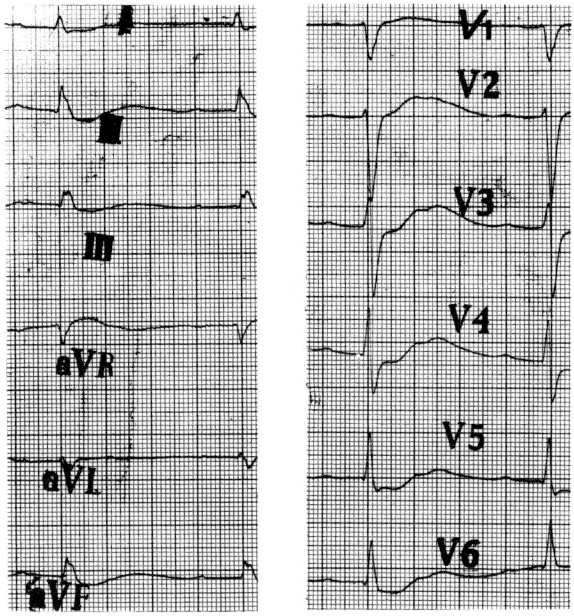

Abb. 61: Standard-EKG (50 mm/sec) bei einer schweren Hypokaliämie (1,7 mval/100 ml). Beachte die QT-Verlängerung infolge von U-Wellen (T-U-Verschmelzungswellen).

sich. In den Ventrikeln wird dadurch die elektrische Leitungsgeschwindigkeit herabgesetzt und der QRS-Komplex verbreitert sich. Die P-Wellen vermindern ihre Amplituden bis zum Verschwinden (isoelektrische P-Wellen). Außerdem wird die totale Dauer der Repolarisation (Phase 3) verkürzt, und die QT-Zeit verkürzt sich dadurch. Bei sehr hohen Kalium-Spiegeln im Serum kommt es zum Erliegen der Depolarisation und der Erregungsleitung *(Hyperkaliämischer Herzstillstand)*.

Hypercalcämie. Nur sehr ausgeprägte Veränderungen des Serum-Calcium-Spiegels führen zu signifikanten elektrophysiologischen und elektrokardiographischen Veränderungen. Eine Hypercalcämie verkürzt die Phase 2 des Aktionspotentials und damit das QT-Intervall im EKG.

Hypocalcämie. Eine Hypocalcämie verlängert die Phase 2 des Aktionspotentials und damit das QT-Intervall im EKG, wobei die T-Wellen sehr flach erscheinen.

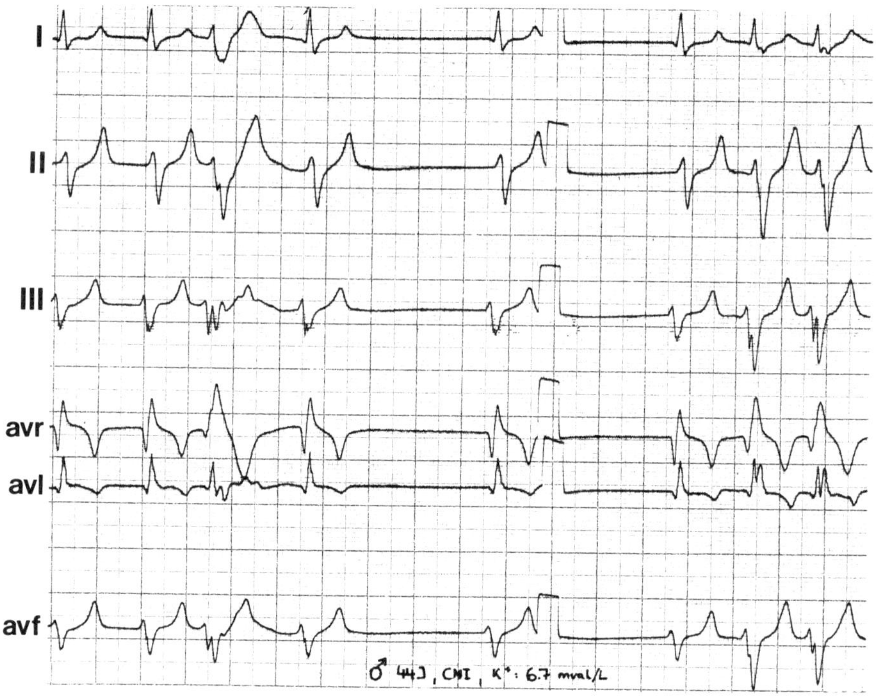

Abb. 62: Lebensbedrohliche Hyperkaliämie bei einem Patienten mit chronischer Niereninsuffizienz (Extremitäten-Ableitungen, 25 mm/sec): Hyperkaliämischer Sinusknotenstillstand mit chaotischem faszikulären Ersatzrhythmus und hohen spitzen T-Wellen. Absolute Dialyse-Indikation!

Merke:
Das QT-Intervall im EKG spiegelt Elektrolytstörungen (verkürzt oder verlängert) und die Wirkung von Antiarrhythmika (verlängert) wieder. Eine Verlängerung des QT-Intervalls bedeutet immer eine erhöhte Gefahr für die Entstehung lebensbedrohlicher tachykarder Herzrhythmusstörungen. Eine toxische Antiarrhythmika-Wirkung geht nahezu immer mit einer QT-Intervall-Verlängerung einher (QTc > 0,44 sec) (Abb. 21, 22)

Nach der Formanalyse ist die Beschreibung des EKGs abgeschlossen. Die Zusammenfassung gibt eine Interpretation der Befunde unter Berücksichtigung des klinischen Bildes.

Merke:
Erst bei Kenntnis der Anamnese (Infarkt-Anamnese, Medikamenten-Anamnese) und des klinischen Befundes (z.B. Lungenemphysem, Herzinsuffizienz, Verdacht auf Lungenembolie) entwickelt die Analyse des EKGs ihre volle diagnostische Potenz. Die Domaine der elektrokardiographischen Diagnose stellen Herzrhythmusstörungen und der Myokardinfarkt dar.

4.3 Das Langzeit-Elektrokardiogramm

Bei der Langzeit-Elektrokardiographie wird das EKG (gewöhnlich über 2 bipolare Brustwandableitungen) kontinuierlich (meist über 24 Stunden) mit einem tragbaren Aufnahmegerät auf Magnetband gespeichert und anschließend mittels eines Computers zeitgerafft, automatisch und nicht-validiert oder halbautomatisch, oder durch den Untersucher validiert analysiert und dokumentiert. Die Patienten haben außerdem noch die Möglichkeit, z.B. ein Schmerzereignis zeitlich zu markieren.
Neue Festkörperspeicher-Geräte («solid state memory-Geräte») analysieren jede Herzaktion sofort («real time») mittels eines über 24 Stunden am Körper des Patienten getragenen kleinen Aufnahme-Computers. Während diese Geräte in der Anfangszeit nur diskontinuierlich arbeiteten, also keinen 24-Stunden-Vollausdruck des EKGs lieferten, sind sie heute für eine solche Aufgabe nachrüstbar. Diesen Geräten nach weiteren Verbesserungen der Analysegenauigkeit die Zukunft gehören.
Das Langzeit-EKG erlaubt folgende Untersuchungen:

1. Analyse von Herzfrequenz und Herzrhythmusstörungen über 24 Stunden und Charakterisierung von sogenannten ‹Risikogruppen› für einen plötzlichen Herztod
2. Erfassung der Spontanvariabilität von Herzrhythmusstörungen
3. Therapiekontrolle bei Antiarrhythmika-Therapie
4. Klärung von Symptomen (Palpitationen, Synkopen)
5. Analyse von Herzschrittmacher-Fehlfunktionen
6. Analyse von ST-Streckenveränderungen und Korrelation mit der Klinik (symptomlose ST-Senkung bei ‹stummer Myokardischämie›)

Für die Auswertung der Magnetbänder gilt, daß erfahrungsgemäß eine genaue Auswertung mit oder ohne wissenschaftlichem Anliegen mittels der automatischen Analyse nicht gelingt und daß auf das halbautomatische, zeit-, personal- und kostenintensive Verfahren mit Validierungsmöglichkeit durch den Untersucher übergegangen werden muß.

4.4 Das Belastungs-Elektrokardiogramm

Das Belastungs-EKG wird als nicht-invasives diagnostisches Verfahren bei der *koronaren Herzkrankheit*, bei der *arteriellen Hypertonie* und bei der Beurteilung des *kardiozirkulatorischen Funktionszustandes* von Gesunden und Kranken (Sportlern, Patienten nach Myokardinfarkt) eingesetzt.
Methodisch werden unterschieden:

1. Fahrradergometrie im Liegen
2. Fahrradergometrie im Sitzen
3. Kletterstufe nach Kaltenbach (52)
4. Laufband-Ergometrie

Folgende Parameter einer *myokardialen Ischämie* werden untersucht:

1. ST-Strecken-Senkung (Innenschichtischämie)
2. ST-Strecken-Hebung (transmurale Ischämie)
3. Herzrhythmusstörungen (in der Belastungs-und Erholungsphase)
4. Angina pectoris – Symptomatik und Luftnot
5. Inadäquater Blutdruck

Die Meßpunkte für die ST-T-Komplex-Analyse sind der Abb. 63 zu entnehmen.

Unbedingt zu beachtende *Kontraindikationen* für ein Belastungs-EKG sind:

1. Akuter Myokardinfarkt
2. Myokarditis
3. Instabile Angina pectoris (Angina pectoris in Ruhe)
4. Arterielle Hypertonie > 230/130 mm Hg
5. Aortenklappenstenose
6. Hypertroph-obstruktive Kardiomyopathie
7. Manifeste Herzinsuffizienz
8. Ventrikuläre Tachykardie im Ruhe-EKG

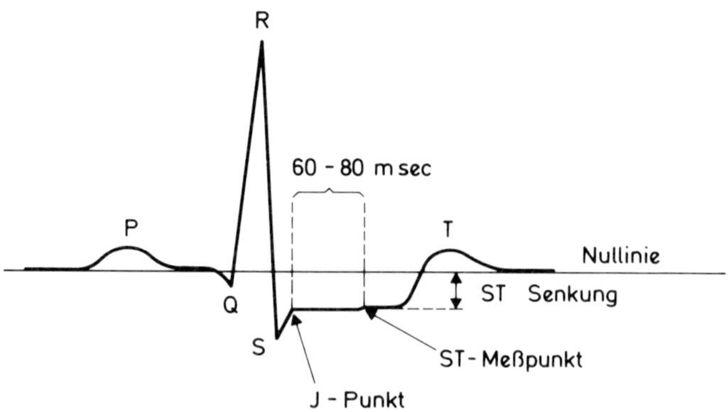

Abb. 63: Meßpunkte zur ST-T-Komplex-Analyse bei der Belastungs-Elektrokardiographie. Die ST-Senkung wird am ST-Meßpunkt, 60–80 msec nach dem J-Punkt gemessen (52).

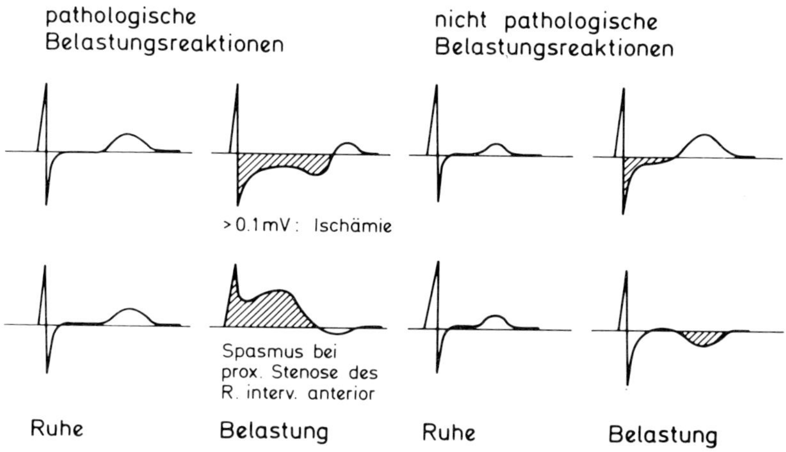

Abb. 64: Schematische Darstellung von pathologischen und nichtpathologischen Belastungsreaktionen im EKG.

Bei der *Durchführung eines Belastungs-EKGs empfiehlt sich die Beachtung der folgenden Punkte*:

1. Beachtung der Kontraindikationen
2. Belastungsbeginn mit 25 Watt, stufenweise Steigerung um 25 Watt alle 2 Minuten bis Abruchkriterien erfüllt sind. Bei besser trainierten Patienten kann angepaßt an den Trainingszustand und die Erkrankung mit 50 oder 75 Watt begonnen werden.
3. Möglichst viele EKG-Ableitungen (mindestens V2, V4, V6)
4. Kontinuierliche EKG-Monitorüberwachung
5. Punktuelle Blutdruck-Überwachung
6. Bereithalten eines eingeschalteten Defibrillators (aus juristischen Gründen unbedingt notwendig!)

Folgende *Abbruchkriterien* sind zu beachten:

1. Erreichen der Ausbelastungsfrequenz (200 – Lebensalter)
2. Angina pectoris oder Äquivalent (Luftnot)
3. ST-Streckensenkung > 0,3 mV (= schwere Innenschichtischämie)
4. ST-Streckenanhebung (drohender Infarkt)
5. Ventrikuläre Tachykardie
6. Blutdruckanstieg > 220/110 mm Hg
7. Fehlender Frequenz- und Blutdruckanstieg
8. Zeichen der Linksherzinsuffizienz (starke Dyspnoe, Zyanose)

Die *Beurteilung des Belastungs-EKGs* umfaßt:

1. Erzielte Leistung, erzielte Herzfrequenz und Blutdruck
2. Ischämie-Zeichen (Abb. 64, 65)

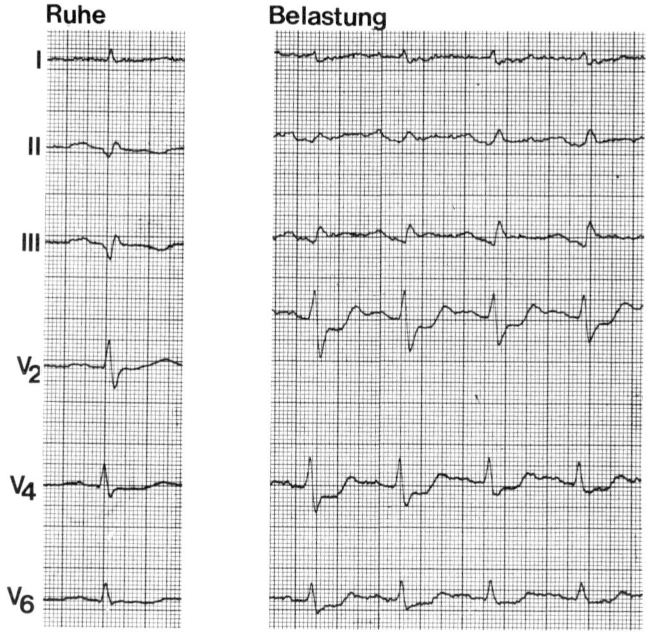

Abb. 65: Pathologisches Belastungs-EKG (Einthoven-Ableitungen I, II, III, Wilson-Ableitungen V2, V4, V6, 25 mm/sec). Unter Belastung kommt es zu einer deutlichen horizontal gesenkten ST-Strecke (0,2 mV) in V2 und V4 als Ausdruck einer Innenschicht-Ischämie.

3. AV- oder Schenkelblockierungen
4. Qualitative und quantitative Analyse von Herzrhythmusstörungen (Extrasystolie, Vorhofflimmern)
5. Mitarbeit des Patienten
6. Abbruchgründe (Angina pectoris, Muskelschwäche)

Für die erzielte Fahrradergometerleistung ergibt sich die folgende Korrelation mit der Belastung im täglichen Leben:
30 Watt: langsames Gehen
30–60 Watt: normales Gehen
60–80 Watt: langsames Laufen
100 Watt: Laufen
125 Watt: schnelles Laufen
150 Watt: forciertes Laufen
200 Watt: Endspurt

Merke:
Kardioaktive Medikamente (Digitalis, Betablocker, Calcium-Antagonisten, Nitrate) sollten wenn möglich vor dem Belastungs-EKG ausreichend lange, entsprechend ihrer biologischen Halbwertszeit, abgesetzt werden. Es gibt jedoch auch Indikationen, z. B. die Prüfung der Ischämie-Toleranz oder die Kontrolle von Herzrhythmusstörungen unter Therapie, bei denen die Medikation nicht abgesetzt werden muß.

4.5 Das Summations-Elektrokardiogramm

In neuerer Zeit wurde das durch Signalmittlungstechnik («signal averaging») erhaltene Summations-Elektrokardiogramm (Abb. 66) eingesetzt, um von der Körperoberfläche ventrikuläre Spätpotentiale (Abb. 67) abzuleiten (14, 15, 16).
Es handelt sich dabei um den Versuch, diejenigen Patienten nach einem akuten Myokardinfarkt zu identifizieren, die durch einen plötzlichen Herztod gefährdet sind oder die ventrikuläre Tachyarrhythmien entwickeln werden. Ventrikuläre Spätpotentiale sind fragmentierte elektrische Signale mit kleiner Amplitude am Ende des QRS-Komplexes und im ST-T-Komplex. Sie entstehen vermutlich in der Randzone alter Myokardinfarkte und repräsentieren Gebiete mit langsamer Impulsleitung, welche das sogenannte *arrhythmogene Substrat* mit bilden. Die Methode gilt derzeit noch als experi-

Summations-Elektrokardiogramm

= Aufsummierung periodisch wiederkehrender hochverstärkter biologischer Signale mittels Signalmittlungs-Technik

1. Frank-Ableitungen (x, y, z), 200–300 Sinus-Schläge,
2. Signal – Verstärkung,
– Digitalisierung,
– Mittlung,
– Filterung (bidirektional, 40 Hz),
– Errechnung der Vektorgröße $\sqrt{x^2 + y^2 + z^2}$
3. Gefilterter QRS-Komplex
4. Suche von ‹Spätpotentialen› (= Signal mit niedriger Amplitude (< 20 μV) in den letzten 40 msec des gefilterten QRS-Komplexes)

Abb. 66: Zusammenstellung der wichtigsten Fakten der Summations-Elektrokardiographie. Die Frank'schen Ableitungen sind die korrigierten orthogonalen Ableitungen für die Vektorkardiographie: Je 3 Ableitungen stehen senkrecht zueinander (x = horizontal, y = vertikal, z = sagittal). Weiterführende Literatur bei 22.

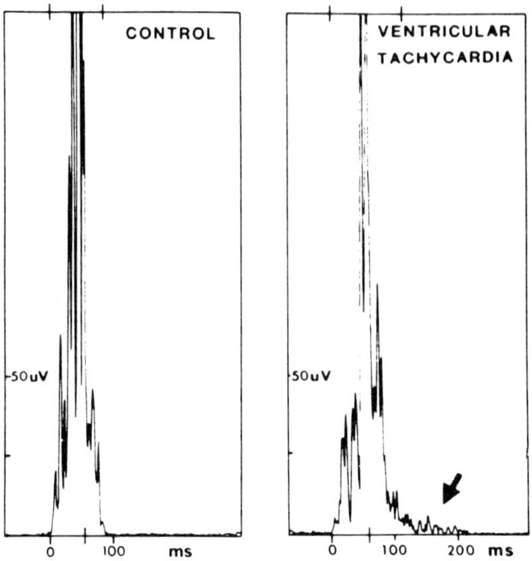

Abb. 67: Signalgemitteltes EKG mit ventrikulären Spätpotentialen (rechts mit dem Pfeil markiert) bei einem Patienten mit einer ventrikulären Tachykardie in der Anamnese. (aus der Originalarbeit von Simson (87)).

mentell, die bisher vorliegenden Daten sprechen dafür, daß die Suche nach ventrikulären Spätpotentialen bei Patienten im Postinfarkt-Stadium nützlich für die Identifikation der Patienten mit einem Risiko für ventrikuläre Tachykardien sein kann (53).

4.6 Intrakardiale EKG-Diagnostik

Eine wesentliche Bereicherung erfuhr die elektrokardiographische Diagnostik durch die Möglichkeit, elektrische Signale aus dem Herzen abzuleiten (18, 55, 86, 89).
1957 wurden erstmals elektrische Potentiale vom His'schen Bündel während einer Rechtsherzkatheterisierung von den Franzosen Puech und Latour (74) abgeleitet. 1969 schoben Scherlag et al. (81) und Damato et al. (23) einen Elektrodenkatheter über eine Femoralvene bis zum His'schen Bündel und durch Zwischenschalten eines Filters zur Unterdrückung niederfrequenter Schwingungen und entsprechende Verstärkung der Signale gelang es, das His-Potential zwischen Vorhof-Signal und Kammer-Signal sichtbar zu machen.
Damit war es möglich, das PQ-Intervall im Oberflächen-EKG in 3 Abschnitte zu untergliedern (Abb. 68):
PA-Intervall (20–40 msec):
Zeit der Erregung vom Sinusknoten bis zur Erregung des rechten Vorhofs
AH-Intervall (70–110 msec):
Zeit der Erregungsleitung im AV-Knoten

HV-Intervall (30–55 msec):
Zeit der Erregungsleitung im His-Purkinje-System
Aufgrund von zeitlichen Verschiebungen dieser Intervalle kann man Störungen des Erregungsablaufes in den verschiedenen Etagen des Erregungsleitungssystems lokalisieren (siehe auch Kapitel AV-Blockierungen).

4.6.1 Programmierte elektrische Stimulation

Einen weiteren Fortschritt in der Diagnostik brachte die erstmals 1967 von Durrer et al. (27) und Coumel et al. (21) in die klinische Kardiologie eingeführte Technik der *programmierten elektrischen Stimulation des Herzens (PES)*. Diese Technik macht es notwendig, daß 2–4 mehrpolige Elektrodenkatheter unter Durchleuchtung über Arm- oder Femoralvenen in das Herz eingebracht werden und im rechten Vorhof, im Koronarsinus (repräsentativ für den linken Vorhof), im Tricuspidalring (repräsentativ für das His'sche Bündel) und in der Spitze des rechten Ventrikels positioniert werden (Abb. 69).

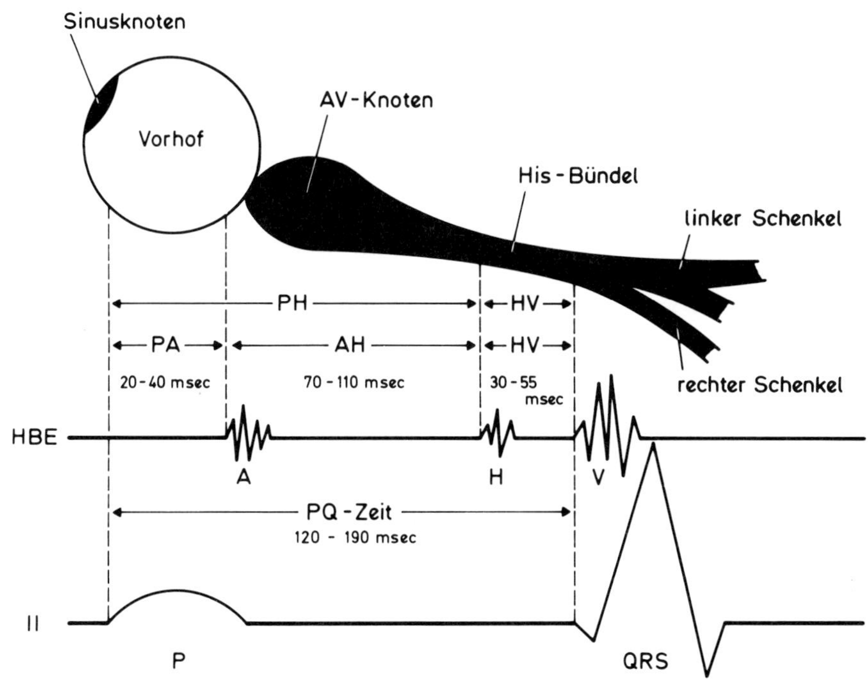

Abb. 68: Schematische Darstellung der His-Bündel-Elektrokardiographie. Das PQ-Intervall des Oberflächen-EKGs kann in das PA-, AH- und HV-Intervall des His-Bündel-Elektrokardiogramms unterteilt werden.

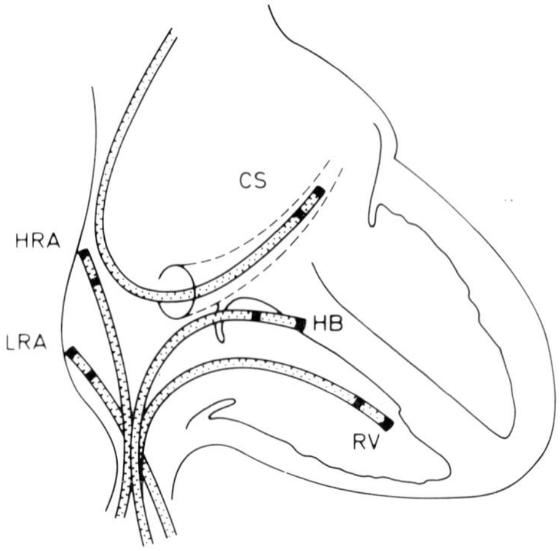

Abb. 69: Elektrophysiologische Untersuchung des Herzens mittels mehrerer Elektrodenkatheter im hohen rechten Vorhof (HRA), unteren rechten Vorhof (LRA), im Koronarsinus (CS), am His'schen Bündel (His) und im rechten Ventrikel (RV).

Über diese Katheter können nun einmal bipolare Signale (gefiltert, verstärkt und simultan mit mehreren Oberflächen-EKG-Ableitungen bei einem Papiervorschub von 100 mm/sec. mit einem Polygraphen registriert) abgeleitet werden, die unter normalen und veränderten Bedingungen (z. B. bei Vorliegen einer abnormen AV-Leitung bei einem Präexcitations-Syndrom oder bei Vorliegen einer Tachykardie) eine genaue Analyse des Erregungsablaufes gestatten (Abb. 70, 71, 72).
Zum anderen kann das Herz mit diesen Katheter mit Hilfe eines externen Stimulationsgerätes gereizt werden. Diese Reizung mit einem elektrischen Strom- oder Spannungsimpuls von gewöhnlich 2 msec. Dauer und doppelter diastolischer Schwellenstromstärke oder Schwellenspannung geschieht programmiert (programmierte Vorhofstimulation, programmierte Ventrikelstimulation) (Abb. 73).
Dabei werden während Sinusrhythmus und später während einer Grundstimulation mit 3 verschiedenen Frequenzen (100, 120, 140/Min.) über 8 Schläge Extrastimuli in der späten Diastole appliziert. Die Vorzeitigkeit des 1. Extrastimulus (= 9. Schlag) wird schrittweise um 10 msec. verkürzt, bis keine myokardiale Antwort mehr erfolgt, d.h. die Refraktärzeit des stimulierten Gewebes erreicht ist. Unter Beibehaltung des 1. Extrastimulus mit einer Vorzeitigkeit, die 20–30 msec. länger ist, als die Refraktärzeit, wird ein 2. Extrastimulus (= 10. Schlag) spät in der Diastole appliziert und wie bei dem 1. Extrastimulus bis zum Erreichen der Refraktärzeit oder bis zur Auslösung von einer Tachykardie verfahren. Mit der Gabe eines 3. Extrastimulus wird die programmierte elektrische Stimulation des Herzens gewöhnlich beendet.
Ziel der programmierten elektrischen Stimulation des Herzens (PES) ist es, klinisch oder elektrokardiographisch dokumentierte tachykarde Herzrhyth-

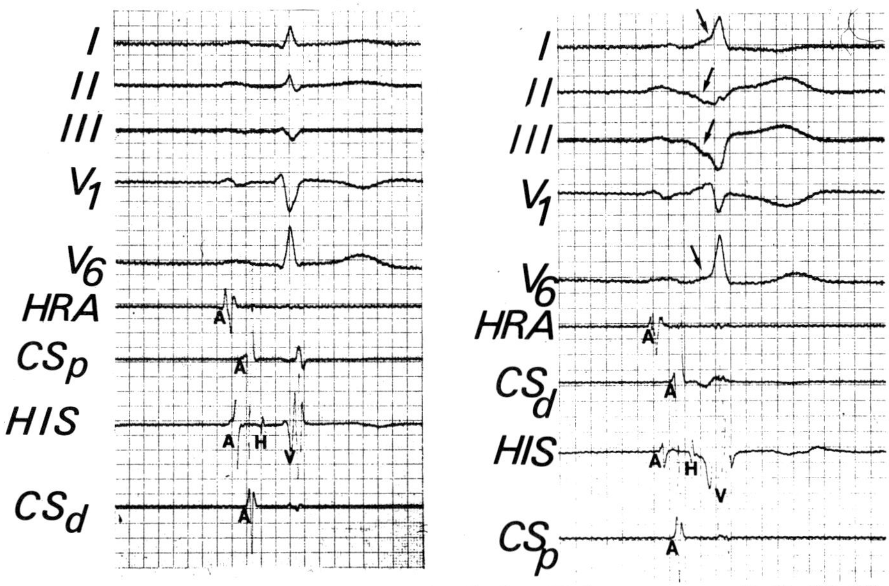

Abb. 70: Simultane Ableitung von 5 Oberflächen-Elektrogrammen (I, II, III, V1, V6) und 4 gefilterten und verstärkten intrakardialen Elektrogrammen aus dem hohen rechten Vorhof (HRA), proximalen (CSp) und distalen Koronarsinus (CSd) mittels eines 4-poligen Elektrodenkatheters und vom His'schen Bündel (His).
Die Vorhof-Potentiale sind mit A, das His-Potential mit His und das ventrikuläre Potential mit V gekennzeichnet.
Links ist ein normaler Sinusschlag mit Überleitung über das AV-Knoten-His-Purkinje-System, rechts ist ein Sinusschlag mit einer ventrikulären Präexcitation über eine akzessorische AV-Bahn bei einem Patienten mit Wolff-Parkinson-White-Syndrom dargestellt. Als Ausdruck der ventrikulären Präexcitation findet sich ein verkürztes PR-Intervall, eine Delta-Welle (Pfeil) (positiv in I, V6, negativ in II, III) und ein verkürztes HV-Intervall bei normalem AH-Intervall (vgl. auch Abb. 71).

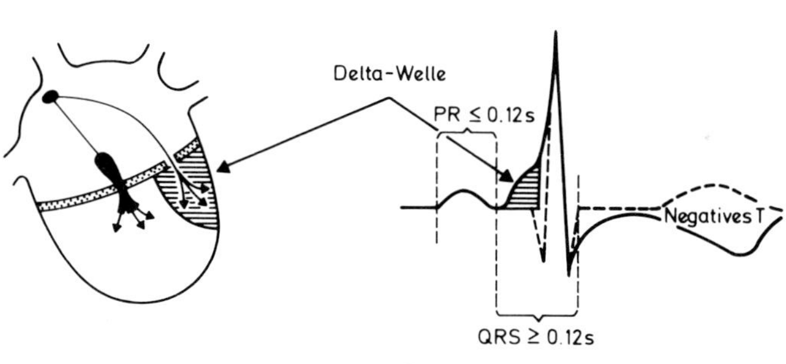

Abb. 71: Entstehung des typischen Wolff-Parkinson-White-Musters im EKG mit Delta-Welle, verkürztem PR- oder P-Delta-Intervall, verbreitertem QRS-Komplex und präterminal-negativer T-Welle als Folge einer, in diesem Fall linksventrikulären, Präexcitation. Eine abnorme Erregungsausbreitung hat immer eine abnorme Erregungsrückbildung zur Folge!

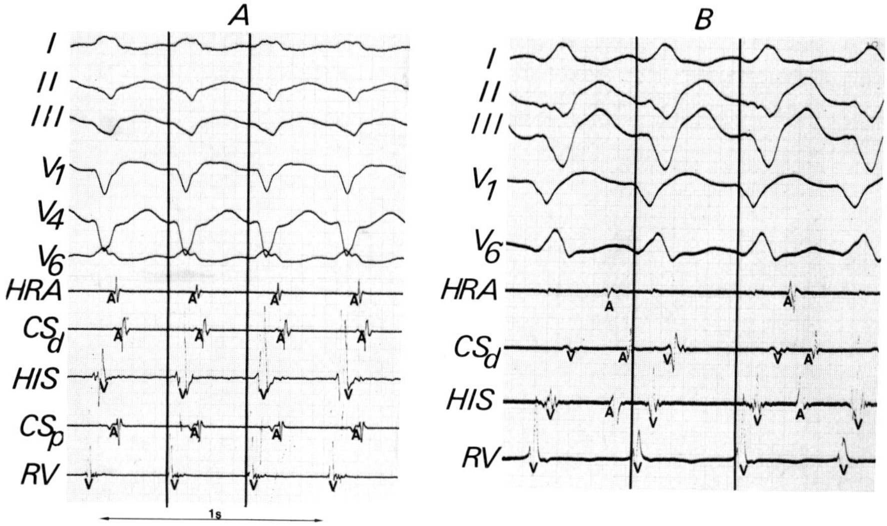

Abb. 72: Differentialdiagnose einer Tachykardie mit verbreitertem, linksschenkelblockartig deformierten QRS-Komplex mittels der intrakardialen Elektrokardiographie (100 mm/sec). Die Ableitungen und Symbole entsprechen denen der Abb. 70. Die senkrechten Balken bezeichnen jeweils den Beginn des QRS-Komplexes.
A: Supraventrikuläre reentry-Tachykardie mit antegrader Leitung über eine akzessorische nodo-ventrikuläre Bahn (Maheim-Bündel) und retrograde Leitung über den AV-Knoten. Das früheste Signal nach dem Balken ist das ventrikuläre Potential in der RV-Ableitung (= rechtsventrikuläre Präexcitation), danach folgt eine regelmäßige Sequenz von Vorhofsignalen (A), die einer retrograden Leitung über das AV-Knoten-His-Purkinje-System entspricht. Das Verhältnis von Vorhof- und Ventrikelsignalen ist 1:1, entsprechend einer reentry-Tachykardie zwischen Vorhof und Ventrikel.
B: Ventrikuläre Tachykardie. Es findet sich keine konstante Beziehung zwischen der elektrischen Aktivität auf Vorhof- und Ventrikelebene (AV-Dissoziation). Die AV-Dissoziation beweist eine ventrikuläre Tachykardie.

musstörungen im Herzkatheter-Labor auszulösen, deren Mechanismus (supraventrikuläre Tachykardie, ventrikuläre Tachykardie) aufzuklären und den Effekt von intravenös applizierten Antiarrhythmika auf den Initiierungs- und Terminierungs-Modus der Tachykardie zu untersuchen.
Die Tatsache, daß es mit der PES reproduzierbar gelingt, Tachykardien auszulösen, wird als Argument dafür benutzt, daß den so ausgelösten Tachykardien ein *reentry-Mechanismus* zugrunde liegt.
Ein reentry-Mechanismus hat folgende Voraussetzungen (Abb. 74):

1. 2 funktionell differente elektrische Leitungsbahnen,
2. Auftreten eines unidirektionalen Blockes,
3. Geringere Leitungsgeschwindigkeit («slow conduction») in der nicht-

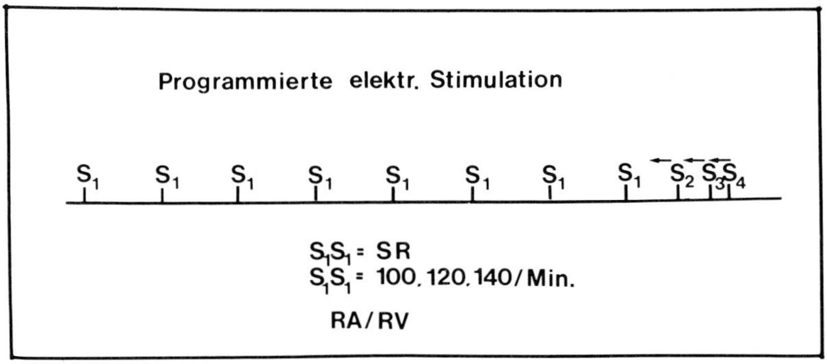

Abb. 73: Schema der programmierten elektrischen Stimulation des Herzens. Das Herz wird mit einer Grundfrequenz (S1S1) von 100, 120 und 140/min für 8 Schläge im rechten Vorhof (RA) (= programmierte Vorhofstimulation) oder im rechten Ventrikel (RV) (= programmierte Ventrikelstimulation) stimuliert. Als 9. (S2), 10. (S3) oder 11. (S4) Stimulus werden Extrastimuli mit zunehmender Vorzeitigkeit appliziert, bis die myokardialen Refraktärzeit erreicht oder eine Tachykardie ausgelöst wird. Die Extrastimuli werden auch während Sinusrhythmus (S1S2 = SR) gegeben.

Abb. 74: Schematische Darstellung eines reentry-Mechanismus. 2 funktionell differente elektrische Leitungsbahnen, ein unidirektionaler Block und eine langsame elektrische Leitungsgeschwindigkeit in der nicht-blockierten Bahn ermöglichen das Kreisen eines elektrischen Impulses auf einem präformierten reentry-Kreis.

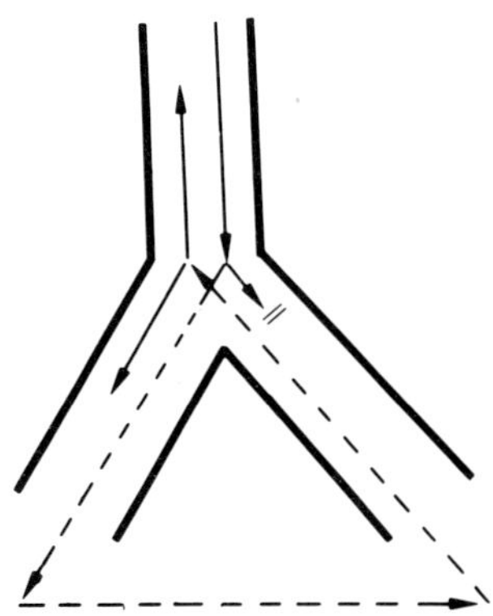

blockierten Bahn, die das retrograde Eintreten des Impulses in die unidirektional blockierte Bahn und damit den Wiedereintritt (‹reentry›) in die ursprünglich benutzte Bahn erlaubt.

Diese Bedingungen können erfüllt sein:

1. Im Randgebiet eines Myokardinfarktes: Kammertachykardie, Kammerflimmern
2. In Anwesenheit einer akzessorischen AV-Verbindung: AV-junktionale – reentry – Tachykardie (AVJT)
3. Im AV-Knoten: AV-Knoten-reentry-Tachykardie (AVNT)
4. Im Vorhof: Vorhofflimmern/Vorhofflattern

Mit Hilfe der PES wird also versucht, die elektrischen Unterschiede zweier anatomisch oder funktionell vorhandener Leitungsbahnen zu demaskieren, durch den vorzeitigen Extrastimulus einen unidirektionalen Block in einer Bahn und somit die Vorbedingung für das Kreisen des Impulses und damit die Entstehung einer reentry-Tachykardie zu schaffen.
Das permanente Kreisen des elektrischen Impulses auf anatomisch oder funktionell präformierten Bahnen während einer reentry-Tachykardie macht eine sehr feine Abstimmung von elektrischen Refraktärzeiten und Leitungsgeschwindigkeiten in den beteiligten Strukturen notwendig. Durch Veränderung des autonomen Tonus (z.B. durch Vagusreizung), durch die Gabe von Medikamenten (Antiarrhythmika) oder durch Gabe von vorzeitigen elektrischen Stimuli (z.B. bei der antitachykarden Schrittmacher-Stimulation) lassen sich diese Parameter so verändern, daß das Kreisen des Impulses unterbrochen und die reentry-Tachykardie terminiert wird.

4.6.2 Elektrophysiologische Untersuchung

Unter einer elektrophysiologischen Untersuchung des Herzens (EPU) versteht man:

1. die intrakardiale Elektrokardiographie (auch His-Bündel-Elektrokardiographie genannt),
2. die programmierte elektrische Stimulation des Herzens zur Diagnostik tachykarder Herzrhythmusstörungen.

Indikationen für die EPU können sein:

1. WPW-Syndrom mit klinischer Symptomatik (Synkope, Palpitationen) oder dokumentiertes Vorhofflimmern
2. Dokumentierte supraventrikuläre Tachykardie im EKG
3. Palpitationen unklarer Ursache
4. Synkope nach Myokardinfarkt*
5. Dokumentierte Kammertachykardie/Kammerflimmern nach Myokardinfarkt*

* Koronarangiographie und Ventrikulographie eingeschlossen

Bradykarde Herzrhythmusstörungen lassen sich im allgemeinen mit Anamnese, klinischem Befund, EKG und Langzeit-EKG abklären (95).
Die programmierte elektrische Stimulation des Vorhofes kann in Einzelfällen zu Analyse der *Sinusknotenerholungszeit* und der *sinu-atrialen Leitungszeit* herangezogen werden (weiterführende Literatur bei 8).

4.6.3 Arrhythmie-Mechanismen

Folgende Arrhythmie-Mechanismen werden unterschieden:

1. «reentry»
2. Automatie: a) normal
   b) abnormal
3. «triggered activity» infolge einer ‹early afterdepolarisation› oder ‹late afterdepolarisation›

Nur die Zellen des Sinusknotens, des distalen AV-Knotens und des His-Purkinje-Systems haben die Fähigkeit zur *normalen Automatie*, die entweder *gesteigert (Tachykardie)*, oder *verlangsamt (Bradykardie)* sein kann. Die Begriffe ‹abnormale Automatie› und «triggered activity» beinhalten eine heterogene Gruppe von häufig auch schwer zu unterscheidenden Mechanismen, deren Kenntnis vorwiegend aus tierexperimentellen Studien mit Purkinje-Fasern stammt. Als ‹early afterdepolarisations› werden dabei früh auftretende Aktionspotentiale beschrieben, die einem experimentell ausgelösten Aktionspotential folgen (frühe Nachpotentiale). Die sogenannten ‹late afterdepolarisations› folgen entsprechend spät einem experimentell ausgelösten Aktionspotential (späte Nachpotentiale). Sowohl früh, als auch spät auftretende Nachpotentiale können Arrhythmien auslösen. Inwieweit diese Mechanismen Bedeutung für Arrhythmien beim Menschen haben, ist derzeit noch unklar.

5 Therapeutische Grundlagen

Die Therapie bradykarder und tachykarder Herzrhythmusstörungen beinhaltet:

1. Die Pharmakotherapie
2. Die elektrische Therapie
3. Die chirurgische Therapie

Vor jeglicher therapeutischer Intervention ist eine Betrachtung der möglichen Ätiologie der Herzrhythmusstörung unbedingt erforderlich:

Ätiologie kardialer Arrhythmien:
1. Kardiale Erkrankung (Koronare Herzkrankheit, Kardiomyopathie, Myokarditis, Herzklappenfehler)
2. Elektrolytstörungen (Hypokaliämie, Hypomagnesiämie, Hypercalcämie)
3. Medikamente (Digitalis, Antiarrhythmika, Antidepressiva)
4. Endokrine Erkrankungen (Thyreotoxikose, Phäochromoyztom, Hyperparathyreoidismus, Hypothyreose)
5. Verschiedenes (Lungenembolie, Infektion, Anämie, Schock, Herzchirurgie)

Bei der Behandlung *bradykarder Herzrhythmusstörungen* kommt überwiegend die elektrische Therapie in Form von implantierten Herzschrittmachern in Frage, sieht man in der Akutphase von einer Therapie mit betasympathikolytischen (Atropin, Atropinester) oder betarezeptorenstimulierenden Medikamenten (Orciprenalin) ab.
Im Mittelpunkt der Therapie *tachykarder Herzrhythmusstörungen* stehen die Antiarrhythmika (38). Nur in Einzelfällen muß auf elektrische Verfahren (antitachykarde Schrittmacherstimulation, 71) oder auf chirurgische Verfahren (Endokardresektion (47), Durchtrennung akzessorischer Leitungsbahnen (85) zurückgegriffen werden.

5.1 Die Pharmakotherapie

«Alle ding sind gift und nichts als gift; Allein die dosis macht daß ein ding kein gift ist
(Paracelsus)

Antiarrhythmika sind hochwirksame Medikamente zur Behandlung folgender tachykarder Herzrhythmusstörungen:

1. Extrasystolie (supraventrikulärer, ventrikulärer Ursprung)

2. Supraventrikuläre Tachykardie
3. Ventrikuläre Tachykardie/Kammerflimmern.

Sie können zum Teil lebensbedrohliche Nebenwirkungen in Form einer Aggravierung bestehender Herzrhythmusstörungen haben (bei ca. 5–20% aller behandelter Patienten (94)), so daß sich ihr Einsatz streng danach richtet, ob

1. eine Beeinträchtigung des subjektiven Befindens durch die Herzrhythmusstörung vorliegt und ob
2. von der Beseitigung der Herzrhythmusstörung eine Lebensverlängerung zu erwarten ist.

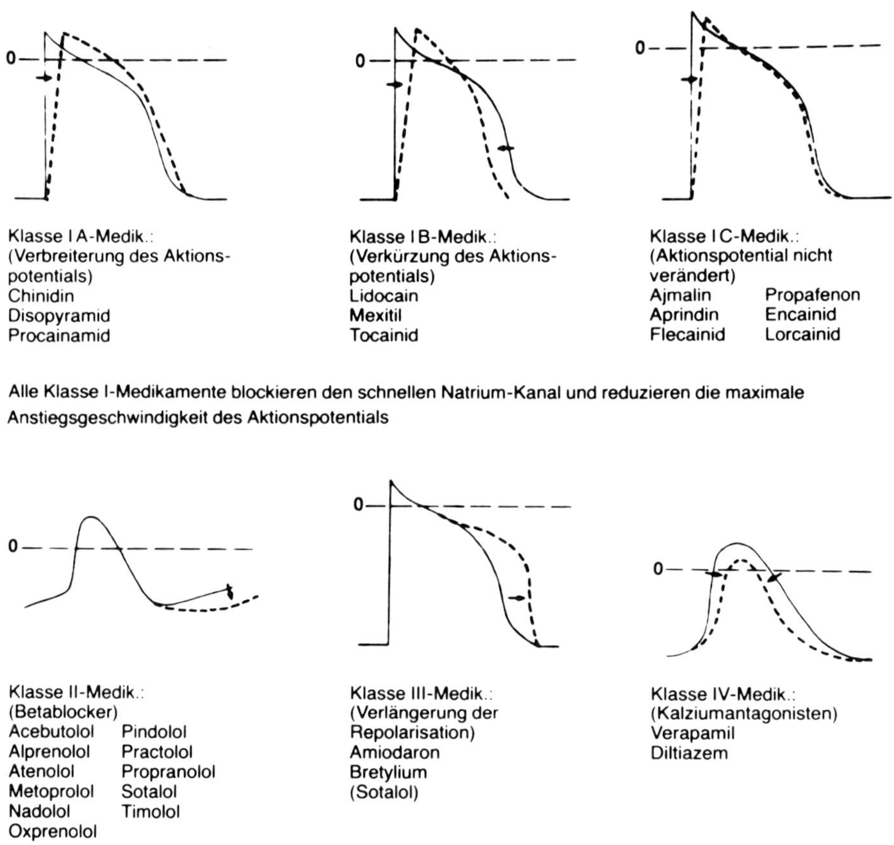

Abb. 75: Klassifizierung der Antiarrhythmika nach Vaughan Williams (93) und Harrison (36) entsprechend ihrer Wirkung auf das Aktionspotential (tierexperimentelle Befunde).

Die *antiarrhytmische Wirkung* kann bestehen in:

1. einer Suppression ektoper Automatie-Zentren und
2. einer Zerstörung der Bedingungen für eine reentry-Tachykardie, entweder durch Verlängerung der Refraktärzeit der beteiligten Strukturen und/oder Verlangsamung der elektrischen Leitungsgeschwindigkeit oder durch Umwandlung eines unidirektionalen in einen bidirektionalen Block.
   Besteht eine ausgeprägte leitungsverzögernde Wirkung bei einer nur geringen refraktärzeitverlängernden Wirkung des Antiarrhytmikums, so kann eine Stabilisierung der elektrischen Verhältnisse im reentry-Kreis eintreten. Aus einer ehemals kurz anhaltenden Tachykardie kann sich so eine permanente Tachykardie entwickeln, da der jetzt langsam kreisende Impuls immer wieder elektrisch erregbares Gewebe vorfindet.

5.1.1 Klassifizierung der Antiarrhythmika

Mit Ausnahme von Digitalis werden die Antiarrhythmika entsprechend ihrer Wirkung auf das Aktionspotential der Myokardzelle (tierexperimentelle Befunde) nach Vaughan Williams in 4 Klassen eingeteilt (93) (Abb. 75):

Klasse 1-Antiarrhytmika wirken membranstabilisierend, indem sie den schnellen Natrium-Kanal der Zellmembran inhibieren und dadurch zu einer Verminderung der Aufstrichgeschwindigkeit des Aktionspotentials (Phase 0) führen. Nach neueren Erkenntnissen wird eine weitere Differenzierung nach Harrison (36) vorgenommen:

Klasse 1A: Das Aktionspotential wird etwas verlängert. Zu dieser Klasse gehören: Chinidin, Disopyramid, Procainamid.

Klasse 1B: Das Aktionspotential wird etwas verkürzt. Zu dieser Klasse gehören: Lidocain, Mexiletin, Tocainid und Diphenylhydantoin.

Klasse 1C: Die Dauer des Aktionspotentials wird nicht beeinflußt. Zu dieser Klasse gehören: Ajmalin, Aprindin, Encainid, Flecainid, Lorcainid und Propafenon.

Klasse 2-Antiarrhythmika (Betablocker) verlangsamen infolge ihres sympathikolytischen Effektes die Aufstrichgeschwindigkeit der Phase 4 des Aktionspotentials.

Klasse 3-Antiarrhythmika zeichnen sich durch ihre Aktionspotential-verlängernde Wirkung aus. Zu dieser Klasse gehören neben dem Amiodaron das Sotalol, das zusätzlich noch betasympathikolytische Eigenschaften hat. Auch das Bretylium, ein Medikament mit ausgezeichneter Wirkung gegen Kammerflimmern, gehört in diese Gruppe.

Klasse 4-Antiarrhythmika beinhalten die Calcium-Antagonisten Verapamil und Diltiazem, die die Aktivität von Schrittmacher-Zellen im AV-Knoten

beeinflussen, welche von dem langsamen Calcium-Einstrom in die Zelle abhängig sind («slow channel action potentials»). Nifedipin besitzt als Calcium-Antagonist keinen Einfluß auf die Zellen des Erregungsleitungssystems des Herzens.
Auf das EKG haben die verschiedenen Antiarrhythmika in therapeutischen Dosen folgende Wirkungen (78):

Tab. 1:

Medikament	Sinusfrequenz	PQ	QRS	QT
Chinidin Disopyramid Procainamid	↑→	–	↑↑	↑
Lidocain Mexiletin Tocainid	–	–	–	–
Ajmalin Flecainid Propafenon	–	↑	↑↑	(↑)
Betablocker	↓↓	↑↑	–	–
Amiodaron Sotalol	↓	↑↑	–	↑↑↑
Verapamil	↓	↑↑	–	–
Digitalis	↓	↑↑	–	–

↑ Geringer Anstieg / Abnahme ↓
↑↑ Mäßiger Anstieg / Abnahme ↓↓
↑↑↑ Deutlicher Anstieg / Abnahme ↓↓↓
– Keine Veränderung –

Merke:
Sowohl das EKG als auch die elektrophysiologische Untersuchung lassen beim Menschen keine der Vaughan Williams-Klassifikation entsprechende Einteilung der Antiarrhythmika in verschiedene Gruppen zu. Die wesentliche klinische Bedeutung der o.a. Klassifikation der Antiarrhythmika besteht darin, keine Medikamente derselben Klasse miteinander zu kombinieren. Ferner kann die Wirkung eines Antiarrhythmikums aufgrund seiner Gruppenzugehörigkeit hinsichtlich der EKG-Veränderungen, der Wirkung auf spezielle Syndrome und der Nebenwirkungen vorausgesagt werden.

Über *nicht-kardiale Nebenwirkungen von Antiarrhythmika* gibt die folgende Aufstellung Auskunft:
Amiodaron: Hyperthyreose, Hypothyreose, Korneaablagerungen, Lungenfibrose, Photosensibilität, zentralnervöse Nebenwirkungen, Leberwerte-Anstieg

Disopyramid: Mundtrockenheit, Harnverhaltung, Obstipation, Übelkeit, Zentralnervöse Erscheinungen
Flecainid: Schwindel, Doppelsehen, Übelkeit, Brechreiz
Lidocain: Parästhesien, Desorientiertheit, Krampfanfall
Mexiletin: Übelkeit, Brechreiz, Verwirrtheit, Ataxie, Tremor
Propafenon: Gastrointestinale Beschwerden, Krämpfe, Cholestase
Chinidin: Diarrhoe, Übelkeit, Tinnitus, Schwindel, Photophobie, Fieber, Thrombocytopenie, Doppelsehen
Verapamil: Verstopfung, Hautausschlag
Kardiale Nebenwirkungen können bei jeder antiarrhythmischen Therapie auftreten (in ca. 5–15% aller behandelter Patienten) (94).
Sie können sich äußern in:

1. Verschlechterung der zu behandelnden Extrasystolie oder Tachykardie
2. Induktion neuer Arrhythmien (Amiodaron, Sotalol, Flecainid, Chinidin)
3. Beschleunigung der Kammerfrequenz bei Vorhofflimmern durch einen vagolytischen Effekt des Antiarrhythmikums (Chinidin)
4. Induktion von Schenkelblockbildern, SA- oder AV-Blockierungen vor allem bei vorbestehenden Störungen der Erregungsbildung und -ausbreitung.

Merke:
Eine Aggravierung von Herzrhythmusstörungen durch Antiarrhythmika tritt meistens im Zusammenhang mit einer erheblichen Verlängerung des QT-Intervalls auf (QTc > 0,44 sec.). Eine ganz besondere Beachtung verdient dabei die gleichzeitige Therapie mit einem Diuretikum, da eine hierdurch induzierte Hypokaliämie potentiell ebenfalls arrhythmogen ist und den unerwünschten Antiarrhytmika-Effekt verstärken kann.

5.1.2 Digitalis

Neben seiner Verwendung als schwach positiv-inotropes Pharmakon zur Behandlung der chronischen Herzinsuffizienz wird Digitalis auch als Antiarrhythmikum eingesetzt.
Als Antiarrhythmikum wird Digitalis (Digoxin oder Digitoxin) bei Vorhofflimmern und Vorhofflattern zur *Reduktion der Kammerfrequenz* oder in Kombination mit Chinidin +/− Verapamil zur *Konversion* von Vorhofflimmern in Sinusrhythmus verwandt. Seine antiarrhythmische Wirkung beruht auf seine den Vagus stimulierende und auf direkte elektrophysiologische Wirkungen.

Im einzelnen bewirkt Digitalis:
1. eine Abnahme der Sinusknoten-Aktivität,
2. eine Abnahme der Aktivität der Vorhof- und AV-Knoten-Schrittmacherzentren und
3. eine Verlängerung der Refraktärzeit des AV-Knotens und des His-Purkinje-Systems.

Merke:
Bei einem Präexcitations-Syndrom (WPW-Syndrom) ist Digitalis kontraindiziert, weil es potentiell die antegrade Refraktärzeit der akzessorischen AV-Verbindung (Kent-Bündel) verkürzen kann, was zu einer hohen Kammerfrequenz bei z.B. Vorhofflimmern führen und den Patienten hierdurch letal gefährden kann. Die Pädiater berichten allerdings über einen guten Effekt von Digitalis bei Kindern mit WPW-Syndrom!

Tab. 2: Übersicht über die am häufigsten verwandten Glykoside

Glykosid	Bioverfügbarkeit	Mittl. orale Erhalt.-Dosis	Serumeliminationshalbwertszeit
Digoxin	60–65%	0,3–0,4 mg	2 Tage (R)
Beta-Actetyldigoxin	80–85%	0,3 mg	2 Tage (R)
Beta-Methyldigoxin	80–90%	0,2 mg	2 Tage (R)
Digitoxin	90–100%	0,1 mg	7–8 Tage (R+B)

R: Renale Ausscheidung, R+B: Renale + Biliäre Ausscheidung

Die folgende Aufstellung gibt Richtlinien für die Glykosidtherapie der Herzinsuffizienz bei normaler Nierenfunktion

Tab. 3:

	Langsame Aufsättigung	Mittelschnelle Aufsättigung
Digoxin:	0,375 mg/Tag	0,75 mg für 2 Tage
Beta-Acetyldigoxin:	0,3 mg/Tag	0,60 mg für 2 Tage
Beta-Methyldigoxin:	0,2 mg/Tag	0,40 mg für 2 Tage
Digitoxin:	0,1 mg/Tag	0,40 mg für 4 Tage

Digitalis als Antiarrhythmikum. Bei der Konversion von Vorhofflimmern in Sinusrhythmus müssen meist höhere Dosen von Glykosiden appliziert werden (z.B. 0,6 mg Beta-Acetyldigoxin oder 0,75 mg Digitoxin pro Tag. Nicht selten werden Plasma-Spiegel von 3–4 ng/ml Digoxin oder 30–40 ng/ml Digitoxin erreicht. Nach erfolgreicher Konversion sollte die Dosis auf die Erhaltungsdosis reduziert werden.

Wird gleichzeitig Chinidin gegeben, muß die Erhaltungsdosis von Digoxin-Derivaten halbiert werden, da es sonst zu einer Kumulation von Digoxin im Blut mit Intoxikationserscheinungen kommt (Chinidin verdrängt Digoxin aus seiner Plasmaeiweißbindung). Obwohl da ein kleiner, klinisch nicht relevanter, Teil des Digitoxins in der Leber in Digoxin umgewandelt und dann über die Nieren ausgeschieden wird, braucht die Digitoxin-Erhaltungsdosis nicht reduziert zu werden. Nur bei einer eingeschränkten Nierenfunktion empfiehlt sich eine Reduktion der Erhaltungsdosis auf 0,07 mg/Tag.
Nebenwirkungen von Digitalis. Digitalis in höheren Dosen kann für eine Vielzahl von Arrhythmien verantwortlich sein, angefangen von einfachen ventrikulären Extrasystolen und einer Sinusbradykardie bis zu höhergradigen AV-Blockierungen und ventrikulären Tachykardien. Die Toxizität einer Digitalis-Überdosierung wird durch einen direkten Effekt auf die Herzmuskelzelle in Form einer gesteigerten Phase-4-Depolarisation erklärt (siehe Kapitel: EKG bei Digitalisintoxikation).
Nicht-kardiale Anzeichen einer Digitalisüberdosierung sind Übelkeit, Brechreiz, Farbensehen und vor allen bei älteren Menschen das Auftreten einer plötzlichen depressiven Grundhaltung und eines Desinteresses an der Umwelt bis hin zu einem Stupor.

Merke:
Je kranker ein Herz ist, desto niedriger ist seine Digitalistoleranz.

5.2 Die elektrische Therapie

Die elektrische Therapie wird hauptsächlich zur Behandlung *symptomatischer bradykarder Herzrhythmusstörungen* und nur in Ausnahmefällen, wenn die medikamentöse Therapie versagt, zur Behandlung von tachykarden Herzrhythmusstörungen eingesetzt (42, 43).

5.2.1 Antibradykarde Schrittmacherstimulation

Die antibradykarde Herzstimulation kann entweder *passager* über einen transvenös (V. basilica, V. jugularis interna, V. subclavia) in die Spitze des rechten Ventrikels unter Durchleuchtung eingeführten bipolaren Elektrodenkather mit einem externen Stimulationsgerät oder *permanent* mit einem implantierten Herzschrittmacher-System erfolgen.
Implantiert werden heute ausnahmslos Bedarfs-Schrittmacher (Demand-Schrittmacher), die erst dann in Funktion treten, wenn die Herzeigenfre-

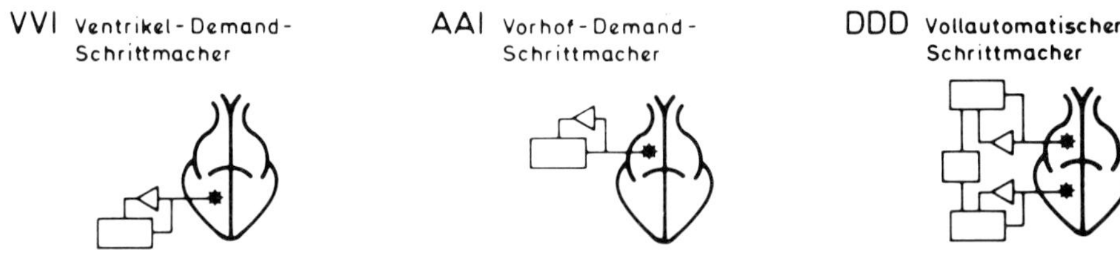

Abb. 76: Schematische Übersicht über die 3 am häufigsten verwandten permanenten Schrittmacher-Stimulationsformen. Der Stern bezeichnet die Lage der Elektrode (n).

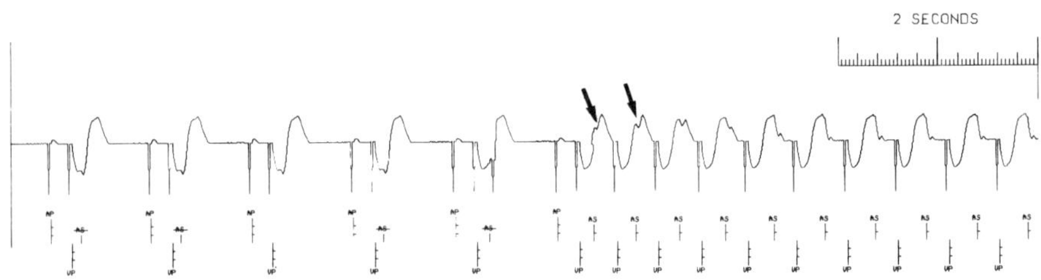

Abb. 77: Computer-Modell (Fa. Medtronik) einer Schrittmacher-reentry-Tachykardie. Als Folge einer programmierten Wahrnehmung von P-Wellen (Pfeile), die Folge einer ventriculo-atrialen Leitung des ventrikulären Impulses sind, schließt sich ein reentry-Kreis, dessen antegrader Schenkel aus dem AV-sequentiellen Schrittmacher und retrograder Schenkel aus dem AV-Knoten-His-Purkinje-System besteht. Die Tachykardie hängt somit von einer intakten ventriculo-atrialen Leitung ab. Durch Verlängerung der Vorhof-Refraktärzeit (die retrograden Impulse werden nicht mehr wahrgenommen) kann die Tachykardie verhindert werden (AP = stimuliertes Vorhofsignal, VP = stimuliertes ventrikuläres Signal, AS = wahrgenommenes Vorhofsignal).

quenz die ihnen einprogrammierte Schrittmacherfrequenz unterschreitet. Die Elektrode kann entweder im rechten Vorhof (Vorhofschrittmacher) oder in der Spitze des rechten Ventrikels (Ventrikelschrittmacher) oder in beiden Herzhöhlen (AV-sequentieller Schrittmacher) placiert werden.

Nach dem «Inter-Society Commission for Heart Diseases Resources (ICHD)-Code» wird die Funktionsweise eines Herzschrittmachers in 3 Buchstaben dargestellt (Abb. 76):

Der 1. Buchstabe kennzeichnet die stimulierte Herzkammer.

Der 2. Buchstabe kennzeichnet die wahrnehmende Herzkammer.

Der 3. Buchstabe kennzeichnet die Betriebsart.

Ein 4. Buchstabe (M) bedeutet Programmierbarkeit (0 = keine Steuerung), B bedeutet «burst» für die antitachykarde Funktion und E steht für externe Steuerung.

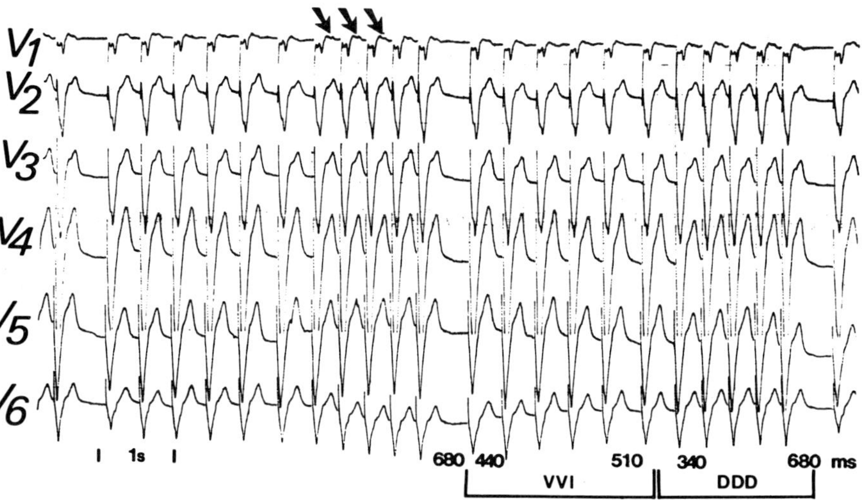

Abb. 78: Beispiel einer Schrittmacher-reentry-Tachykardie (Wilson-Ableitungen, 50 mm/sec). Die Pfeile markieren die retrograden P-Wellen, welche von der Vorhofelektrode des Schrittmachers (Cordis Sequicor[R]) wahrgenommen werden und mit einem ventrikulären Stimulus beantwortet werden. Ein eingebauter Schutzmechanismus («Frequenzbremse») sorgt nach 5 tachykarden Aktionen (Zykluslänge: 340 msec) für eine Umschaltung in den VVI-Mode für 6 Schläge mit einer Zykluslänge von 440 msec und zuletzt von 510 msec. Letztere Verlängerung der Zykluslänge führt wieder zu einer DDD-Stimulation und damit zu einer ununterbrochenen Tachykardie, da die retrograde P-Welle außerhalb der programmierten Vorhofsrefraktärzeit auftritt (Vgl. auch die Abb. 79).

Folgende Buchstaben werden für die 1. und 2. Position benutzt:
A = Atrium
V = Ventrikel
D = Dual (Vorhof + Kammer)
Für 3. Position
O = ungesteuert
I = inhibiert
T = getriggert
D = dual (getriggert + inhibiert)

Beispiele heute verfügbarer Gerätetypen:
Einkammer-Systeme:
AAI = vorhofinhibierte Vorhofstimulation
VVI = ventrikelinhibierte Ventrikelstimulation
Zweikammer-Systeme (AV-sequentielle Schrittmacher):
VAT = vorhofgetriggerte Ventrikelstimulation
DVI = ventrikelinhibierte bifokale Stimulation
DDD = bifokale getriggerte + inhibierte Stimulation

Der Vorteil der Zweikammer-Schrittmacher liegt darin, daß eine Vorhof-Kammer-Kontraktionssequenz erhalten bleibt, was infolge einer besseren Kammerfüllung zu einem größeren Schlagvolumen führt. Vor allem beim tachykarden insuffizienten Herzen ist der sogenannte «atriale Kick» von großer Bedeutung.
Die *klassische Indikation* für ein solches System ist der AV-Block 3. Grades und die *klassische Kontraindikation* besteht in chronischem und auch paroxysmalem Vorhofflimmern. Tritt Vorhofflimmern nach der Implantation eines AV-sequentiellen Schrittmachers auf, bleibt bei Vorliegen von paroxysmalem Vorhofflimmern die Umprogrammierung in den DVI-Mode, bei permanentem Vorhofflimmern die Umprogrammierung in den VVI-Mode.
Ein mögliches Problem bei der Zweikammer-Stimulation kann in dem Auftreten von sogenannten *Schrittmacher-Tachykardien* liegen. Ursache dieser Tachykardie ist eine intakte ventriculo-atriale Impulsleitung (Abb. 77, 78, 79). Ungefähr 50% aller Patienten mit totalem AV-Block haben eine intakte retrograde (ventriculo-atriale) Leitung über das AV-Knoten-His-Purkinje-System. Ist dies bei einem Patienten mit implantierten Zweikammer-System der Fall, so wird nach der Kammerstimulation der Impuls zu den Vorhöfen zurückgeleitet, von der Vorhofelektrode wahrgenommen und nach dem

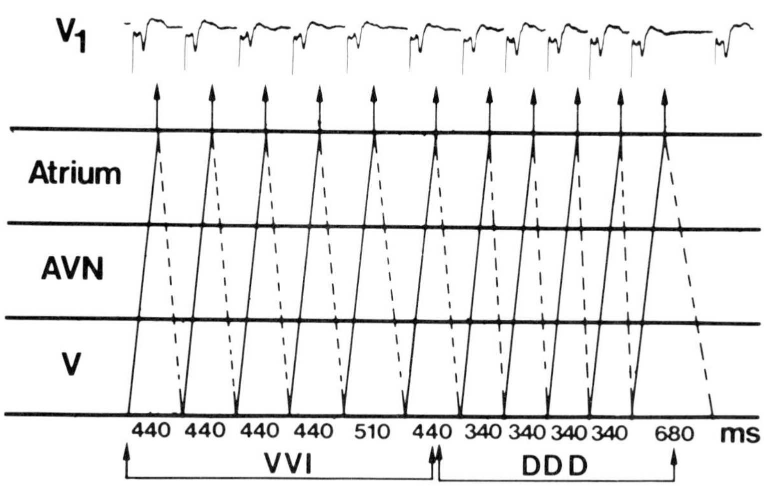

Abb. 79: Ableitung V1 und Leiterdiagramm der Schrittmacher-reentry-Tachykardie von Abb. 77. Der reentry-Kreis wird gebildet durch einen AV-Schenkel, welcher durch den AV-sequentiellen Schrittmacher dargestellt ist, und einen VA-Schenkel, welcher von dem AV-Knoten-His-Purkinje-System (AVN) gebildet wird. Die P-Wellen, die Folge der retrograden Vorhofserregung sind, sind durch die Pfeile markiert. Die unterschiedlichen Intervalle sind durch den spezifischen Algorithmus des Schrittmacher bedingt.

programmierten AV-Intervall wird wiederum die Kammer stimuliert. Der antegrade Schenkel des ‹reentry-Kreises› besteht also aus dem AV-sequentiellen Schrittmacher, der retrograde aus dem Erregungsleitungssystem.
Die Abbildungen 78 und 79 zeigen das elektrokardiographische Bild einer solchen Schrittmacher-reentry-Tachykardie.
Die *Akuttherapie* einer Schrittmacher-Tachykardie besteht im Auflegen eines Magneten auf den Schrittmachergenerator, was durch Induktion einer starr-frequenten AV-sequentiellen Stimulation zu einer Unterbrechung der reentry-Tachykardie führt.
Eine *dauerhafte Verhinderung dieses Problems* gelingt entweder durch Verlängerung der atrialen Refraktärzeit (Zeit, in der keine Wahrnehmung eines Impulses stattfinden kann) oder durch Umprogrammierung in den DVI-Mode, in dem die Vorhofelektrode nur stimulieren, nicht aber wahrnehmen kann.
Die Multiprogrammierbarkeit der Zweikammer-Schrittmacher (Stimulationsart, AV-Intervall, Atriale Refraktärzeit und Empfindlichkeit, obere und untere Grenzfrequenz, Tachykardie-Mode, etc.) gestattet ein hohes Maß an Flexibilität, erfordert aber auch großen ärztlichen Sachverstand. Es sei hier auf die weiterführende Fachliteratur verwiesen (1, 59, 61, 63).
Die VVI-Systeme können dann hämodynamisch ungünstig wirken, wenn der Patient einen langsamen Sinusrhythmus hat. Es kann dann zu einer Interferenz zwischen Vorhofkontraktion (= Eigenaktion des Patienten) und Kammerkontraktion (= stimulierte Aktion) kommen. Kontrahieren sich Vorhöfe und Kammern simultan, so resultieren eine endsystolische Insuffizienz der AV-Klappen und eine Behinderung der diastolischen Kammerfüllung, was eine Verminderung des Schlagvolumes und einen Abfall des arteriellen Blutdrucks zur Folge hat *(= Schrittmacher-Syndrom)*. Klinisch kann man dies an den sogenannten Vorhofpropfungs-Wellen (Aufeinandertreffen von Vorhofskontraktions- und durch die AV-Klappeninsuffizienz auftretende V-Wellen) der Halsvenen sehen.
Therapeutisch wird bei Vorliegen eines Schrittmacher-Syndroms das VVI-System zu einem DDD-System mit AV-sequentieller Stimulation erweitert.
Man sollte heute die Forderung erheben, daß auch bei der Implantation von Einkammer-Schrittmacher auf deren Programmierbarkeit, zumindest was *Frequenz*, *Impulsamplitude*, *Impulsdauer* und *Empfindlichkeit* angeht, zu achten ist.
Auch die Möglichkeit, eine *Hysterese* zu programmieren, ist manchmal sehr günstig. Folgendes Beispiel soll den Effekt der Hysterese verdeutlichen: Wird bei einem Schrittmacher, der eine Stimulationsfrequenz von 70/min. hat, eine Hysterese von 60/min. programmiert, so bedeutet das, daß der Schrittmacher erst bei einer Eigenfrequenz des Patienten von < 60/min mit einer Frequenz von 70/min. zu stimulieren beginnt. Dem Patienten werden also größere Frequenzschwankungen erlaubt. Ist eine Hysterese program-

miert, so ist das «escape intervall» des Schrittmachers länger, als sein Stimulationsintervall (= Definition der Hysterese).
Neue Entwicklung bei den Einkammer-Schrittmachern betreffen die sogenannten *frequenzadaptiven Systeme*. Bei diesen Schrittmachern wird die Stimulationsfrequenz automatisch durch das Ausmaß der körperlichen Belastung bestimmt. Als Parameter für die körperliche Aktivität werden entweder Muskelpotentiale der Skelettmuskulatur, der Anstieg der Bluttemperatur in der rechten Herzkammer, die QT-Zeit im Elektrokardiogramm oder das Atemminutenvolumen benutzt. Es liegt auf der Hand, daß körperlich noch rüstige Patienten mit einer absoluten Bradyarrhythmie bei Vorhofflimmern von diesen Systemen am meisten profitieren, da ihnen eine Erhöhung des Herzzeitvolumens bei körperlicher Belastung durch Erhöhung der Herzfrequenz eine größere Leistungsfähigkeit geben wird.
Zur weiteren Indikationsstellung für eine permanente Schrittmacherstimulation mit den verschiedenen Systemen wird auf das Kapitel «Therapie bradykarder Herzrhythmusstörungen» verwiesen.

5.2.2 Überwachung von Patienten mit permanenten Herzschrittmachern

Die Überwachung von Patienten mit permanenten Herzschrittmachern macht die Kenntnis möglicher Störungen der Stimulation und Wahrnehmung notwendig. Die Abbildungen 80, 81 und 82 zeigen zu erwartende elektrokardiographische Normalbefunde.

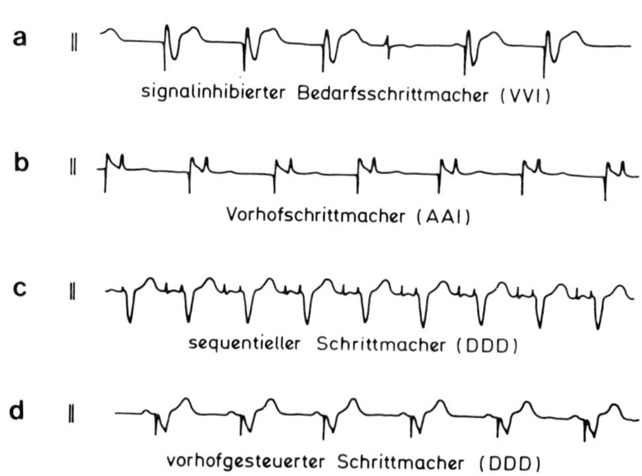

Abb. 80: Schematische EKG-Darstellung (Ableitung II) bei unterschiedlicher Schrittmacher-Stimulation modifiziert nach Lüderitz (59).

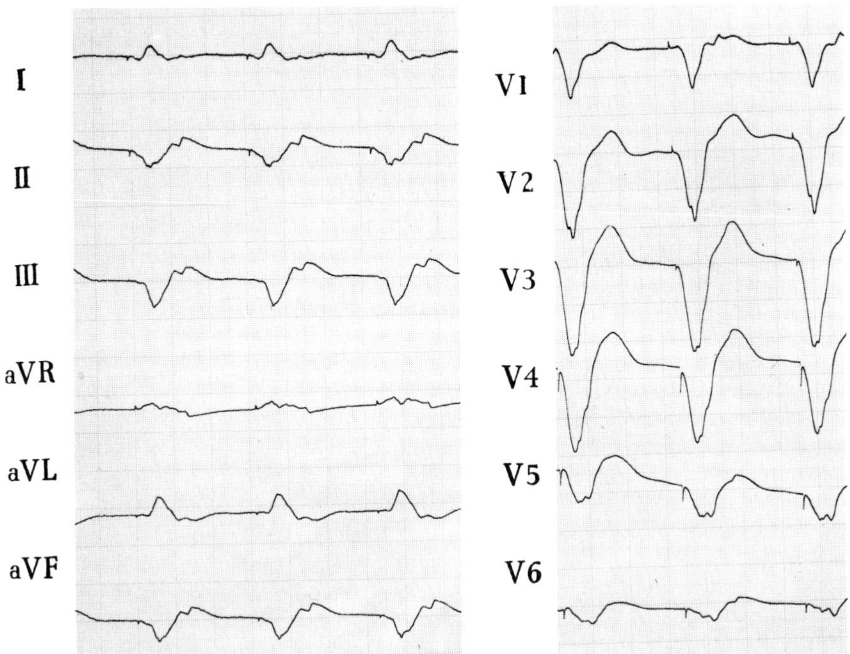

Abb. 81: Normales Schrittmacher-EKG bei rechtsventrikulärer VVI-Stimulation (Standard-Ableitungen, 25 mm/sec).

Häufigste Ursachen einer Störung der Stimulationsfunktion sind (Abb. 83):

1. Elektrodendislokation (Mikrodislokation im Röntgenbild nicht sichtbar!, Elektrodenperforation)
2. Elektrodenbruch (meist generatornah), Isolierungsdefekt
3. Batterieerschöpfung (Abnahme der Stimulationsfrequenz (auch der Magnetfrequenz), Zunahme der Impulsbreite)
4. Erhöhung der Reizschwelle (Fibrosierung im Bereich der Elektrodenspitze z. B. nach Infarkt)
5. Myopotential-Inhibition (Abb. 84)

Häufigste Ursachen einer *Störung der Detektionsfunktion* sind (Abb. 85):

1. Zu geringe Empfindlichkeit (Sensitivity-Wert zu hoch) des Generators (Abnahme des intrakardialen Signals z. B. infolge Fibrosierung an der Elektrodenspitze.
2. Defekt der Generatorelektronik

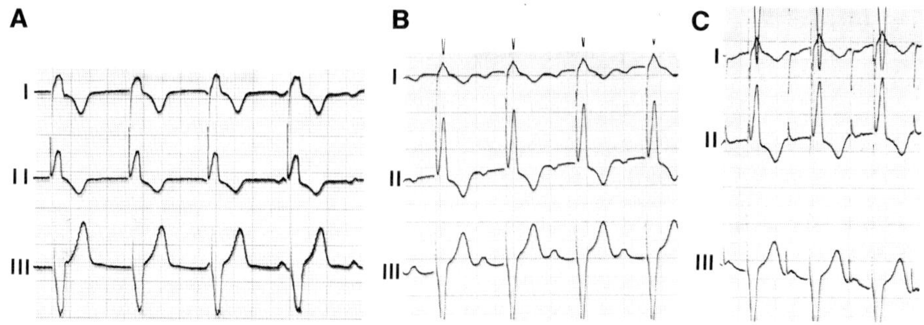

Abb. 82: EKG-Beispiele (Einthoven-Ableitungen) bei permanenter Schrittmacher-Stimulation des Herzens:

A: VVI-Stimulation. Der rechte Ventrikel wird unabhängig von der Vorhofsaktivität (Pfeil) stimuliert, einziger Steuerungsmechanismus ist die Ventrikelfrequenz.

B: AV-sequentielle DDD-Stimulation. Bei ausreichender Vorhofeigenfrequenz (Vorhoffrequenz ist höher, als die programmierte Schrittmacherfrequenz) wird die rechte Kammer nach Ablauf des programmierten AV-Intervalls stimuliert.

C: AV-sequentielle DDD-Stimulation. Ohne ausreichende Vorhofeigenfrequenz (programmierte Schrittmacherfrequenz ist höher, als die Vorhofeigenfrequenz) werden sowohl der rechte Vorhof, als auch nach dem programmierten AV-Intervall die rechte Kammer stimuliert.

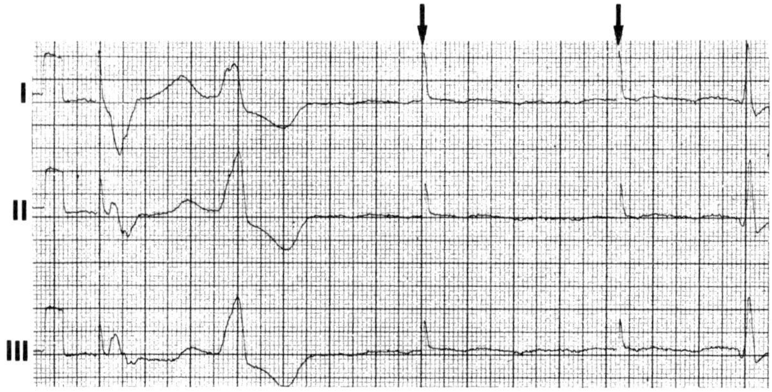

Abb. 83: Intermittierende Störung der Stimulationsfunktion eines permanenten Herzschrittmachers («exit block», Pfeile). Die Wahrnehmungsfunktion («sensing») erscheint intakt, die ventrikuläre Extrasystole wird korrekt wahrgenommen. Ursache können eine myokardiale Reizschwellenerhöhung, ein inkompletter Elektrodenbruch oder eine Batterieerschöpfung des Generators sein (Einthoven-Ableitungen, 50 mm/sec).

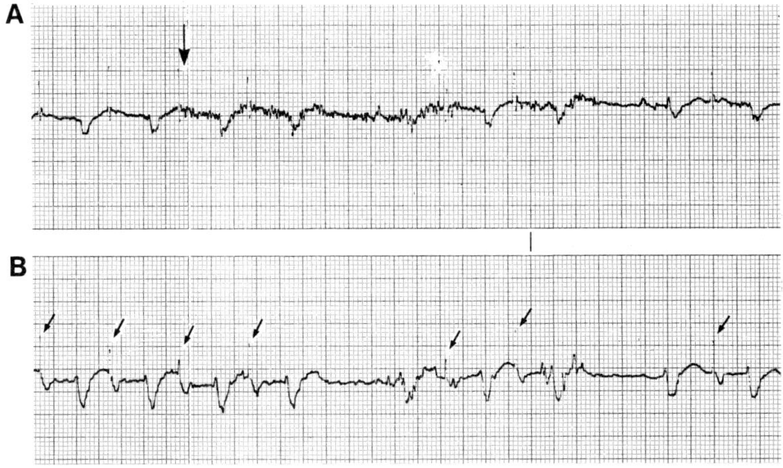

Abb. 84: Inhibition eines AV-sequentiellen Schrittmachers durch Myopotentiale des Pectoralis-Muskels (Kanal A, senkrechter Pfeil). In Kanal B sind die Vorhof-Schrittmacherstimuli durch schräge Pfeile gekennzeichnet. Simultan mit dem Auftreten der Myopotentiale fallen diese aus (2-Kanal-Langzeit-EKG-Registrierung, 25 mm/sec).

Merke:
Schrittmacher-abhängige Patienten sind über mögliche Störungen ihres Herzschrittmachers durch z.B. Autobatterien, Mikrowellen-Herde, Radarfelder, Elektrochirurgische Eingriffe und starke Magnetfelder (NMR-Tomographie) aufzuklären. Die Kontrolle auf Flughäfen ist ungefährlich, der Schrittmacher-Ausweis ist unbedingt immer mitzuführen. Nach externer Defibrillation im Rahmen einer Reanimation ist eine genaue Überprüfung des Herzschrittmachers notwendig.

Die folgende Tabelle gibt eine Übersicht über Richtlinien zur Überwachung von Herzschrittmacher-Patienten in Klinik und Praxis (42, 43, 83):

1. Spezielle Fachkenntnisse erforderlich
2. Anamnese
   Inspektion der Schrittmacher-Tasche
   Pectorialiszucken?, Zwerchfellzucken?
3. Elektrokardiogramm
   – Stimulationsfunktion
   – Detektionsfunktion*
   – Stimulationsfrequenz +/− Magnetauflage**

4a. Elektronischer Digitalzähler:
   – Stimulationsintervall +/− Magnetauflage**
   – Impulsdauer +/− Magnetauflage**

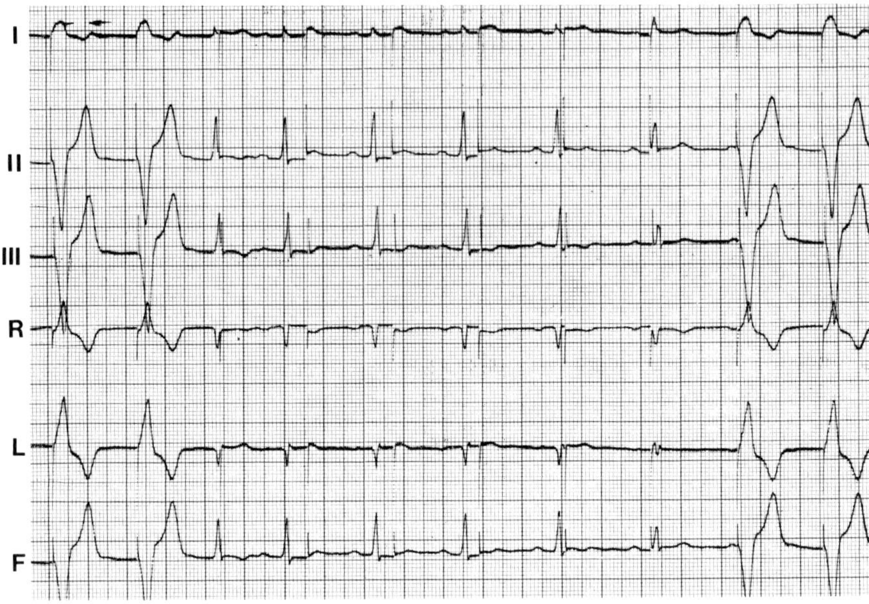

Abb. 85: Störung der Wahrnehmungsfunktion («sensing») eines permanenten Herzschrittmachers («entrance block»). Der Schrittmacher erkennt die Eigenaktionen des Patienten nicht und stimuliert in der Refraktärzeit der rechten Kammer, die Stimulationsfunktion (die beiden linken und rechten Aktionen) ist intakt. Der Defekt läßt sich durch Erhöhung der ventrikulären Empfindlichkeit (Programmierung eines kleineren «Sensing-Wertes») beheben (Extremitäten-Ableitungen, 25 mm/sec).

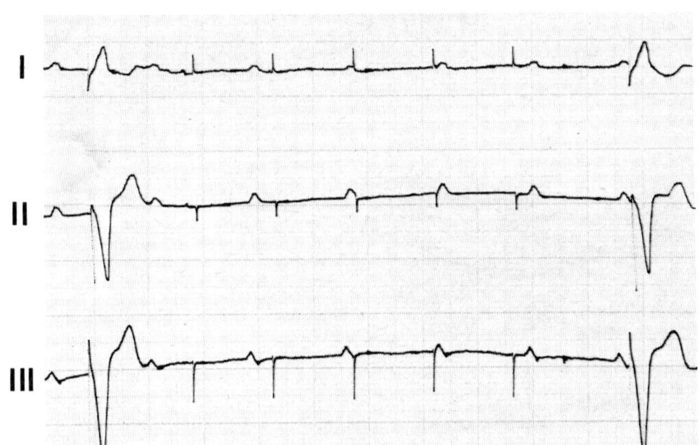

Abb. 86: Die Inhibition eines permanenten Schrittmachers durch externe Überstimulierung zeigt einen AV-Block III und damit hohen Gefährdungsgrad des Patienten, sollte der Schrittmacher plötzlich ausfallen.

4b. Oszillogramm (meist kombiniert mit 4a):
   – Stimulationsartefakt auf dem Scope (Morphologie)
5. Röntgen (nur bei Schrittmacherfehlfunktion im EKG):
   – Elektrodendislokation
   – Elektrodenbruch
6. Umprogrammierung wenn notwendig und möglich***
7. Eintrag in den Schrittmacher-Ausweis
8. Weitergabe der Daten an die implantierende Klinik (83) (wenn diese eine Zentralkartei führt)

* Die Untersuchung der Detektionsfunktion macht bei nichtprogrammierbaren Geräten und fehlendem Eigenrhythmus (nur Schrittmacherrhythmus im EKG) entweder eine kurzfristige Belastung (Kniebeugen oder Fahrradergometrie) oder eine Inhibition des Schrittmachers durch externe Überstimulierung mit einem speziellen Gerät erforderlich. Letzteres Verfahren offenbart den Herzeigenrhythmus, welcher ein Maß für den Gefährdungsgrad des Patienten angibt, sollte der Schrittmacher plötzlich ausfallen (Abb. 86). Bei programmierbaren Geräten wird die Stimulationsfrequenz auf den kleinst möglichen Wert programmiert.

** Nur erlaubt, wenn ein Defibrillator vorhanden ist, falls unerwarteterweise Kammerflimmern ausgelöst werden sollte. Die Magnetauflage bewirkt eine Umschaltung auf eine starrfrequente Stimulation mit einer sogenannten Magnetfrequenz (die bei einigen Geräten nicht mit der Stimulationsfrequenz übereinstimmt). Hierbei kann theoretisch, praktisch bisher nur sehr selten beschrieben, infolge einer R- auf T-Stimulation (der Schrittmacherimpuls fällt im Bereich der aufsteigenden T-Welle ein) Kammerflimmern ausgelöst werden.

*** Die Umprogrammierung kann einmal die *Frequenz* betreffen. Ferner kann versucht werden, nach Abschätzung der Reizschwelle durch Programmierung von *Generatorspannung* und *Impulsbreite* eine möglichst ökonomische Stimulation mit längerer Lebensdauer der Batterie zu erreichen. Am effektivsten dabei ist die Reduktion der Spannung und weniger die Reduktion der Impulsbreite.

Im Prinzip werden *Zweikammer-Systeme* ebenso kontrolliert. Eine ausführliche und zeitaufwendige (ca. 15–30 Min.) Kontrolle kann wie folgt aussehen:

1. Umprogrammierung in den VVI-Mode
- Untersuchung des Herzeigenrhythmus durch Programmierung der niedrigsten Stimulationsfrequenz oder externe Überstimulierung,
- Bestimmung der Stimulationsschwelle (Frequenz über Eigenfrequenz programmiert)
- Bestimmung der Empfindlichkeitsschwelle (Herzeigenaktionen) werden nicht mehr wahrgenommen)

2. Umprogrammierung in den AAI-Mode
– Bestimmung der Stimulationsschwelle im Vorhof
– Bestimmung der Empfindlichkeitsscchwelle im Vorhof
3. Umprogrammierung in den DDD-Mode
– EKG +/– Magnetauflage
– a) Programmierung einer möglichst kurzen atrialen Refraktärzeit
– b) Programmierung der maximalen Vorhof-Empfindlichkeit (= niedrigster Wert in mV)
a + b optimieren die Bedingungen für eine Schrittmacher-reentry-Tachykardie (siehe oben) und dienen daher deren Diagnose)
– c) Programmierung der maximalen Vorhofspannung (output) und der maximalen Impulsdauer im Vorhof, um eine eventuelle «crosstalk-Inhibierung» (Abb. 87) zu erkennen.
Bei der *«crosstalk-Inhibierung»* kommt es zu einem Ausbleiben der ventrikulären Stimulation dadurch, daß der Vorhofstimulus vom ventrikulären Eingangsverstärker wahrgenommen und als ventrikuläres Ereignis fehlinterpretiert wird (besonders fatal bei vorbestehendem AV-Block III). Folgende Maßnahmen können eine «crosstalk-Inhibierung» verhindern (96):
1. Reduktion der Vorhofstimulationsenergie (Spannung, Impulsbreite)
2. Reduktion der Empfindlichkeit des ventrikulären Eingangsverstärkers (Erhöhung des ventrikulären Sensitivity-Wertes)
3. Verlängerung der programmierbaren «blanking-period». Die «blanking period» ist die Zeit nach erfolgtem Vorhofstimulus, während der der Schrittmacher kein Signal wahrnehmen kann (blind ist).
4. EKG bei Belastung zur Entdeckung einer eventuellen Störung (Inhibition) der Schrittmacherfunktion durch Muskelpotentiale (Abb. 84).

Zusammenfassend beruht die Schrittmacher-Kontrolle im wesentlichen auf:
Anamnese, EKG (Stimulationsfunktion und Detektionsfunktion des Schrittmachers), elektronischer Vermessung des Stimulationsimpulses (Frequenz, Impulsbreite) und einer eventuellen Umprogrammierung des Generators.

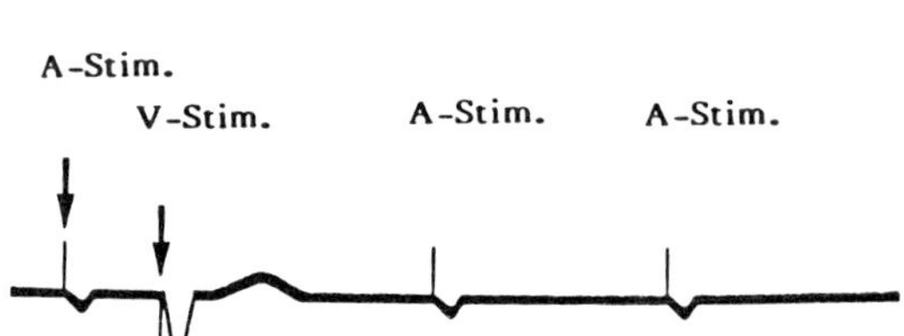

Abb. 87: Schematische Darstellung der «crosstalk-Inhibierung». Durch eine zu hohe Spannung des Vorhofstimulus (A-Stim.) wird die ventrikuläre Stimulation (V-Stim.) gestört und unterbleibt.

5.2.3 Antitachykarde Schrittmacherstimulation

Für die Patienten, deren tachykarde Herzrhythmusstörung medikamentös nicht zu kontrollieren ist, oder die die Antiarrhythmika nicht vertragen können, stellen die in den letzten Jahren entwickelten antitachykarden Herzschrittmacher-Systeme eine Alternative dar. Diese Systeme sind in der Lage, eine Tachykardie wahrzunehmen und entweder automatisch oder durch Patientenhand (über einen Radiofrequenzsender) aktiviert, eine vorprogrammierte Anzahl von Extrastimuli mit unterschiedlichen Vorzeitigkeitsintervallen oder «burst-Stimuli» abzugeben, welche die zugrundeliegende reentry-Tachykardie durch Schaffung eines bidirektionalen Blocks im reentry-Kreis terminiert (97) (Abb. 88).
In Frage kommen für eine solche Therapie mit unterschiedlichen Erfolgschancen (in Klammern) folgende Tachykardien:

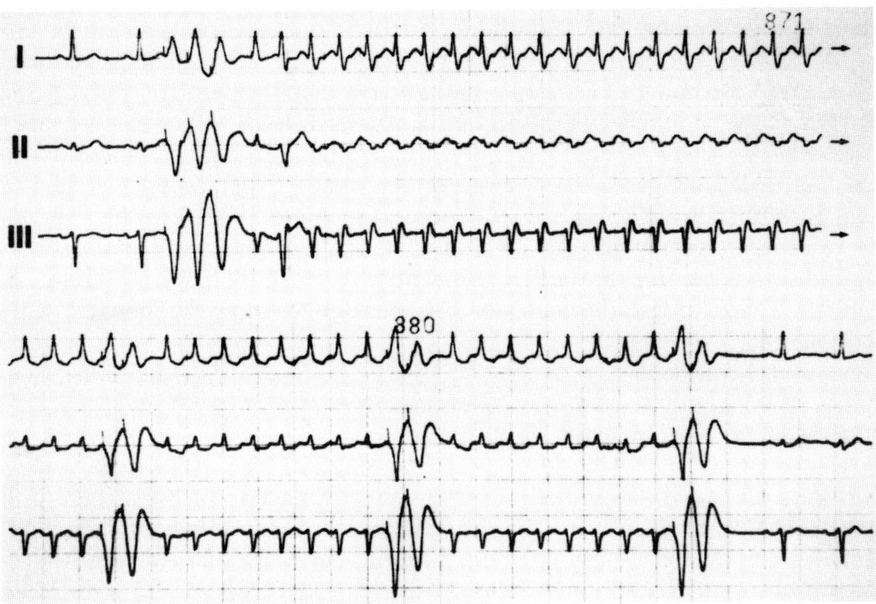

Abb. 88: Beispiel einer antitachykarden Schrittmacher-Stimulation bei einem Patienten mit einer supraventrikulären Tachykardie und akzessorischen AV-Bahn (Abl. I, II, III, 25 mm/sec). Bei implantiertem System mit Sondenlage im rechten Ventrikel werden mittels eines externen Stimulationsgerätes 3 Extrastimuli appliziert, welche die bekannte Tachykardie auslösen. Durch Betätigung eines speziellen «Radiofrequenz-Aktivators» der auf den Schrittmacher-Generator aufgesetzt wird, werden nun automatisch eine vorprogrammierte Anzahl von ventrikulären Extrasystolen ausgelöst, deren Kopplungsintervall, auch vorprogrammiert, sich stufenweise verkürzt, bis die Tachykardie unterbrochen ist (Medtronik SP 0500 (97).

1. Vorhoftachykardie (ca. 60%)
2. Vorhofflattern (ca. 90%)
3. AV-Knoten-reentry-Tachykardie (ca. 100%) (98)
4. Supraventrikuläre Tachykardie bei akzessorischer Bahn (ca. 100%)

Bei ventrikulären Tachykardien konnte sich dieses Therapieprinzip ohne den gleichzeitigen Schutz durch einen implantierten Defibrillator (siehe unten) wegen der möglichen Induktion von Kammerflimmern nicht durchsetzen.
Der Terminierungsmodus der zugrundeliegenden Tachykardie muß bei jedem infrage kommenden Patienten in einer ausführlichen elektrophysiologischen Untersuchung vor der Implantation eines antitachykarden Herzschrittmacher-Systems untersucht werden (24).

5.2.4 His-Bündel-Ablation

Als «ultima ratio» bei der Behandlung medikamentös-refraktärer supraventrikulärer Tachykardien (sehr wenige Patienten!) gilt die vor wenigen Jahren von dem Amerikaner Gallagher inaugurierte nicht-operative Zerstörung des His'schen Bündels mit Hilfe der Kathetertechnik. Hierbei wird über einen am His'schen Bündel liegenden Elektrodenkatheter mit einem externen Defibrillationsgerät ein Energiestoß appliziert, der in aller Regel zu einer Koagulationsnekrose im AV-Knoten-His'bündel-Gebiet führt. Wegen des resultierenden AV-Blocks 3. Grades ist eine permanente Schrittmacher-Implantation bei den Patienten notwendig. Die Indikation ist streng zu stellen, da Spättodesfälle nach der His-Bündel-Ablation beobachtet wurden (80).

5.2.5 Interner Kardioverter-Defibrillator

Für Patienten mit lebensbedrohlichen ventrikulären Tachykardien und schlechter Ventrikelfunktion, die medikamentös nicht zu beherrschen sind, wurde in den letzten Jahren von dem Amerikaner Mirowski (68) ein Aggregat mit automatischer interner Elektroschockabgabe entwickelt. Mit Hilfe dieses Systems konnte die Letalität der Patienten mit lebensbedrohlichen ventrikulären Tachykardien oder mit rezidivierendem Kammerflimmern (Zustand nach mehreren Reanimationen) deutlich gesenkt werden. An der Verbesserung dieser Systeme wird derzeit noch gearbeitet. Ein Schwachpunkt liegt u.a. noch in der Wahrnehmungsgenauigkeit der ventrikulären Rhythmusstörung. So wurden z.B. mehrfach Entladungen des Systems nach der Wahrnehmung von Vorhofflimmern beobachtet (99).

5.3 Chirurgische Therapie

Eine detaillierte elektrophysiologische Untersuchung macht die Lokalisation von angeborenen akzessorischen AV-Leitungsbahnen (Kent'sches Bündel) möglich. Diese können das anatomische Substrat von supraventrikulären Tachykardien sein. Einer chirurgischen Durchtrennung dieser Bahnen kommt somit eine kausaltherapeutische Rolle (31, 34, 44, 45, 85) zu. Nach heutiger Auffassung sollen die Patienten einer chirurgischen Therapie zugeführt werden, bei denen eine Kontrolle ihrer Rhythmusstörungen eine lebenslange medikamentöse Therapie bedeuten würde. Auch die Patienten mit einem Kent'schen Bündel, das infolge einer kurzen antegraden Refraktärzeit in der Lage ist, eine hohe Vorhofsfrequenz (z.B. Vorhofflimmern) schnell auf die Kammer überzuleiten (Patienten mit Wolff-Parkinson-White-Syndrom) sind wegen der Gefahr, auf Vorhofflimmern Kammerflimmern zu entwickeln, für eine Operation vorzusehen (30).
Auch für Patienten mit ventrikulären Tachykardien (häufig Zustand nach einem Herzvorderwandinfarkt), die medikamentös nicht zu beherrschen sind, wurden in den letzten Jahren operative Verfahren entwickelt, die das Ziel haben, die arrhythmogenen, häufig am Rande von großen Herzwandaneurysmen gelegenen, Areale zum Beispiel durch eine Resektion des Endokards zu entfernen (47, 13).

6 Diagnostik und Therapie von Herzrhythmusstörungen

Make everything as simple as possible, but not simpler (A. Einstein)

Der Begriff Arrhythmie stellt einen Sammelbegriff für alle Herzrhythmen dar, die vom normalen Sinusrhythmus abweichen. Die Arrhythmie wird verursacht durch
- eine Störung der Erregungsbildung oder
- eine Störung der Erregungsleitung oder
- durch beide Störungen.

Die Arrhythmie ist daher nicht nur ein synonymer Begriff für eine unregelmäßige Herztätigkeit. Die Erregungsbildung findet entweder im Sinusknoten oder in einem ektopen Zentrum statt, der Rhythmus ist entweder regelmäßig oder unregelmäßig und die Frequenz ist entweder schnell, normal oder langsam.
Die folgende Aufstellung gibt einen Überblick über die gebräuchlichen, von der WHO vorgeschlagenen Begriffe nach Sandoe und Sigurd (78):

Tab. 4:

Begriff	Definition	Lokalisation
Arrest	Sistieren der elektr. Aktivität des Herzens, oder eines Teiles	Sinusknoten, Kammer
Block	Verzögerung oder Unterbrechung der Erregungsleitung	Sinusknoten, Vorhof, AV-Knoten Tawara-Schenkel
Ersatzschlag («escape»)	Erregungsbildung in einem untergeordneten Zentrum bei Störung der Erregungsbildung oder -leitung in einem höheren Schrittmacherzentrum	AV-Knoten, Kammer
Extrasystole	Vorzeitig einfallender Komplex mit fester Beziehung zur vorausgegangenen elektrischen Aktivität derselben Herzkammer	Vorhof, AV-Knoten, Kammer
Flimmern	Schnelle und unregelmäßige, unorganisierte elektr. Aktivität, die im EKG durch einen kontinuierlichen Wechsel der Form, Dauer und Amplitude imponiert. Bei Vorhofflim-	Vorhof, Kammer

Tab. 4:

Begriff	Definition	Lokalisation
	mern ist die Kammerantwort *absolut arrhythmisch*, bei Kammerflimmern kann keine Differenzierung der QRST-Komplexe vorgenommen werden.	
Flattern	Schnelle (> 250/Min.) und regelmäßige elektrische Aktivität der Vorhöfe oder Kammern	Vorhof, Kammer
Tachykardie	3 oder mehr aufeinander folgende elektr. Impulse aus einem Schrittmacherzentrum mit einer Frequenz von 100/Min. oder mehr	Sinusknoten, Vorhof, AV-Knoten Kammer
Bradykardie	3 oder mehr aufeinander folgende elektr. Impulse aus einem Schrittmacherzentrum mit einer Frequenz von 60/Min. oder weniger	Sinusknoten, Vorhof, AV-Knoten, Kammer

6.1 Der normale Sinusrhythmus

Der normale Sinusrhythmus zeichnet sich aus durch (Abb. 14):

1. Regelmäßig auftretende P-Wellen mit einer Frequenz von 60–80/Min. bei Erwachsenen,
2. Die Amplitude (Höhe) der P-Welle ist am größten in Ableitung II, überschreitet jedoch 0,25 mV und 0,11 sec in den Standard-Ableitungen nicht.

Ist die P-Welle höher als 0,25 mV (in II), spricht dies für eine Vergrößerung des rechten Vorhofes z. B. bei einer chronischen Rechtsherzbelastung (P-pulmonale bei Cor pulmonale), ist die P-Welle länger als 0,11 sec., liegt entweder eine intraatriale Erregungsausbreitungsstörung oder eine Vergrößerung des linken Vorhofes vor (P-mitrale). Von einem P-cardiale, als Ausdruck einer Vergrößerung beider Vorhöfe spricht man, wenn die P-Welle höher als 0,25 mV und länger als 0,11 sec ist (Abb. 23). Der normale Sinusrhythmus ist nicht absolut regelmäßig, sondern gewöhnlich vor allem bei jüngeren Menschen arrhythmisch entsprechend dem Einfluß des Vegetativen Nervensystems und der Atmung.
Der Einfluß des Vagus zeigt sich in einer Verlangsamung der Sinusfrequenz. Vagolytische Medikamente (z. B. Atropin) beschleunigen die Sinusfrequenz.
Der Einfluß des *Sympathikus* zeigt sich in einer Beschleunigung der Sinusfrequenz. Sympathikolytische Medikamente (z. B. Betarezeptoren-Blocker) verlangsamen die Sinusfrequenz.

Der Einfluß der *Körpertemperatur* zeigt sich in einer Beschleunigung der Sinusfrequenz um 8 Schläge pro Grad Temperaturanstieg, der wahrscheinlich durch einen direkten Effekt der Temperatur auf den Sinusknoten bedingt ist. Unterkühlung führt zu einer Frequenzverlangsamung.
Der Einfluß der *Sauerstoffsättigung des Blutes* zeigt sich an einer Abnahme der Sinusfrequenz bei höherer Sauerstoffsättigung und umgekehrt.
Der Einfluß der *Atmung* zeigt sich an einer respiratorischen Sinusarrhythmie, das heißt höheren Herzfrequenz am Ende der Einatmung und niedrigeren Herzfrequenz am Ende der Ausatmung. Sie entsteht als Folge verschiedener Kreislaufreflexe:

a) Stimulation oder Hemmung von Druckrezeptoren im Karotissinus und Aortenbogen durch den inspiratorisch erhöhten intrathorakalen Blutdruck.
b) Bainbridge-Reflex, der den Einluß des mit der Atmung wechselnden negativen intrapleuralen Druckes auf den Blutdruck in der oberen und unteren Hohlvene und damit auf die o.a. Druckrezeptoren im Karotissinus und im Aortenbogen beschreibt
c) Stimulation oder Hemmung von respiratorischen Druckrezeptoren durch respiratorische Schwankungen und Beeinflussung des Vasomotorenzentrums über das Atemzentrum.

Klinische Bedeutung der respiratorischen Sinusarrhythmie. Die respiratorische Arrhythmie stellt die häufigste Arrhythmie dar und ist als nicht-therapiebedürftiger Normalbefund vor allem bei Jugendlichen und Kindern aufzufassen. Ein erhöhter Vagotonus verstärkt sie häufig.
Eine Sinusarrhythmie wird auch bei Störungen der Sinusknotenfunktion gefunden. Differentialdiagnostisch kommen in Frage:

1. Unregelmäßiger sinu-atrialer Block
2. Sinusknoten-Extrasystolie
3. Vorhof-Extrasystolie

Letztere zeichnet sich durch eine veränderte P-Wellen-Morphologie aus (siehe unten).

6.2 Bradykarde Herzrhythmusstörungen

Bradykarde Herzrhythmusstörungen liegen definitionsgemäß dann vor, wenn die Kammerfrequenz unter 60/min. sinkt. Ihnen können zugrundeliegen:

1. Sinusknotenfunktionsstörungen («sick sinus syndrome»)
2. AV-Leitungsstörungen
3. Vorhofflimmern/flattern mit absoluter Kammerbradyarrhythmie

Sinusknotenfunktionsstörungen beruhen auf einer gestörten Impulsbildung im Sinusknoten und/oder gestörten Impulsleitung vom Sinusknoten zum

Vorhof (sinu-atriale Leitungsstörung). Im einzelnen werden unterschieden (8, 70):

1. Sinusbradykardie
2. Sinusknotenstillstand («sinus arrest»)
3. Sinu-atrialer Block I, II, III
4. Bradykardie-Tachykardie-Syndrom

6.2.1 Die Sinusbradykardie

Die Diagnose einer Sinusbradykardie bereitet keine Schwierigkeiten. Es finden sich regelmäßige P-Wellen und QRS-Komplexe, die in einer 1 : 1 Beziehung zueinanderstehen und eine Frequenz von 60/min. oder weniger haben.

Langzeitelektrokardiographische Untersuchungen bei Herzgesunden und Sportlern zeigten erhebliche spontane Variationen der Herzfrequenz mit zum Teil nächtlichem Frequenzabfall auf < 40/min (nächtlicher Vagotonus). Einer Sinusbradykardie kommt somit nicht notwendigerweise eine pathologische Bedeutung zu.

Pathologische Sinusbradykardien treten auf bei:

1. Degenerative Sinusknotenerkrankung bei koronarer Herzkrankheit
2. Digitalis-Überdosierung
3. Hypothermie
4. Gallengangsverschluß
5. Myxödem
6. Hypophyseninsuffizienz
7. Urämie
8. Betarezeptorenblockade

Eine *Therapiebedürftigkeit* der Sinusbradykardie richtet sich nach der Grundkrankheit und besteht nur bei Vorliegen einer klinischen Symptomatik (Schwindel, Synkope), die höchstwahrscheinlich durch die bradykarde Rhythmusstörung verursacht ist und erst dann, wenn eine Digitalisüberdosierung sicher ausgeschlossen wurde (gegebenenfalls Digitalis absetzen und EKG kontrollieren).

Für die *Akutbehandlung* einer symptomatischen Sinusbradykardie sollte eine passagäre Schrittmacherstimulation über eine transvenös in die Spitze des rechten Ventrikels eingeführte Schrittmachersonde erfolgen. Vorher ist ein Versuch mit der i.v.-Gabe von 0,5–1,0 mg Atropin gerechtfertigt.

Für die *Langzeittherapie* kommt eine AAI-Stimulation mit einem programmierbaren implantierten Schrittmachersystem und Sondenlage im rechten Herzohr in Frage, nachdem zuvor eine AV-Knotenleitungsstörung durch hochfrequente Vorhofstimulation (über die passagäre Sonde) ausgeschlossen wurde. Im Zweifelsfall wird man eine zweite Sonde im rechten Ventrikel plazieren und eine DDD-Stimulation durchführen. Eine medikamentöse Langzeittherapie ist nur in Einzelfällen erfolgversprechend (17).

6.2.2 Der Sinusknotenstillstand

Ein Sinusknotenstillstand ist aus dem EKG nicht zu beweisen, da die Sinusknotendepolarisation im EKG nicht sichtbar ist. Zu vermuten ist ein Sinusknotenstillstand dann, wenn im EKG eine P-Welle und ein nachfolgender QRS-Komplex ausfällt und die entstandene Pause ein Vielfaches des sonstigen PP-Abstandes beträgt (Abb. 89, 90). Differentialdiagnostisch kommen auch höhergradige sinu-atriale Blockierungen (siehe unten) in Frage, deren Interpretation ebenfalls durch die gleichzeitig vorhandene Sinusarrhythmie und das Auftreten von Ersatzschlägen erschwert werden.

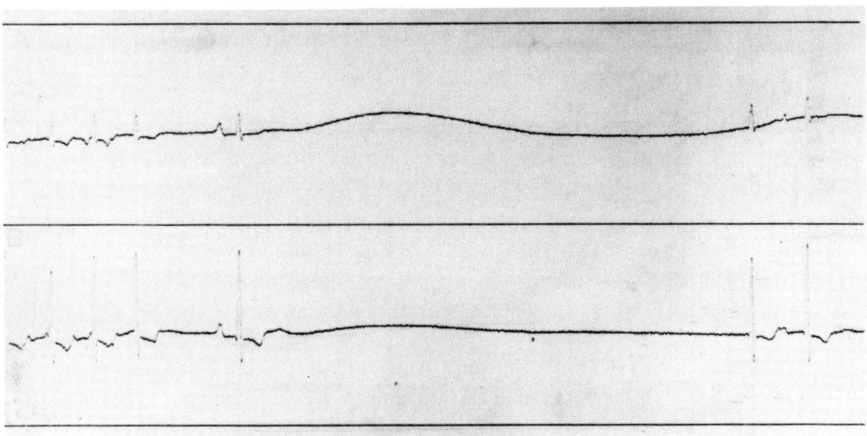

Abb. 89: Intermittierender Sinusknotenstillstand. Die absolute Arrhythmie bei Vorhofflimmern (4 Komplexe links) sistiert spontan und wird von einem Sinusschlag gefolgt. Nach dem Sinusknotenstillstand (keine P-Wellen sichtbar) erscheinen ein supraventrikulärer Ersatzschlag und wieder ein Sinusschlag. (Langzeit-EKG-Registrierung, 25 mm/sec, freundlicherweise von Herrn Dr. B. Grosch, Alfried-Krupp-Krankenhaus, Essen, überlassen)

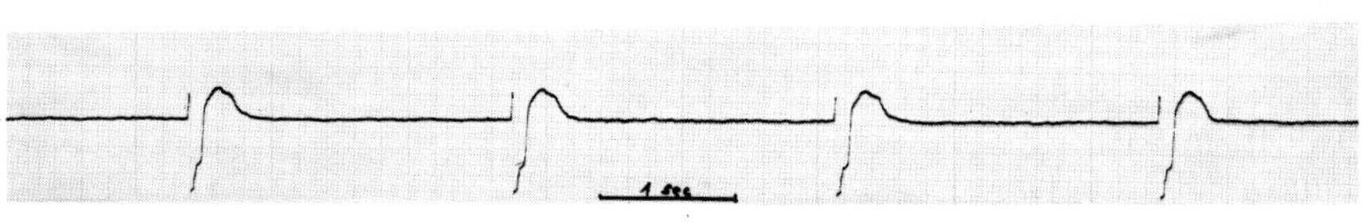

Abb. 90: Permanenter Sinusknoten-Stillstand mit Kammerersatzrhythmus bei einem sterbenden Patienten unter Monitorüberwachung.

6.2.3 Die sinu-atrialen Blockierungen

Die sinu-atrialen Blockierungen werden in Analogie zu den AV-Blockierungen in 3 Schweregrade eingeteilt (Abb. 91, 92):

Sinu-atrialer Block I. Hier liegt eine verlängerte Leitungszeit zwischen dem Sinusknoten und dem Vorhof vor, die aus dem konventionellen EKG nicht zu diagnostizieren, sondern nur zu vermuten ist, wenn eine Sinusbradykardie vorliegt.

Sinu-atrialer Block II. Hier tritt regelmäßig oder unregelmäßig eine Blokkierung des Sinusimpulses in der sinu-atrialen Grenzregion auf, was im EKG als Fehlen einer P-Welle mit nachfolgendem QRS-Komplex imponiert. Diesem Ausfall eines P-QRS-Komplexes kann eine allmähliche Zunahme der sinu-atrialen Leitungszeit vorausgehen (SA-Block II, Typ 1 oder Typ Wenckebach) oder der Ausfall tritt abrupt ohne vorherige Zunahme der sinu-atrialen Leitungszeit auf (SA-Block II, Typ 2 oder Typ Mobitz, Abb. 93).

Sinu-atrialer Block III. Hier liegt definitionsgemäß eine vollständige Unterbrechung der Erregungsleitung zwischen Sinusknoten und Vorhof vor. Das elektrokardiographische Bild entspricht dem des Sinusknotenstillstandes, es fallen P-QRS-Komplexe aus und gegebenenfalls treten untergeordnete Schrittmacherzentren in Funktion.
Sinu-atriale Leitungsstörungen treten meist im Rahmen einer koronaren Herzkrankheit auf und werden dem Sinusknoten-Syndrom zugeordnet

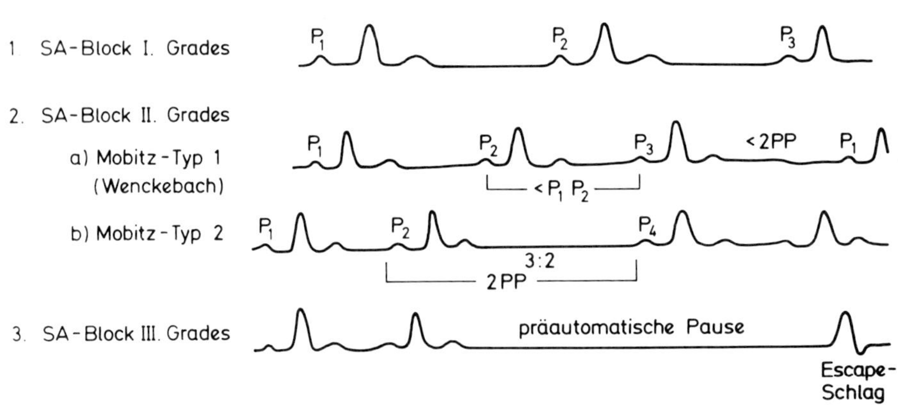

Abb. 91: Schematische Darstellung der sinu-atrialen Blockierungen und deren Diagnostik aus dem EKG nach (73).

(siehe unten). Häufig sind sie auch Folge einer Digitalis-Therapie. Eine Therapie ist nur bei Vorliegen einer klinischen Symptomatik (Schwindel, Synkope, bradykarde Herzinsuffizienz) angezeigt.

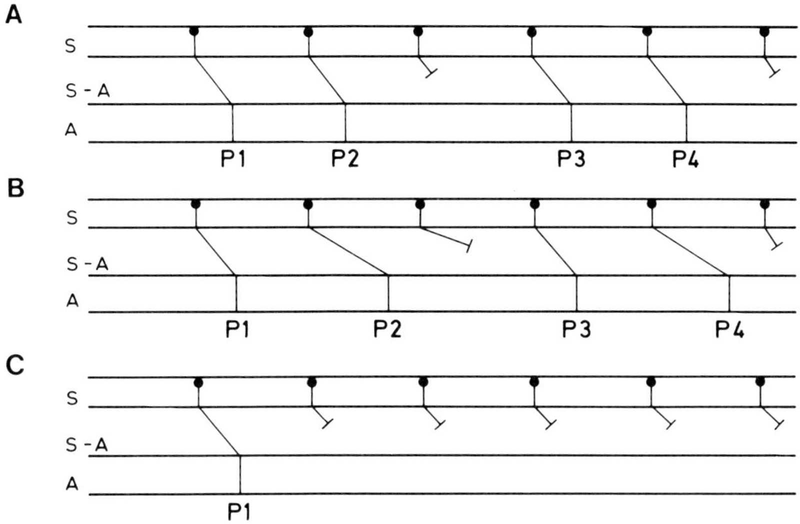

Abb. 92: Leiterdiagramm zur Erklärung der PP-Abstände bei sinu-atrialen Leitungsstörungen:
A: SA-Block II, Typ Mobitz (P2 P3 = 2 × P1 P2)
B: SA-Block II, Typ Wenckebach (P2 P3 < 2 × P1 P2)
C: SA-Block III

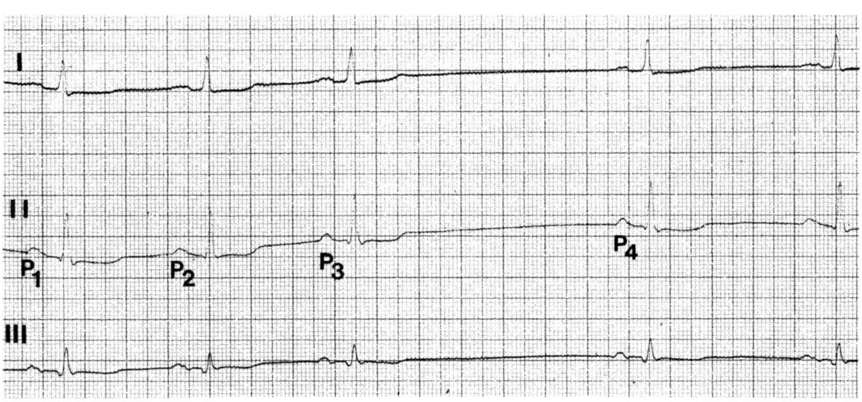

Abb. 93: Sinu-atrialer Block II, Typ Mobitz (P3 P4 = 2 × P2 P3). (Einthoven-Ableitungen I, II, III, 50 mm/sec).

6.2.4 Die AV-Leitungsstörungen

Der Begriff AV-Block bezeichnet eine Störung der Erregungsleitung zwischen Vorhof und Kammer. Anatomisch liegt die Leitungsstörung entweder im AV-Knoten oder im His'schen Bündel. Eine elektrokardiographische Zuordnung ist nicht möglich.
Ursächlich kommen bei allen AV-Leitungsstörungen in Betracht:

1. Erhöhter Vagotonus (z. B. Valsalva-Preßversuch, Karotisdruck)
2. Digitaliswirkung
3. Betarezetorenblockade
4. Hyperkaliämie
5. Koronare Herzkrankheit (Zustand nach Herzinfarkt)
6. Myokarditis (Rheumatisches Fieber, Diphterie)
7. Kardiomyopathien
8. Angeborene Herzfehler (Vorhofseptumdefekt,, M. Ebstein)
9. Idiopathische Fibrose des Erregungsleitungssystems (Lev'sche Erkrankung, Lenègre'sche Erkrankung)
10. Sarkoidose, Sklerodermie, Amyloidose, Erythematodes

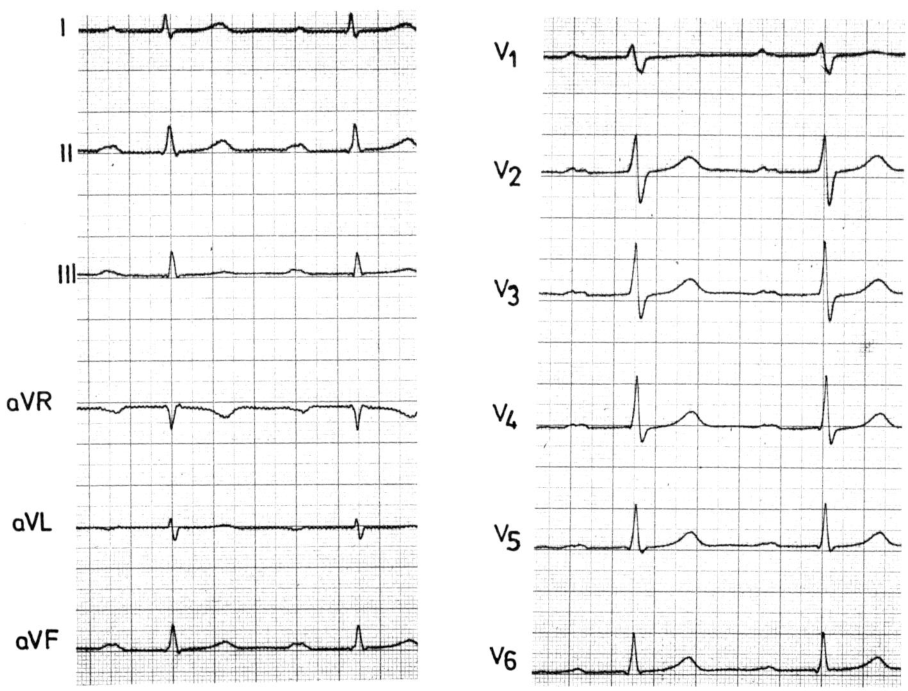

Abb. 94: Atrio-ventrikulärer Block I (PQ-Zeit > 0.2 sec) (Standard-Ableitungen, 50 mm/sec)

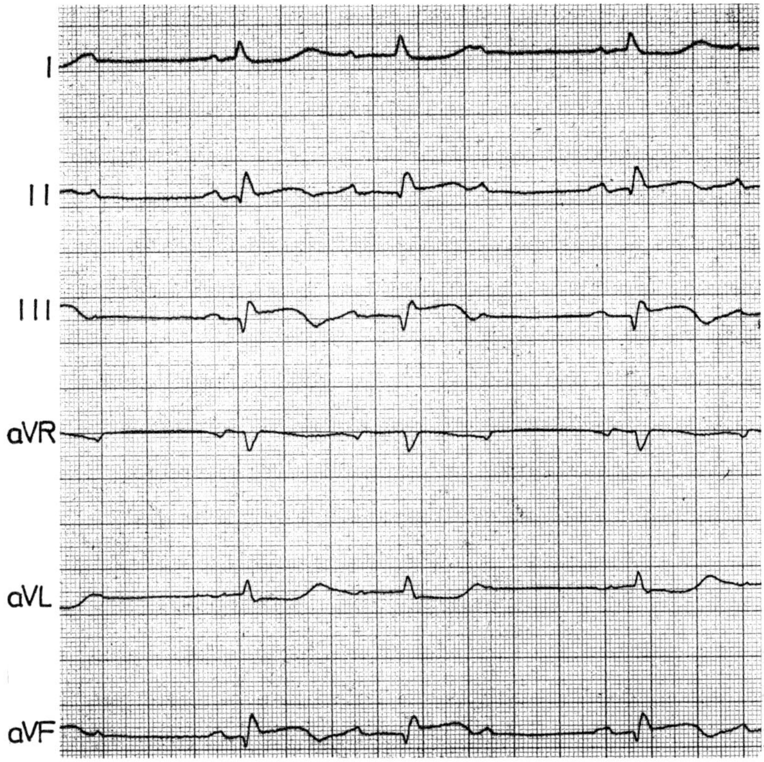

Abb. 95: Atrio-ventrikulärer Block II, Typ Wenckebach, bei einem frischen Hinterwandinfarkt (ST-Hebung in II, III, aVF, Extremitäten-Ableitungen, 50 mm/sec)

11. Myxödem
12. Kein erhebbarer pathologischer Befund (bei 5 von 1000 Individuen)

Man unterscheidet verschiedene Formen der AV-Blockierung:
AV-Block I
AV-Block II, Typ Wenckebach (Mobitz 1)
Typ Mobitz (Mobitz 2)
AV-Block III

AV-Block I. Er liegt definitionsgemäß dann vor, wenn das PQ- oder PR-Intervall im EKG 0,2 sec überschreitet. Dieser PQ-Intervallverlängerung liegt entweder eine Leitungsverzögerung in den Vorhöfen (P-Welle > 0,11 sec), im AV-Knoten oder im His-Purkinje-System zugrunde (Abb. 94).
Eine *Therapie* des AV-Blocks I ist nicht notwendig. Es empfiehlt sich jedoch, die Notwendigkeit der gegebenenfalls vorhandenen Digitalis- oder Betablockertherapie zu überprüfen.

AV-Block II, Typ Wenckebach. Diese Blockierung ist charakterisiert durch eine allmähliche Verlängerung der AV-Leitungszeit (Zunahme des PQ-Intervalls im EKG), bis schließlich eine Vorhoferregung (P-Welle) nicht mehr auf die Kammern übergeleitet wird (Abb. 95) (Wenckebach 1906). Zur Sicherung der Diagnose müssen vor dem Auftreten des Blocks mindestens 2 Vorhoferregungen auf die Kammern noch übergeleitet worden sein. Die RR-Intervalle verkürzen sich vor dem Block durch Abnahme der Zunahme der AV-Leitungszeit (abnehmendes Increment der AV-Leitung), das heißt, die Zunahme des AV-Überleitungsintervalles ist am größten bei der ersten Aktion nach der Blockierung (Abb. 96).
Der AV-Block II, Typ Wenckebach läßt sich aufgrund elektrophysiologischer Untersuchungen von Narula (69) und Puech (75) bei etwa 70% der Patienten den Strukturen des AV-Knotens, bei etwa 10% der Patienten dem His'schen Bündel und bei etwa 20% der Patienten distaleren Strukturen des Erregungsleitungssystem zuordnen.
Da ein Fortschreiten des AV-Blocks II, Typ Wenckebach zu einem AV-Block III mit Auftreten einer Synkope selten ist, ist eine *Therapie* in aller Regel nicht erforderlich. Ein Zusammenhang mit einer bestehenden Therapie mit Digitalis oder einem anderen Antiarrhythmikum muß überlegt werden. Gegebenenfalls wird eine permanente, am besten AV-sequentielle (DDD) Herzschrittmachertherapie notwendig.

AV-Block II, Typ Mobitz. Diese AV-Leitungsstörung ist charakterisiert durch einen intermittierenden Ausfall der Vorhof-Kammer-Leitung, wobei die der blockierten P-Welle vorausgehenden PQ- oder PR-Intervalle stets gleich sind (Abb. 97) (Mobitz 1924).
Nach Narula und Puech ist diese Blockierung in nahezu allen Fällen unterhalb des AV-Knotens im His-Purkinje-System lokalisiert. So ist zum Beispiel ein normales PQ-Intervall bei den übergeleiteten Vorhoferregungen

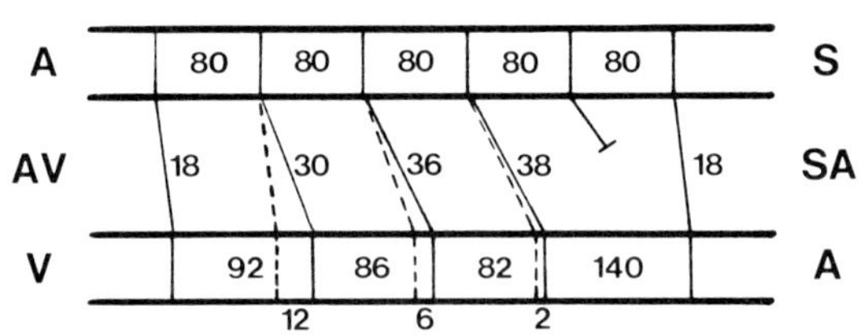

Abb. 96: Leiterdiagramm einer typischen Wenckebach-Periodik bei AV- (links) und SA-Überleitungsstörungen (rechts). Durch abnehmende Zunahme der AV- oder SA-Überleitung ist das VV- (oder RR-) Intervall, bzw. AA- (oder PP-) Intervall vor der Blockierung kürzer als nach der Blockierung. Die Diagnostik wird somit durch einfaches «Abzirkeln» der RR- oder PP-Intervalle vor der blockierten bzw. ausfallenden P-Welle möglich.

diagnostisch für die subnodale Lokalisation des AV-Blocks (schlechtere Prognose, als eine nodale Lokalisation des AV-Blocks).

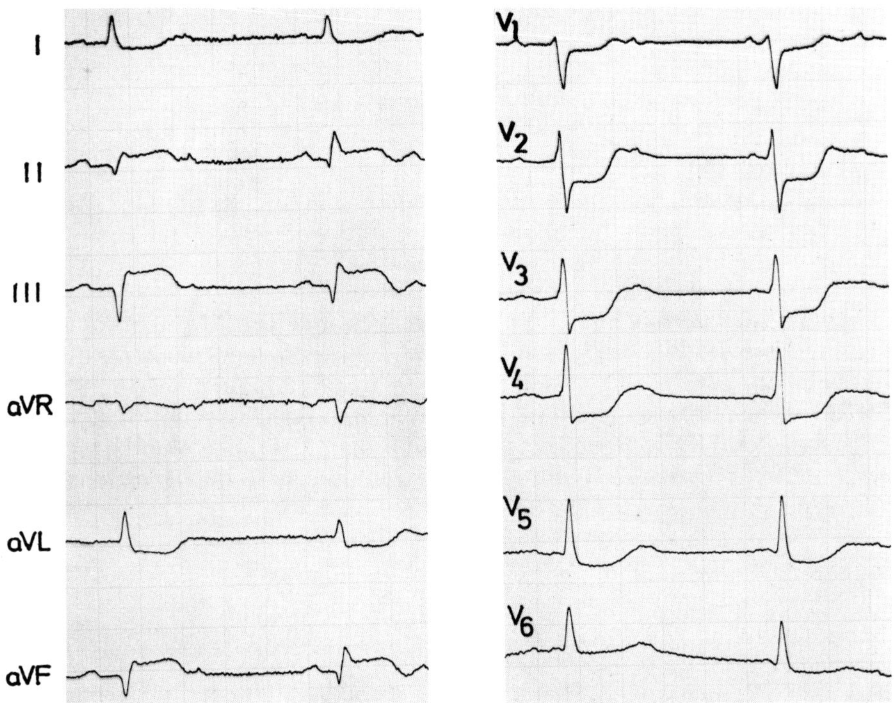

Abb. 97: Atrio-ventrikulärer Block II, Typ Mobitz, bei ausgedehntem, frischen Hinterwandinfarkt (ST-Hebung in II, III, aVF, ST-Senkung in V2–V5 – Standard-EKG, 50 mm/sec)

Eine *Therapiebedürftigkeit* liegt nur bei einer klinischen Symptomatik vor, eine prophylaktische permanente Herzschrittmachertherapie ist nicht gerechtfertigt. Letztere kann erfolgen wenn gleichzeitig ein kompletter Schenkelblock im EKG und das intrakardiale HV-Intervall 100 msec. oder mehr mißt. Idealerweise kommt dann eine AV-sequentielle (DDD) Schrittmachertherapie in Betracht.

Merke:
Elektrokardiographisch gelingt eine sichere Diagnostik und Differenzierung der AV-Blockierungen II nur dann, wenn vor dem Block wenigstens 2 Vorhoferregungen auf die Kammern übergeleitet worden sind, das Blockierungsverhältnis also wenigstens 3:2 beträgt.

Beide AV-Blockierungen II, Typ Wenckebach und Typ Mobitz, können in *höhergradige AV-Blockierungen (2:1; 3:1, 4:1)* übergehen, wenn die Grundfrequenz nur geringfügig ansteigt (Abb. 98). Spontan auftretende 2 : 1 oder 3:1 AV-Blockierungen sind nach Narula und Puech bei etwa 30% der Patienten dem AV-Knoten, bei etwa 20% dem His'schen Bündel und bei etwa 50% der Patienten Leitungsstrukturen unterhalb des His'schen Bündel zuzuordnen.

Merke:
Bei einem AV-Block II, Typ Mobitz oder Typ 2:1 spricht ein normales PQ-Intervall des übergeleiteten Komplexes für eine subnodale Lokalisation des AV-Blocks.

AV-Block III. Hier liegt eine vollständige Unterbrechung der Vorhof-Kammer-Leitung zugrunde, Vorhöfe und Kammern sind dissoziiert. Im EKG läßt sich keine feste Beziehung zwischen P-Wellen und QRS-Komplexen feststellen. Schmale QRS-Komplexe (< 0,11 sec) weisen auf ein suprabifurkales Ersatzzentrum (Teile des AV-Knotens oder His'sches Bündels) (Abb. 99), breite QRS-Komplexe (> 0,11 sec) auf ein ventrikuläres Ersatzzentrum unterhalb der Aufzweigung des His'schen Bündels in die beiden Tawara-Schenkel hin (Abb. 100).
Eine Rechtsschenkelblock-Konfiguration des QRS-Komplexes weist dabei auf ein linksventrikuläres Ersatzzentrum, eine Linksschenkelblock-Konfiguration des QRS-Komplexes auf ein rechtsventrikuläres Ersatzzentrum hin. Hervorzuheben ist, daß die QRS-Komplexe regelmäßig einfallen. Auch bei Vorliegen von Vorhofflimmern/flattern, das sonst von einer absoluten Kammerarrhythmie gefolgt ist, läßt sich somit ein gleichzeitig bestehender AV-Block III an den regelmäßig auftretenden QRS-Komplexen erkennen. Nach Untersuchungen von Narula (69), Puech (75) und Rosen (77) ist der

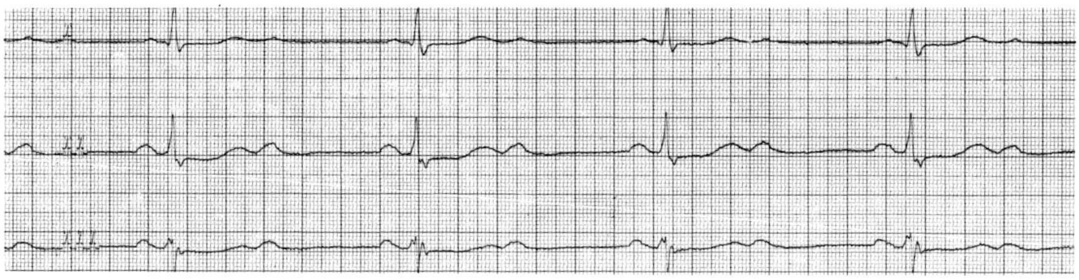

Abb. 98: Atrio-ventrikulärer Block II, Typ 2:1 (Einthoven-Ableitungen, 50 mm/sec). Die übergeleiteten P-Wellen haben ein normales PQ-Intervall. Dies spricht für eine subnodale Lokalisation des AV-Blocks!

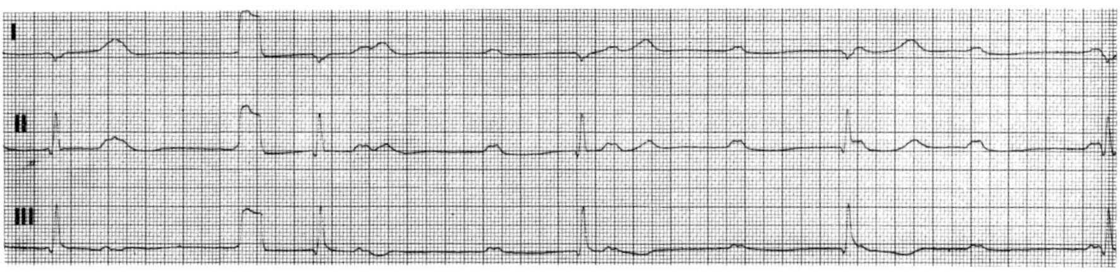

Abb. 99: Atrio-ventrikulärer Block III mit suprabifurkalem Ersatzzentrum. Beachte die P-QRS-Dissoziation (AV-Dissoziation) (Einthoven-Ableitungen, 50 mm/sec)

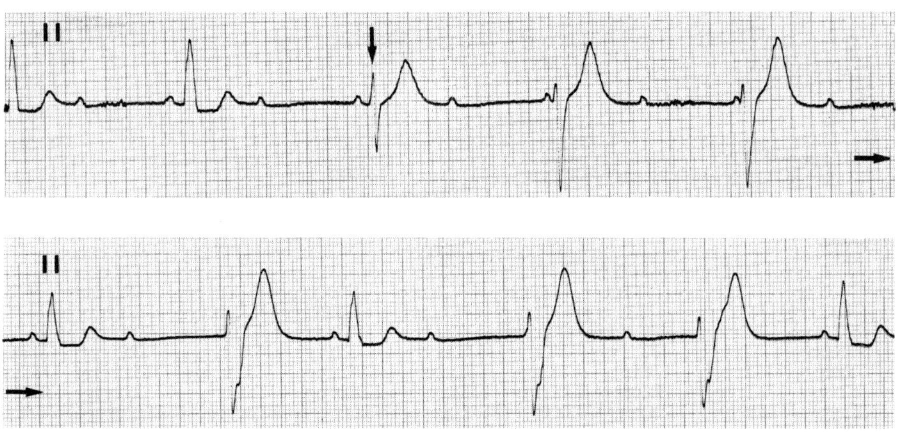

Abb. 100: Intermittierender atrio-ventrikulärer Block III mit infrabifurkalem (Kammer-) Ersatzzentrum. Beachte die durchlaufenden P-Wellen. Der Pfeil markiert einen Fusionskomplex aus supra- und ventrikulärer Erregungsfront. (Kontinuierliche EKG-Registrierung, Ableitung II, 25 mm/sec)

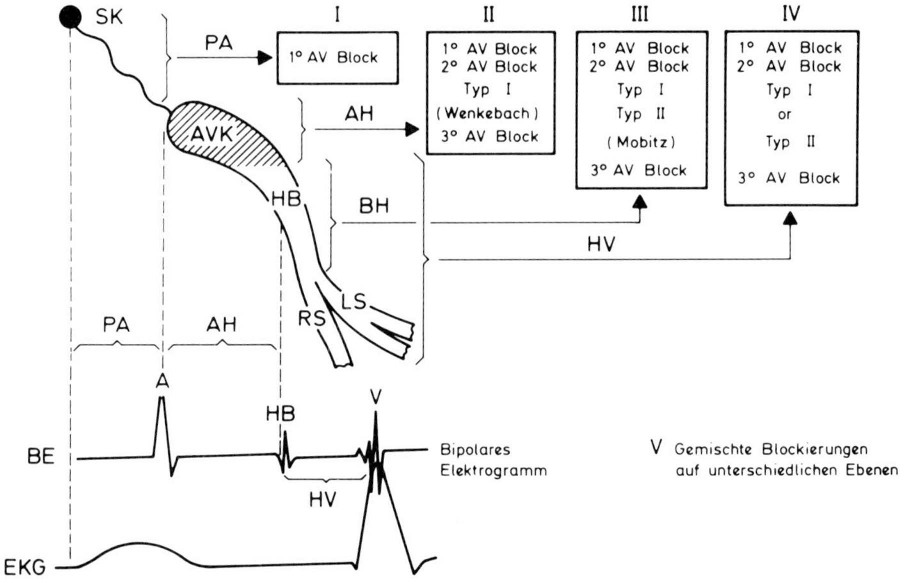

Abb. 101: Schematische Übersicht über die möglichen Lokalisationen der atrioventrikulären Leitungsstörungen und deren Auswirkungen auf das intrakardiale (His-Bündel-) Elektrokardiogramm (AH-Intervall, HV-Intervall).

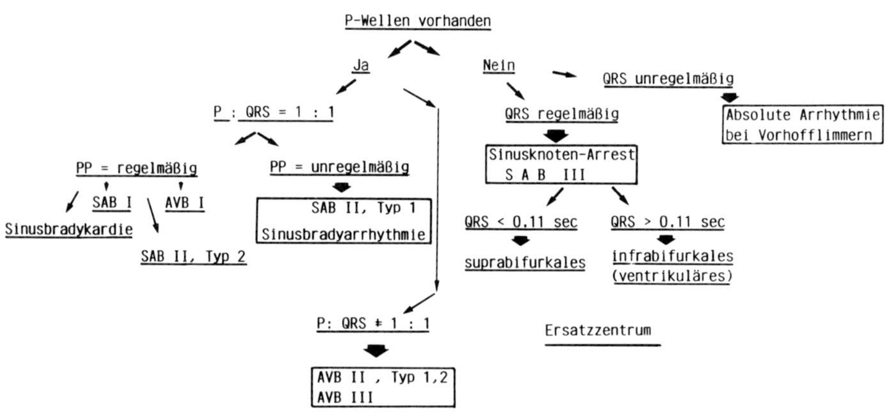

Abb. 102: Schematische Übersicht zur Diagnostik bradykarder Herzrhythmusstörungen (Symbole: SAB: Sinu-atrialer Block, AVB: Atrio-ventrikulärer Block).

AV-Block III bei 14–18% der Patienten im His'schen Bündel, bei 10–21% im AV-Knoten und bei 61–70% der Patienten unterhalb des His'schen Bündels lokalisiert (Abb. 101).
Befunde, die für eine *schlechte Funktion des His-Purkinje-Systems* und damit für eine *permanente Herzschrittmacher-Implantation* sprechen, sind:

1. HV-Intervall bei Sinusrhythmus: > 100 msec
2. Alternierender Schenkelblock (Wechsel von Linksschenkelblock und Rechtsschenkelblock)
3. Auftreten eines Schenkelblocks nach Gabe eines Klasse 1-Antiarrhythmikums
4. AV-Block I + Rechtsschenkelblock + Linkslagetyp

Ein Weg zur Diagnostik bradykarder Herzrhythmusstörungen anhand des Standard-EKGs ist in der folgenden Abbildung 102 wiedergegeben.
Die Indikation zur elektrophysiologischen Untersuchung von Patienten mit AV-Blockierungen und Schenkelblockierungen ist im folgenden wiedergegeben (32):

Tab. 5:

Klinik: QRS (sec):	Symptome + > 0,12	Symptome + < 0,12	Symptome – > 0,12	Symptome – < 0,12
AVB I	ja	ja	nein	nein
AVB II, Typ 1	+/–	+/–	ja	nein
AVB II, Typ 2	+/–	+/–	ja	ja
AVB III	+/–	+/–	ja	+/–
Bisfasc. Block	ja		nein	

+ : ja, wenn die klinische Symptomatik nicht eindeutig durch die Bradykardie erklärbar ist.
– : nein, wenn die Klinik durch die Bradykardie erklärbar ist. Hier wird die Schrittmacherimplantation ohne vorherige elektrophysiologische Untersuchung empfohlen.

6.2.5 Absolute Kammerbradyarrhythmie bei Vorhofflimmern/flattern

Bei Vorliegen von Vorhofflimmern/flattern tritt nur sehr selten (bei etwa 2% der Patienten) eine bradykarde Kammeraktion mit einer Frequenz unter 60/min auf. Meist liegt dann eine Digitalistherapie eines organisch schwer geschädigten Herzens vor.

6.2.6 AV-Dissoziation

Eine AV-Dissoziation liegt dann vor, wenn Vorhöfe und Kammern 2 verschiedenen Schrittmacherzentren folgen. Ursache sind Störungen der Automatie und/oder der Erregungsleitung.
Man unterscheidet eine AV-Dissoziation ohne Rhythmusverknüpfung von einer AV-Dissoziation mit Rhythmusverknüpfung.
Eine *AV-Dissoziation ohne Rhythmusverknüpfung* entsteht, wenn es bei einer vorübergehenden Abnahme der Sinusfrequenz zu einer oft flüchtigen Beschleunigung der Automatie des AV-Knotens kommt. Im EKG stehen beide Rhythmen in keiner Beziehung zueinander. Therapeutisch ergibt sich keine Konsequenz, da die Individuen klinisch meist unauffällig sind (Abb. 103, 104).
Eine *AV-Dissoziation mit Rhythmusverknüpfung*, auch *Interferenzdissoziation* genannt, kann dann auftreten, wenn bei einer extremen Sinusbradykardie die Entladung des AV-Knoten-Ersatzzentrums der Sinusaktion regelmäßig vorausgeht. Wird der Sinusknoten von der retrograden AV-Knoten-Erregung durch Vorliegen eines «AV-Knoten-exit-Blocks» geschützt, wird er in seiner Automatie nicht beeinflußt. Im EKG zeigt sich das regelmäßige Bild eines sogenannten Ersatzschlag-Normalschlag-Bigeminus (Abb. 105).

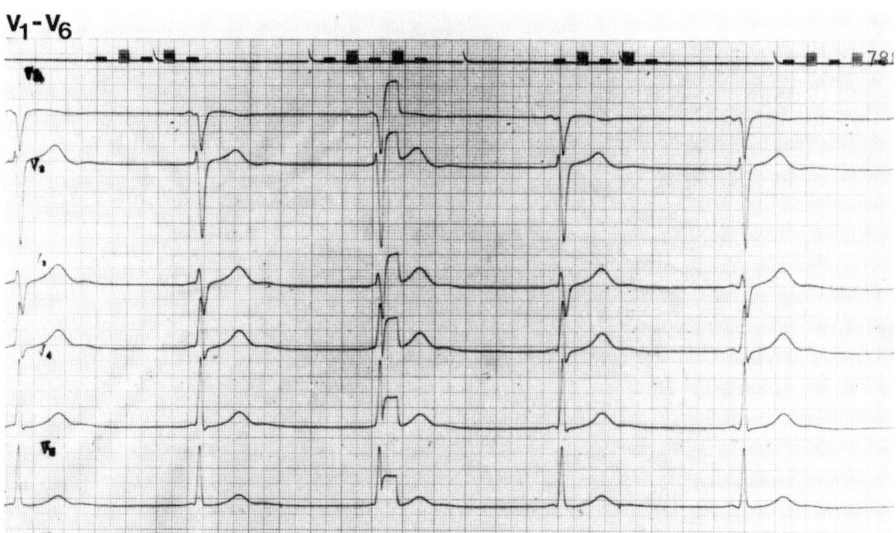

Abb. 103: AV-Dissoziation ohne Rhythmusverknüpfung. Der AV-Knoten ist zeitweise schneller als der Sinusknoten, die nicht übergeleiteten P-Wellen sind nur manchmal zu sehen (Wilson-Ableitungen, 50 mm/sec).

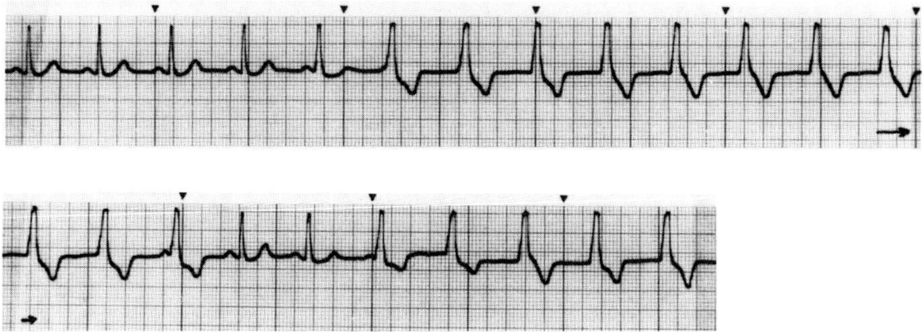

Abb. 104: Intermittierende AV-Dissoziation ohne Rhythmusverknüpfung. Ein supraventrikuläres und ein ventrikuläres Schrittmacherzentrum mit ungefähr derselben Frequenz streiten um die Führung (Rhythmusstreifen, 25 mm/sec).

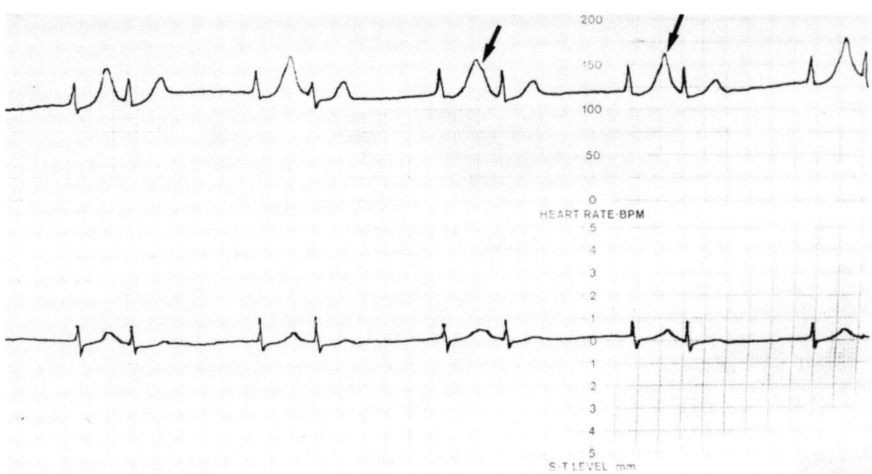

Abb. 105: AV-Dissoziation mit Rhythmusverknüpfung (Ersatzschlag – Normalschlag – Bigeminus). Den Ersatzschlägen suprabifurkalen Ursprungs mit einer Frequenz von 43/min folgen regelmäßig normale Sinusaktionen (Pfeile). Der Ersatzrhythmus führt infolge eines retrograden Leitungsblocks nicht zu einer Beeinträchtigung der Sinusaktion (2-Kanal-Langzeit-EKG-Registrierung, die ich Herrn Prof. Dr. M. Schlepper, Direktor der Kerckhoff-Klinik Bad Nauheim, verdanke (25 mm/sec)).

Die *klinische Bedeutung* der AV-Dissoziation mit Rhythmusverknüpfung ergibt sich aus der zugrundeliegenden Störung der Sinusknotenfunktion und aus der bestehenden klinischen Symptomatik. Digitalis ist meist beteiligt.

6.2.7 Morgagni-Adams-Stokes-Syndrom (MAS-Syndrom)

Unter einem MAS-Anfall versteht man eine kurzzeitige Bewußtlosigkeit (Synkope) als Folge eines kurzzeitigen Herzstillstandes mit spontaner Besserung, die zu Rezidiven neigt.

Als Ursachen von rezidivierenden MAS-Anfällen kommen bei

- etwa ⅔ der Patienten ein paroxysmaler oder chronischer AV-Block vor, der durch eine Kammerasystolie kompliziert wird (Abb. 106),
- etwa 20–30% der Patienten eine SA-Blockierung mit kurzzeitiger Kammerasystolie und bei
- nur wenigen Patienten tachykarde Herzrhythmusstörungen in Form von paroxysmalem Kammerflattern oder Kammerflimmern vor.

Differentialdiagnostisch kommen beim MAS-Syndrom in Frage:

1. Epilepsie
2. Transitorisch-ischämische Attacke
3. Hypoglykämie
4. Orthostatische Hypotension
5. Karotissinus-Syndrom
6. Husten-Synkope (sehr selten)
7. Postmiktions-Synkope (sehr selten)
8. Vaso-vagale Synkope
9. Aortenklappe-Stenose

Merke:
Trotz Einsatz aller internistischer, kardiologischer und neurologischer diagnostischer Verfahren gelingt die Aufklärung einer Synkope unklarer Ursache nur bei etwa der Hälfte aller in die Klinik eingewiesener Patienten. Die *Langzeit-Prognose des MAS-Syndroms* ist schlecht. Etwa 50% der Patienten sterben innerhalb des 1. Jahres nach der 1. Attacke.

6.2.8 Sinusknoten-Syndrom

Unter einem Sinusknoten-Syndrom versteht man eine Ansammlung von elektrokardiographisch faßbaren bradykarden (auch in Kombination mit tachykarden) Herzrhythmusstörungen. Ein sogenanntes Bradykardie-Tachykardie-Syndrom liegt bei ca. 50% aller Patienten mit Sinusknoten-Syndrom vor (64). Tachykarde Phasen, meist in Form einer absoluten Tachyarrhythmia absoluta, wechseln sich mit bradykarden Phasen (Sinusknotenstillstand) ab (Abb. 107).

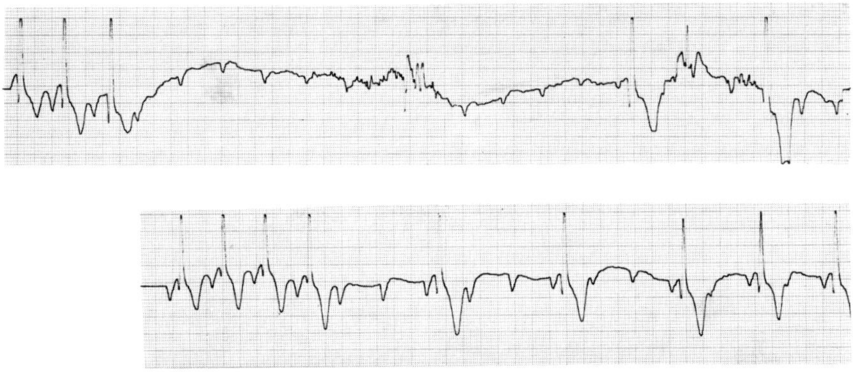

Abb. 106: Intermittierender AV-Block III als Ursache eines Adams-Stokes-Anfalles registriert während einer Langzeit-EKG-Registrierung (25 mm/sec).

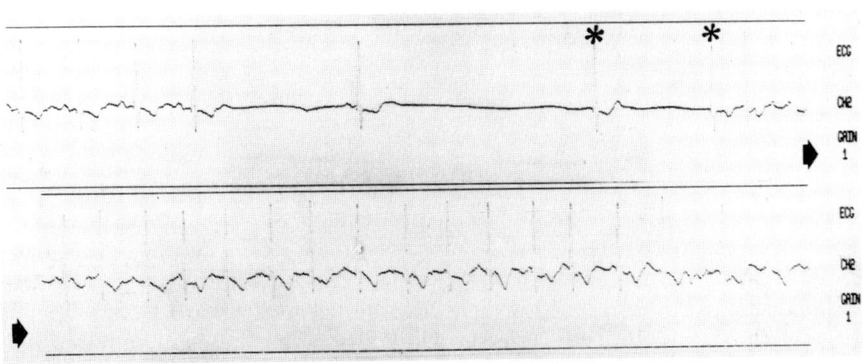

Abb. 107: Sinusknoten-Syndrom in Form eines Bradykardie-Tachykardie-Syndroms: Normaler Sinusrhythmus ist gefolgt von einem Sinusknoten-Stillstand mit 2 suprabifurkalen Ersatzschlägen (Sterne), die in eine absolute Tachyarrhythmie bei Vorhofflimmern übergehen (Kontinuierliche Langzeit-EKG-Aufzeichnung, 25 mm/sec, freundlicherweise überlassen von Herrn Oberarzt Dr. M. Benn, Alfried-Krupp-Krankenhaus, Essen)

Das Sinusknoten-Syndrom ist wiederum in 50% der Fälle Ursache einer permanenten Herzschrittmacherimplantation in der Bundesrepublik.
Das Sinusknoten-Syndrom ist Folge einer organischen Erkrankung von:
Sinusknoten:
Sinusbradykardie, SA-Blockierungen, Sinus-Arrest
Vorhof:
Vorhofflimmern, ektope Vorhoftachykardien

AV-Knoten:
AV-Blockierungen («binodal disease»)
AV-Knoten-Tachykardien
mit oder ohne klinische Symptomatik.

Die *Diagnostik von Sinusknotenfunktionsstörungen* ist die Domäne *nicht-invasiver Verfahren*:

Tab. 6:

Nicht-invasiv	Invasiv
1. Anamnese	1. Sinusknotenerholungszeit*
2. EKG – Ruhe	
– Belastung	
– Langzeit	2. Sinu-atriale Leitungszeit**
3. Atropin-Test (1 mg Atropin i.v., Cave Glaukom!)	
4. Intrinsische Herzfrequenz nach Atropin- und Betablocker-Gabe	

* entspricht der Zeit, die der Sinusknoten nach frequenter Vorhofstimulation (100, 120, 140/min) über 30 sec braucht, um spontan zu depolarisieren (Grenzwert: 1400 msec) (8).
** wird mittels programmierter Vorhofstimulation ermittelt (8).

Ein fehlender Frequenzanstieg bei der Fahrradergometrie oder nach i.v.-Applikation von 1 mg Atropin auf mindestens 80/min. grenzt vagal-bedingte Bradykardien aus.
Die Bedeutung invasiver elektrophysiologischer Verfahren wie die Bestimmung der Sinusknotenerholungszeit oder der sinu-atrialen Leitungszeit für die Diagnose eines Sinusknoten-Syndroms ist derzeit noch wegen des Fehlens von prospektiven Untersuchungen an einem größeren Patientenkollektiv unklar.
Eine *therapeutische Konsequenz* in Form einer Herzschrittmachertherapie ergibt sich nur bei Vorliegen einer klinischen Symptomatik, nachdem eine Digitalis-Überdosierung ausgeschlossen wurde.

6.2.9 Karotissinus-Syndrom

Als Karotissinus-Syndrom werden MAS-Anfälle als Folge einer, gewöhnlich atherosklerotisch bedingten, Überempfindlichkeit des Karotissinus-Reflexes bei spontanen Kopfdrehungen oder bei äußerer Kompression (Halskragen) bezeichnet. Die hierdurch ausgelösten starken Vagusreize bedingen eine Hemmung des Sinusknotens und damit Einspringen von sekundären und tertiären Ersatzzentren sowie SA- und AV-Leitungsstörungen. Die *The-*

rapie besteht in einer permanenten Versorgung der Patienten mit einem programmierbaren VVI-Schrittmacher (22).

Merke:
Ein hypersensitiver Karotissinus-Reflex ist bei älteren Menschen häufig und rechtfertigt bei Fehlen klinischer Symptome keine Schrittmacher-Implantation. Ohne anamnestischen Hinweis auf ein Karotissinus-Syndrom ist die Durchführung der Karotissinus-Massage zur Diagnostik desselben somit entbehrlich, ja führt nur zu einer potentiellen Gefährdung des Patienten bei einer nicht bekannten Karotisstenose!

Die folgende Aufstellung gibt eine Übersicht über die Therapie symptomatischer bradykarder Herzrhythmusstörungen:
Sinusbradykardie (akut): 1 mg Atropin i.v., evtl. passagärer SM
Sinus-Arrest (chronisch): permanenter SM (AAIM oder DDD)
SA-Block I, II, III:
AV-Block II, Wenckebach: } Permanenter SM (DDD oder VVIM)
Mobitz:
Absolute Bradyarrhythmie: Permanenter SM (VVIM, frequenzadaptierend.
Sinusknoten-Syndrom
ohne Vorhofflimmern: Permanenter SM (AAIM, DDD)
mit Vorhofflimmern: VVIM, frequenzadaptierend

Merke:
Die Prognose bradykarder Herzrhythmusstörungen wird von der Herzschrittmacher-Therapie nur unwesentlich, von der kardialen Grundkrankheit dagegen wesentlich beeinflußt. Gebessert wird jedoch die klinische Symptomatik (Schwindel, Synkope und bradykarde Herzinsuffizienz)

6.3 Tachykarde Herzrhythmusstörungen

Tachykarde Herzrhythmusstörungen werden hervorgerufen durch eine abnorme Steigerung der Erregungsbildung im Sinusknoten oder in den anderen Abschnitten des Reizleitungssystems, der Vorhöfe oder der Kammern (48, 88). Man unterscheidet:

1. Sinustachykardie
2. Supraventrikuläre Tachykardien:
   - Vorhofflimmern/Vorhofflattern
   - Ektope Vorhoftachykardie
   - Supraventrikuläre reentry-Tachykardien:

- AV-Knoten-reentry-Tachykardie
- AV-junktionale Tachykardie bei akzessorischer AV-Verbindung

3. *Tachykardien bei speziellen Syndromen:*
   - Wolff-Parkinson-White-Syndrom (WPW-Syndrom)
   - Lown-Ganong-Levine-Syndrom (LGL-Syndrom)
   - QT-Syndrom:
     - Jervell-Lange-Nielsen-Syndrom
     - Romano-Ward-Syndrom
     - Antiarrhythmika-induziert
4. *Ventrikuläre Tachykardien:*
   - nicht anhaltend (< 30 sec)
   - anhaltend (> 30 sec)
5. *Kammerflimmern/Kammerflattern*
6. *Extrasystolie:*
   - supraventrikulärer Ursprung
   - ventrikulärer Ursprung

6.3.1 Sinustachykardie

Definitionsgemäß bezeichnet eine Sinustachykardie eine Steigerung der Sinusknotenfrequenz auf 100/min. und mehr. Die P-QRS-T-Morphologie ist dabei unverändert.
Ursachen können sein:

1. Erhöhter Sympathikotonus (körperliche oder seelische Belastung, Fieber, Herzinsuffizienz, Kreislaufschock)
2. Hyperthyreose, thyreotoxische Krise
3. Phäochromocytom
4. Akute Perikarditis oder Myokarditis
5. Medikamente: Atropin, Isoprenalin, Zytostatika
6. Genußgifte: Alkohol, Nikotin, Koffein

Eine Behandlung richtet sich nach der zugrundeliegenden Erkrankung, ansonsten können symptomatisch Betablocker eingesetzt werden.

6.3.2 Vorhofflattern

Vorhofflattern zeichnet sich *elektrokardiographisch* durch das Vorhandensein von schnellen repetitiven, breiten P-Wellen (Flatterwelllen mit typischem Sägezahnmuster) mit einer Frequenz zwischen 250 und 350/min. aus.
Aufgrund der P-Wellen-Morphologie wird eine gewöhnliche Form (Typ I) des Vorhofflatterns mit negativen P-Wellen in den Ableitungen II, III und

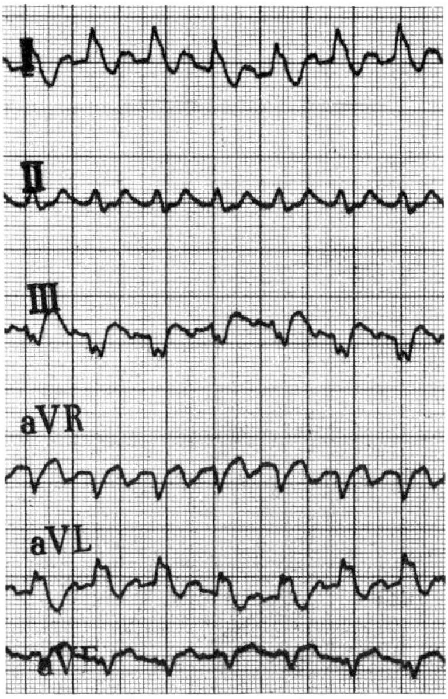

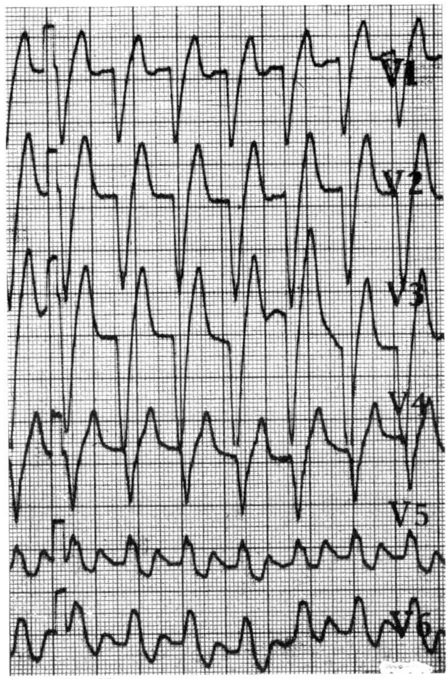

Abb. 108: Vorhofflattern mit 2:1 AV-Überleitung und komplettem Linksschenkelblock (Standard-EKG, 25 mm/sec)

aVF, also einer caudo-cranialen Vorhoferregung, von einer ungewöhnlichen Form (Typ II) mit positiven P-Wellen in II, III und aVF (cranio-caudale Vorhoferregung) unterschieden.

Die AV-Überleitung ist konstant oder wechselnd (2 : 1 bis 5 : 1). Meist besteht ein 2 : 1-Überleitungsverhältnis, seltener, meist unter einer antiarrhythmischen Therapie (z. B. Digitalis) finden sich eine 4 : 1 oder noch seltener eine 3 : 1 AV-Überleitung (Abb. 108, 109, 110, 111, 112, 113).

Bei einer 2 : 1 AV-Leitung wird jede 2. P-Welle auf die Kammern übergeleitet. Im EKG ist jede 2. P-Welle im QRS-Komplex verborgen, was häufig zu der Fehldiagnose Sinustachykardie oder «Knotentachykardie mit retrograder Vorhoferregung» führt. Das Problem kann schnell gelöst werden durch Analyse der Kammerfrequenz und der Errechnung der vermeintlichen Vorhofsfrequenz daraus. Eine Tachykardie mit schmalem QRS-Komplex, keiner deutlich sichtbaren P-Welle mit einer Kammerfrequenz von 140/min. läßt somit auf eine Vorhofsfrequenz von 280/min. schließen, eine Frequenz also, die typisch wäre für Vorhofflattern. Bewiesen werden kann dies durch einen Karotisdruckversuch während der Tachykardie (Abb. 112). Hierdurch wird durch die Erhöhung des Vagotonus eine höhergradige AV-Blokkierung erzeugt, welche im EKG die P-Wellen aus dem QRS-Komplex heraustreten läßt.

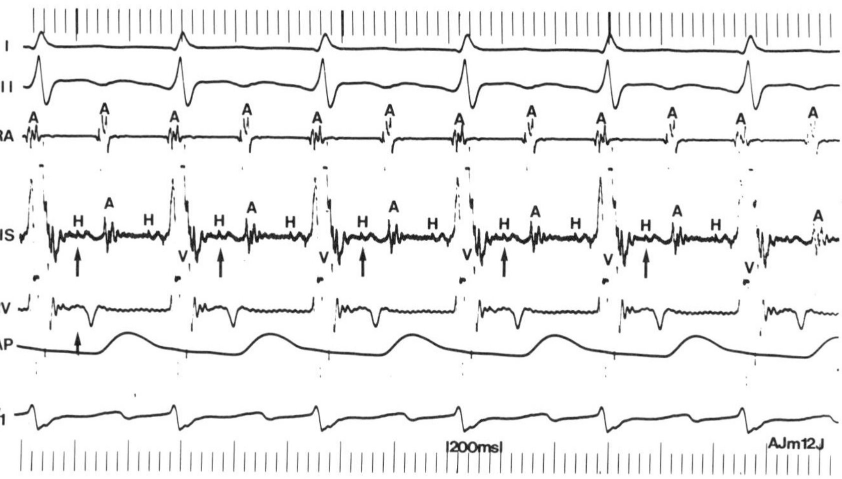

Abb. 109: Vorhofflattern mit 2:1 AV-Überleitung infolge eines 2:1 subnodalen Blocks bei einem 12-jährigen Jungen. Nur jede 2. Vorhofaktion (A) ist über den AV-Knoten und das His'sche Bündel (H) auf die Kammer (V) übergeleitet, das His-Signal (H) geht dem ventrikulären Signal (V) voran und jede 2. Vorhofaktion wird nach dem His-Signal (Pfeile) blockiert. Der Block sitzt also distal der His-Elektrode, aufgrund des schmalen QRS-Komplexes (< 0,11 sec) aber noch innerhalb des His'-schen Bündels. Dargestellt sind die simultanen Ableitungen I, II, V1, vom hohen rechten Vorhof (HRA), vom His'schen Bündel und vom rechten Ventrikel (RV) sowie der aortale Druck (AP) mit einem Papiervorschub von 100 mm/sec.

Ätiologisch ist Vorhofflattern häufig Ausdruck einer ernsten Herzerkrankung (Mitralvitium, koronare Herzerkrankung, Cor pulmonale, Kardiomyopathie). Bei Herzgesunden tritt es manchmal im Rahmen einer Thyreotoxikose oder Infektionskrankheit auf.
Vorhofflattern tritt *anfallsweise (paroxysmal)* für Stunden bis Tage oder *chronisch* für Monate bis Jahre auf, wobei ein Übergang in Vorhofflimmern vor allem unter einer Digitalis-Therapie gewöhnlich ist.
Die *klinische Bedeutung* von Vorhofflattern wird durch das AV-Überleitungsverhältnis bestimmt. Die mögliche Gefahr einer 1 : 1 Überleitung macht Vorhofflattern zu einer potentiell lebensbedrohlichen Herzrhythmusstörung, die therapiebedürftig ist. Das paroxysmale Auftreten und der plötzliche Wechsel der AV-Überleitungsverhältnisse wird von den betroffenen als sehr störend empfunden, so daß sich auch hieraus eine Therapienotwendigkeit im Sinne einer Anfallsprophylaxe oder einer Stabilisierung des AV-Überleitungsverhältnisses ohne Beseitigung des Vorhofflatterns ergibt. Bei Patienten mit Mitralstenose oder hypertropher Kardiomyopathie (bei beiden Erkrankungen liegt eine Behinderung der Kammerfüllung vor) kann das plötzliche Auftreten von Vorhofflattern oder Vorhofflimmern eine

akute Lungenstauung mit interstitiellem und alveolärem Lungenödem durch eine weitere Verminderung der Kammerfüllung hervorrufen.

Pathophysiologisch liegt dem Vorhofflattern ein reentry-Mechanismus zugrunde.

Therapeutische Ziele bei akut aufgetretenem Vorhofflattern können sein:

1. Wiederherstellung des Sinusrhythmus
2. Überführung des Vorhofflatterns in Vorhofflimmern
3. Kontrolle der Kammerfrequenz bei ununterbrochenem Vorhofflattern durch Verlangsamung der AV-Leitung.

Merke:
In jedem Fall gilt, daß die Initialtherapie des Vorhofflatterns wegen der Gefahr des Auftretens hoher Kammerfrequenzen (durch 1:1 AV-Überleitung) in der Klinik unter Monitorkontrolle zu erfolgen hat.

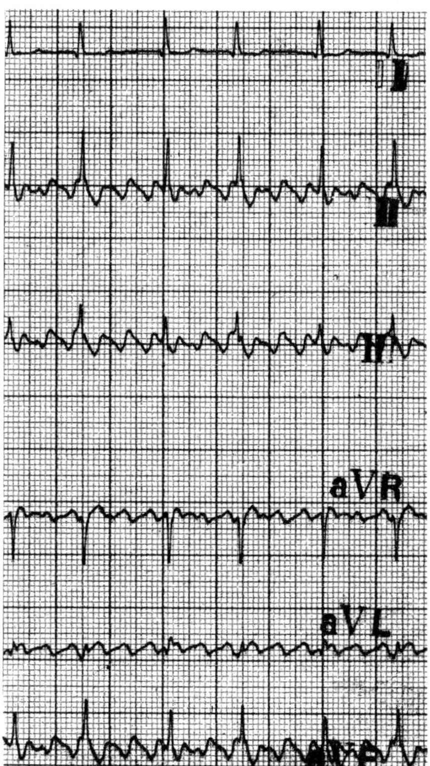

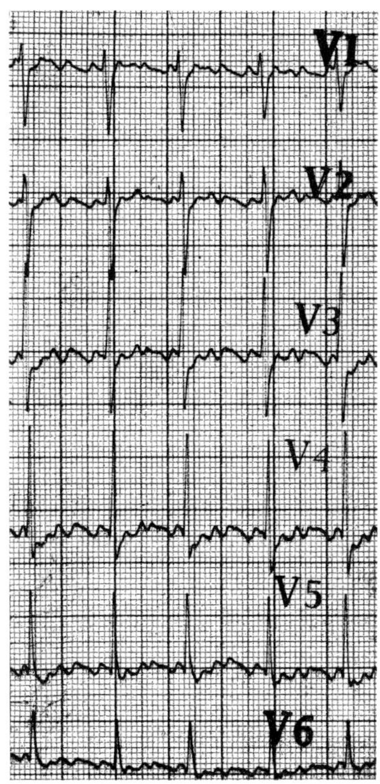

Abb. 110: Grobes Vorhofflimmern (Vorhofflattern/flimmern) mit Pseudo-Regularisierung der QRS-Komplexe.

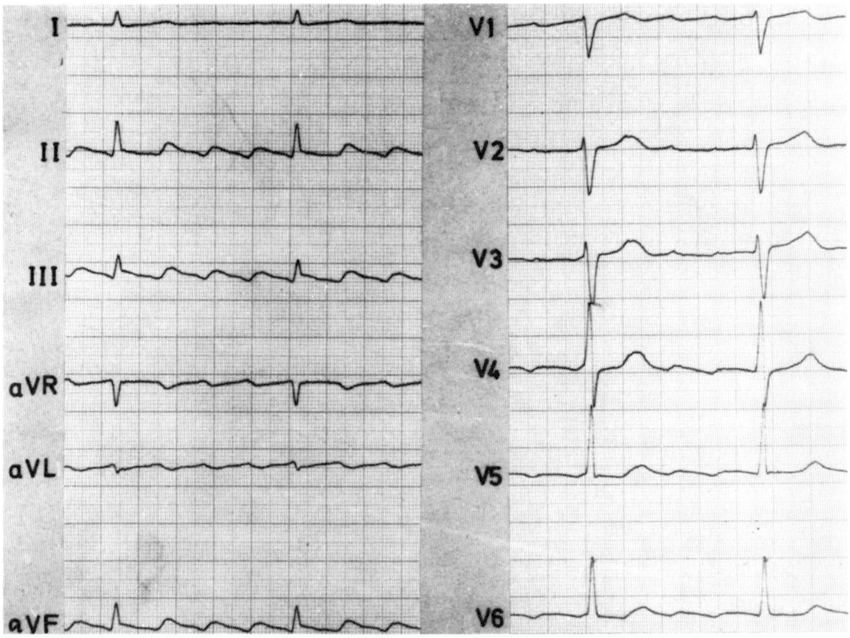

Abb. 111: Vorhofflattern mit 4:1 AV-Überleitung (Standard-EKG, 50 mm/sec). Beachte die typische Sägezahn-Konfiguration der P-Wellen in Ableitung II und III. Die P-Wellen sind hier negativ, als Folge einer caudo-kranialen Vorhofserregung («common type of atrial flutter»).

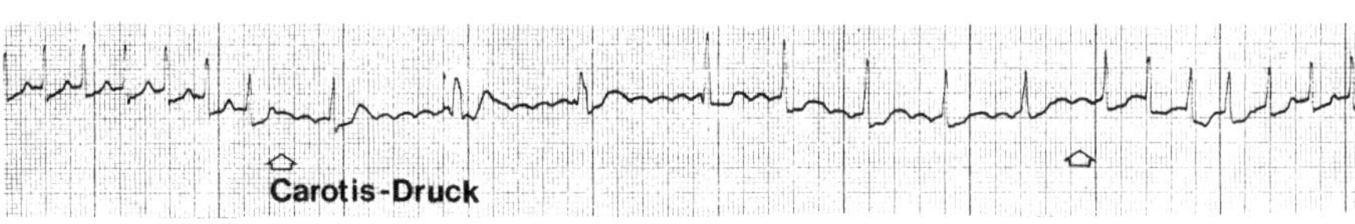

Abb. 112: Karotisdruckversuch während einer supraventrikulären Tachykardie enthüllt durch die Induktion höhergradiger AV-Blockierungen die Vorhofflatterwellen, die vor und nach Ende des Karotis-Drucks mit einer 2:1 Blockierung auf die Kammern übergeleitet werden.

Die Therapie kann *medikamentös* oder *elektrisch* erfolgen.
Therapie der Wahl ist die i.v. Gabe von Digitalis. Sie kann zum Beispiel bei einem nicht mit Digitalis vorbehandelten Patienten mit normalen Serum-Elektrolyten wie folgt aussehen:
0,5 mg Digitoxin i.v. (oder Digoxin-Präparat)
Nach 60 Min. 0,25 mg Digitoxin i.v.
Nach 60 Min. 0,25 mg Digitoxin i.v.

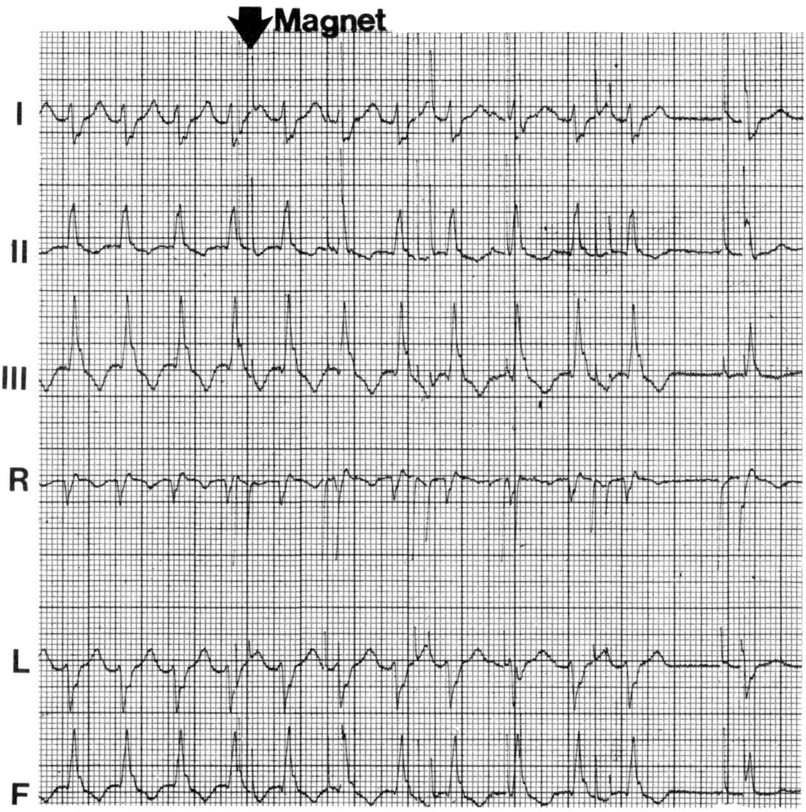

Abb. 113: Vorhofflattern mit 2:1 AV-Überleitung bei einem Patienten mit AV-sequentiellem Herzschrittmacher. Die durch Magnetauflage auf den Generator induzierte starrfrequente AV-sequentielle Stimulation führt zur Unterbrechung des Vorhofflatterns und zu einer regelrechten AV-sequentiellen Stimulation. (Beispiel einer antitachykarden Stimulation mit einem einfachen DDD-Schrittmacher!) (Extremitäten-Ableitungen, 25 mm/sec).

Digitoxin hat gegenüber Digoxin den Vorteil einer höheren Bioverfügbarkeit bei allerdings drei- bis vierfach längerer Serumeliminationshalbwertszeit.

Liegt die Kammerfrequenz noch nicht unter 100/min, können nach weiteren 2 Stunden nochmals 0,25 mg Digitoxin i. v. nachgegeben werden. Dies kann jeweils nach 6 Stunden wiederholt werden. Ein Digitoxin-Spiegel im Plasma von 30–40 mg/ml kann dabei ohne Bedenken in Kauf genommen werden. (Man digitalisiert nicht nach Plasmaspiegeln, sondern nach Wirkung!)

Alternativ oder additiv zur maximalen Digitalistherapie kommen Klasse 1c-Antiarrhythmika unter Monitor- und Blutdruckkontrolle zur Anwendung z. B.:

1,5 mg / kg / KG Propafenon i.v. über 10 Min. oder
1,0 mg / kg / KG Flecainid i.v. über 10 Min. oder
0,5 mg / kg / KG Ajmalin i.v. über 10 Min.
Firmennamen: Propafenon: Rytmonorm[R], Flecainid: Tambocor[R]
Ajmalin: Gilurytmal[R]

Liegt unverändert Vorhofflattern vor, kann nun über einen über eine Armvene unter Röntgenkontrolle in den rechten Vorhof vorgeschobenen Elektrodenkatheter eine *«overdrive suppression»* des Vorhofflatterns versucht werden. Hierbei muß der Vorhof mit einer Frequenz stimuliert werden, die 30–40% höher liegt, als die Flatterfrequenz. Kann der Vorhof mit einer solchen Frequenz effektiv stimuliert werden, kann durch plötzliches Abschalten der Stimulation das Vorhofflattern auch terminiert werden. Häufig sind mehrere Versuche mit zum Teil unterschiedlich hohen Stromstärken bis zu 10 mA notwendig. Bei Mißerfolg kann durch eine hochfrequente, sogenannte «burst-Stimulation» des Vorhofs (Stimulationsfrequenz 400–500/min.) meist Vorhofflimmern und damit das nachgeordnete Therapieziel erreicht werden. Die Abbildung 113 zeigt die Terminierung von Vorhofflattern «underdrive pacing» mittels eines implantierten AV-sequentiellen Herzschrittmachers unter starrfrequenter Magnetstimulation.

Soll z.B. aufgrund der Dauer des Bestehens des Vorhofflatterns oder des Unvermögens einer medikamentösen oder elektrischen Konversion in Sinusrhythmus nur eine normofrequente Kammerfrequenz (60–100/min.) erreicht werden, kommen außer der Digitalistherapie auch Medikamente wie Betablocker oder Verapamil in Frage.

Bei kritisch kranken Patienten (z.B. mit einem akuten Myokardinfarkt und infolge des Vorhofflatterns schlechter Hämodynamik) sollte die Rhythmusstörung sobald als möglich mittels externer Kardioversion (Defibrillation mit 50–200 Wsec.) in Kurznarkose beseitigt werden.

Die *Langzeit-Prophylaxe* des paroxysmalen Vorhofflatterns kann mit Digitalis in Kombination mit Chinidin oder einer Kombination aus Chinidin und Verapamil erfolgen. Auch Propafenon oder Flecainid oder Disopyramid (Rythmodul[R],, Norpace[R]) kommen in Frage. Werden Digoxin-Derivate in Kombination mit Chinidin appliziert, müssen die Digoxin-Erhaltungsdosen halbiert werden, da es sonst zu einer Kumulation des Digitalis durch das Chinidin kommt (Interaktion Chinidin/Digitalis). Bei Digitoxintherapie kann eine tägliche Erhaltungsdosis von 0,075 mg beibehalten werden.

Bei therapieresistentem Vorhofflattern kommt eine Therapie mit Amiodaron (Cordarex[R]) in Betracht. Wegen seiner Nebenwirkungen ist Amiodaron nicht das Antiarrhythmikum der ersten Wahl, besitzt jedoch eine ausgezeichnete Wirkung auf Arrhythmien im Vorhof. Unter diesen Bedingungen sind auch niedrige Dosen von Amiodaron (100–200 mg/d) nach Aufsättigung (1 g/d für 8 Tage) effektiv. Auch von einer Kombination mit Digitalis wurden gute Erfolge berichtet.

In Einzelfällen, vor allem dann, wenn Vorhofflattern oder Vorhofflimmern während eines bradykarden Grundrhythmus auftritt, wird auch von einer permanenten Schrittmacherstimulation im Vorhof (AAI) ein guter Effekt zu erwarten sein, da es durch die permanente Vorhofstimulation zu einer Stabilisierung der elektrischen Verhältnisse im Vorhof kommt.

Merke:
Die Therapie von Vorhofflattern (und Vorhofflimmern) mit Chinidin oder Disopyramid ohne gleichzeitige Digitalistherapie kann infolge des vagolytischen Effektes (beschleunigte AV-Leitung) der beiden Antiarrhythmika zu hohen Kammerfrequenzen bei Vorhofflattern führen und ist daher kontraindiziert.

6.3.3 Vorhofflimmern

Vorhofflimmern ist die häufigste supraventrikuläre Arrhythmie. Hämodynamisch gesehen geht beim Vorhofflimmern die Pumpfunktion der Vorhöfe verloren und infolge der absoluten Kammerarrhythmie ändert sich von Schlag zu Schlag die diastolische Kammerfüllung. Besonders bei schnellen Kammerfrequenzen wird die passive Füllung der Ventrikel behindert, was zu einer raschen hämodynamischen Verschlechterung z. B. bei einem akuten Myokardinfarkt, bei einer Mitralstenose oder bei der hypertrophen Kardiomyopathie (schon aufgrund der Wandhypertrophie schlechte diastolische Kammerfüllung) führen kann.
Ätiologisch kommt Vorhofflimmern entweder *paroxysmal* (Abb. 114, 115) oder *chronisch* bei folgenden Erkrankungen vor:

1. Mitralvitium (Druckerhöhung im linken Vorhof)
2. Koronare Herzkrankheit (Compliance-Verlust des linken Ventrikel mit nachfolgender Druckerhöhung in linken Vorhof)
3. Arterielle Hypertonie (Hypertensive Herzkrankheit)
4. Hyperthyreose (Schilddrüsenhormone)
5. Myokardinfarkt (10%)
6. Alkoholabusus (direkter Effekt oder Sympathicus-vermittelt)
7. Idiopathisch bei Herzgesunden

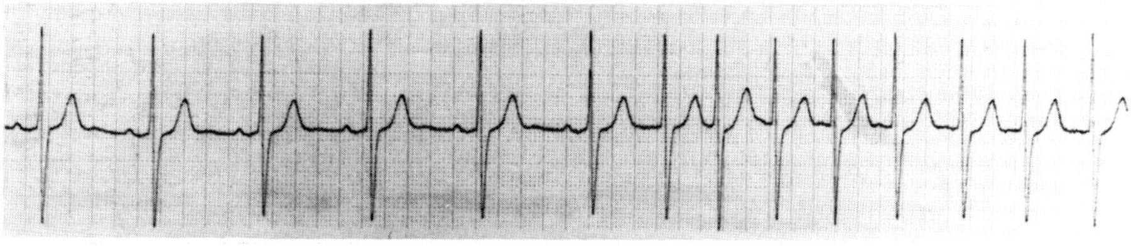

Abb.114: Paroxysmale absolute Arrhythmie bei Vorhofflimmern während einer Langzeit-EKG-Registrierung (25 mm/sec) freundlicherweise überlassen von Dr. B. Grosch, Alfried-Krupp-Krankenhaus, Essen)

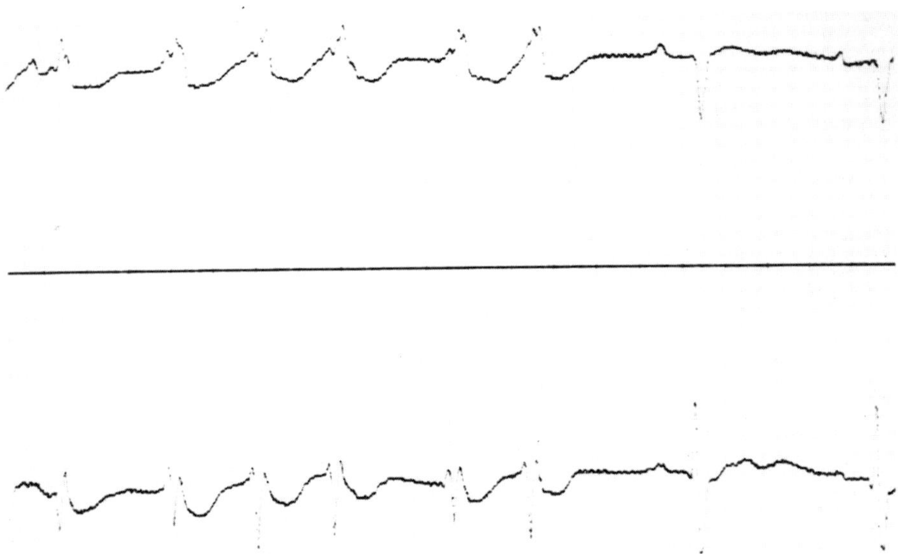

Abb. 115: Spontane Terminierung einer absoluten Tachyarrhythmia absoluta mit Schenkelblock und Übergang in Sinusrhythmus. (Langzeit-EKG-Registrierung (25 mm/sec) von Dr. B. Grosch)

Pathophysiologisch liegt dem Vorhofflimmern wie dem Vorhofflattern ein reentry-Mechanismus zugrunde.
Elektrokardiographisch finden sich bei Vorhofflimmern:

1. Vorhofflimmerwellen (am besten in Ableitung V_1 nachweisbar)
2. Unregelmäßige Kammeraktionen (absolute Kammerarrhythmie).

Große Schwankungen in der Amplitude der Flimmerwellen bereiten manchmal Schwierigkeiten in der Abgrenzung von Flatterwellen. Die absolute Arrhythmie der QRS-Komplexe beweist jedoch das Vorliegen von Vorhofflimmern. Man spricht in einem solchen Fall von grobem Vorhofflimmern oder von Vorhofflattern/flimmern (Abb. 116, 110).
Bei hoher Kammerfrequenz ist die absolute Kammerarrhythmie schwer zu erkennen («Pseudo-Regularisierung») (Abb. 117, 110).
Gelegentlich auftretende schenkelblockartig verbreiterte QRS-Komplexe bei bestehendem Vorhofflimmern sind entweder Folge einer *intermittierenden funktionellen Schenkelblockierung* oder es handelt sich um *ventrikuläre Extrasystolen*: (Abb. 118)
Geht dem verbreiterten QRS-Komplex ein langes RR-Intervall voran, so spricht dies für einen funktionellen Schenkelblock (*Ashman-Phänomen* bei Lang-Kurz-Sequenz der RR-Komplexe). Je länger das Intervall vom ver-

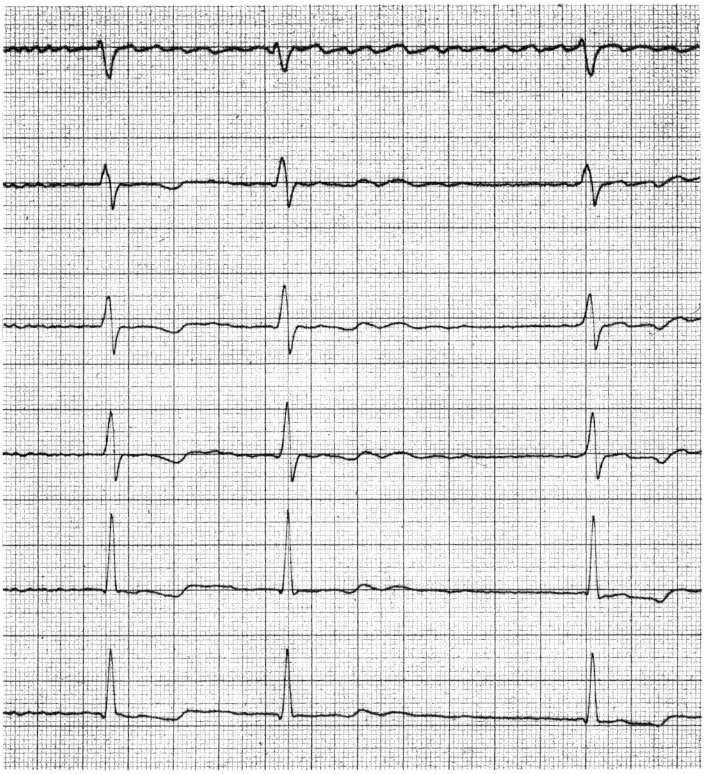

Abb. 116: Absolute Arrhythmie bei «grobem» Vorhofflimmern. (Wilson-Ableitungen, 50 mm/sec).

breiterten QRS-Komplex bis zum nachfolgenden schmalen QRS-Komplex ist, desto wahrscheinlicher handelt es sich um eine ventrikuläre Extrasystole mit mehr oder weniger kompensierter Pause. Das Vorliegen eines rechtsschenkelblockartig deformierten QRS-Komplexes spricht mehr für einen funktionellen Rechtsschenkelblock.

Einen AV-Block III bei Vorhofflimmern erkennt man daran, daß plötzlich regelmäßige RR-Intervalle mit niedriger Frequenz auftreten. Die QRS-Komplexe können schmal (suprabifurkales Ersatzzentrum) oder breit (infrabifurkales Ersatzzentrum) sein (Abb. 119).

Die *klinische Symptomatik* besteht aus Palpitationen oder den Zeichen einer Herzinsuffizienz. Ihr Ausmaß wird von der Kammerfrequenz (Bradyarrhythmia absoluta oder Tachyarrhythmia absoluta) bestimmt.

Wichtig ist bei Vorhofflimmern der Vergleich der Pulsfrequenz mit der auskultierten Herzfrequenz, um das *Pulsdefizit* festzustellen, das als Maßstab für die durchzuführende Digitalistherapie benutzt werden kann. Ein peri-

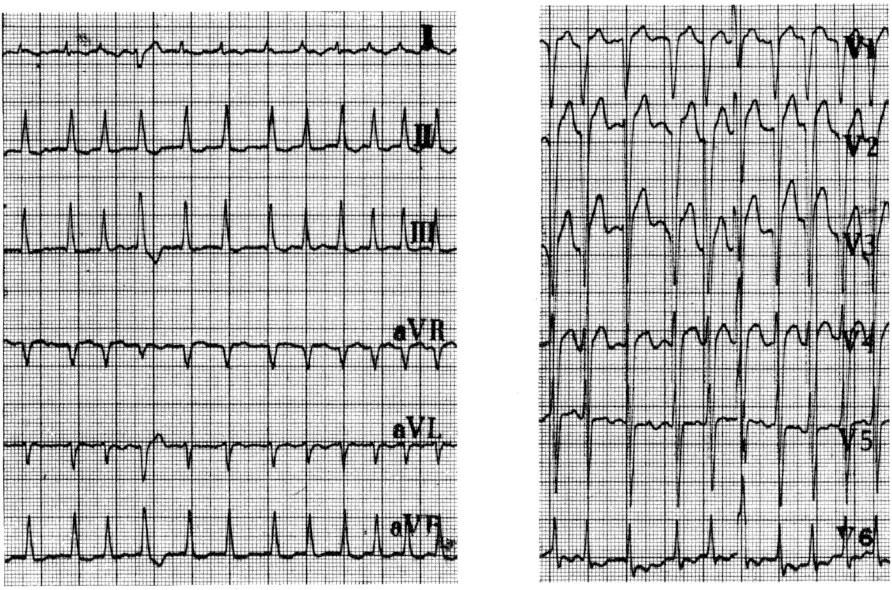

Abb. 117: Absolute Tachyarrhythmie bei Vorhofflimmern mit einer mittleren Kammerfrequenz von 200/min (Standard-EKG, 25 mm/sec). Beachte die «Pseudo-Regularisierung der QRS-Komplexe» infolge hoher Frequenz.

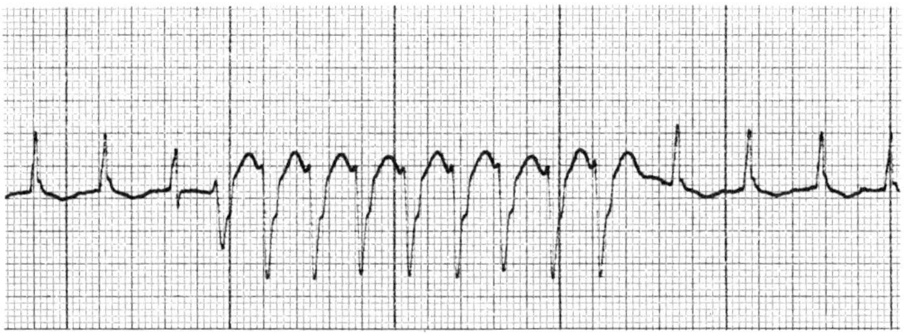

Abb. 118: Absolute Tachyarrhythmie bei Vorhofflimmern und intermittierendem funktionellen Schenkelblock (Langzeit-EKG-Registrierung, 25 mm/sec). Beachte die fehlende kompensatorische Pause.

pheres Pulsdefizit kann auch bei einer supraventrikulären oder ventrikulären Extrasystolie auftreten.

Systemische Embolien treten bei jedem 3. bis 4. Patienten mit Vorhofflimmern auf. Daraus ergibt sich die Verpflichtung, jeden Patienten mit Vorhofflimmern bei einem Mitralvitium mit oralen Antikoagulantien solange wie klinisch vertretbar zu behandeln. Auch Patienten mit paroxysmalem Vorhofflimmern und einer Vergrößerung des linken Vorhofs aufgrund einer

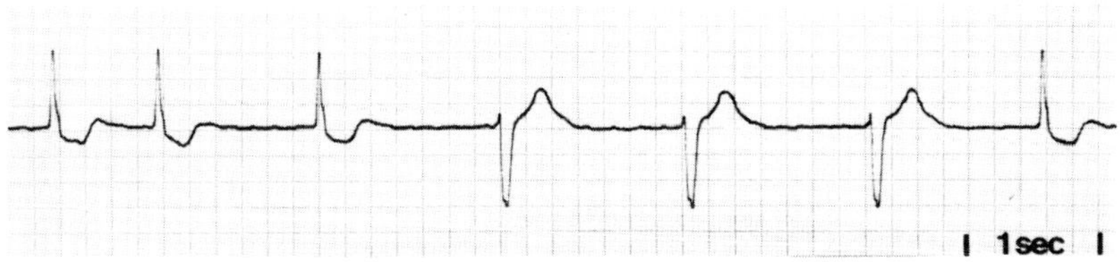

Abb. 119: Intermittierender AV-Block III und Kammerersatzrhythmus bei Vorhofflimmern und einer absoluten Kammerarrhythmie (links). Das Auftreten des AV-Blocks erkennt man an der veränderten Morphologie der QRS-Komplexe (QRS > 0,11 sec), die langsam (Kammerfrequenz) und regelmäßig einfallen (Rhythmusstreifen, 25 mm/sec). Die ST-T-Komplexe während des Vorhofflimmerns lassen bei den muldenförmigen ST-Senkungen an eine Digitalis-Überdosierung als Ursache des AV-Blocks III denken.

anderen Erkrankung sollten vorsichtshalber mit Marcumar[R] behandelt werden (Quick-Wert 18–25%, beachte unterschiedliche Reagentien mit unterschiedlichen Normalbereichen!). Ist der linke Vorhof nicht vorgrößert, ergibt sich keine Notwendigkeit zur Antikoagulation, vorausgesetzt, es ist noch zu keiner Embolie gekommen.

Die Therapie von akut aufgetretenem Vorhofflimmern mit schneller Kammerfrequenz (absolute Tachyarrhythmie) besteht je nach klinischer Symptomatik in einer intravenösen oder oralen Digitalisierung (siehe Akutbehandlung des Vorhofflatterns). Die Dosierung richtet sich nach der Kammerfrequenz und nicht nach den Digitalisspiegeln im Blut. Kommt es innerhalb von 24 Stunden nicht zu einer Konversion des Vorhofflimmerns in Sinusrhythmus, kommt eine additive orale Therapie mit Chinidin oder einer Kombination aus Chinidin und Verapamil nach folgendem Schema in Frage, das sich in der Praxis bewährt hat:

1. Eine Testtablette Chinidin (250 mg) zum Ausschluß einer Idiosynkrasie mit abnormer QT-Verlängerung, die bei Nichtbeachtung zum akuten Herztod infolge tachykarder Herzrhythmusstörungen führen kann.
2. Nach 2 Stunden 2 Tabletten Chinidin (500 mg).
3. Alle 6 Stunden 1 Tablette Chinidin (250 mg) für 24–48 Stunden oder alternativ 2 × 2 Tabletten Chinidin (2 × 500 mg) für die Dauer von 24–48 Stunden.

Wirkungsvoller soll noch die Kombination aus Chinidin und Verapamil (Cordichin[R]) sein (2 × 1 bis 3 × 1 Tablette/Tag).

Ausgeglichene Elektrolytwerte (Serum-Kalium!) sind Voraussetzung für eine erfolgreiche Konversion. Gelingt die medikamentöse Konversion nicht, erfolgt die externe Kardioversion in Kurznarkose mit 50–200 Wsec., die bei schlechter hämodynamischer Situation sofort anzustreben ist.

Besteht das Vorhofflimmern schon längere Zeit, empfiehlt sich eine volle Antikoagulation mit Marcumar[R] oder Heparin mindestens 8 Tage vor der

medikamentösen oder elektrischen Konversion, um eventuelle Embolien aus dem linken Vorhof zu vermeiden, wenn dieser sich plötzlich wieder kräftig im Sinusrhythmus kontrahiert.
Vor der elektrischen Konversion braucht Digitalis nicht abgesetzt zu werden, eine Überdosierung ist jedoch wegen der Gefahr einer digitalisinduzierten ektopen Impulsbildung (gesteigerte Phase 4-Depolarisation im His-Purkinje-System) zu vermeiden.

Merke:
Die Chance, Vorhofflimmern in Sinusrhythmus medikamentös zu konvertieren oder nach erfolgreicher elektrischer Konversion ein Rezidiv zu verhindern, nimmt mit zunehmender Vorhofgröße und mit der Dauer des Vorhofflimmerns (> 2 Jahre) vor dem Kardioversionsversuch ab.

Besteht ein *stabiles Vorhofflimmern*, das von dem Patienten gut toleriert wird, ist es manchmal sinnvoller, dies zu belassen und sich nur auf die Kontrolle der Kammerfrequenz (Parameter ist das periphere Pulsdefizit) mit z. B. Digitalis, Betablocker, Verapamil zu konzentrieren, als nach Konversion einen instabilen Zustand mit paroxysmalem Vorhofflimmern zu schaffen, der als sehr störend empfunden wird und außerdem noch die Gefahr thromboembolischer Komplikationen beinhaltet.
Die *Langzeitprophylaxe von paroxysmalem Vorhofflimmern* ist häufig schwierig. Digitalis ist das Medikament der ersten Wahl. Da es meist nicht ausreicht, kommt eine additive Therapie mit Chinidin, einer Chinidin/Verapamil-Kombination (unter Reduktion der Digitalis-Erhaltungsdosis), mit Disopyramid, Propafenon, Flecainid oder Sotalol (Sotalex^{R}) in Betracht. Amiodaron (hier wirksam auch in niedriger Dosierung) vor allem in Kombination mit Digitalis ist das effektivste Medikament, steht aber wegen der bekannten Nebenwirkungen am Ende des medikamentösen Therapiespektrums.

6.3.4 Vorhoftachykardie

Die ektope Vorhoftachykardie ist eine seltene supraventrikuläre Tachykardie. Sie zeichnet sich durch eine Frequenz von 140–250/min. aus. Die P-Wellen im EKG gleichen weder den P-Wellen bei Sinusrhythmus noch den P-Wellen, die Ausdruck einer retrograden Vorhofaktivierung bei einem AV-Knotenrhythmus sind. Häufig besteht ein 2:1 AV-Block. Pathophysiologisch scheint es sich um eine gesteigerte Automatie eines ektopen Fokus im Vorhof zu handeln (Abb. 120, 121).
Eine Digitalisüberdosierung ist vor allem bei älteren Patienten ätiologisch häufig im Spiel. Während hier die Therapie im Absetzen von Digitalis

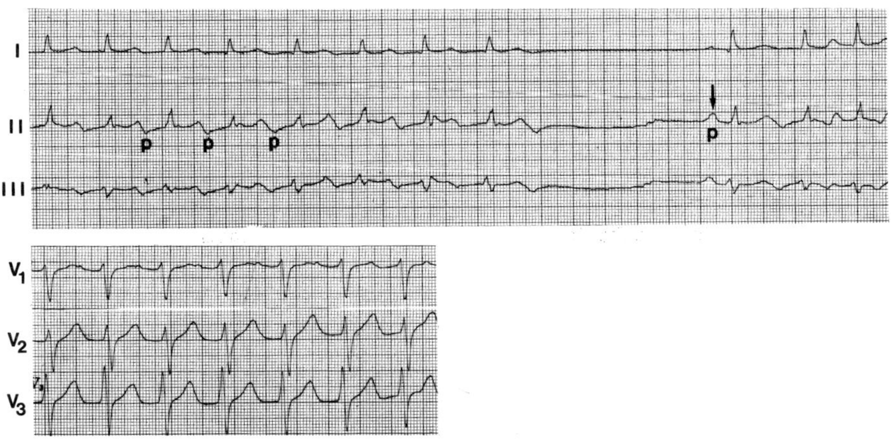

Abb. 120: Ektope Vorhoftachykardie (Einthoven-Ableitungen und Wilson-Ableitungen V1–V3, 25 mm/sec). Beachte die unterschiedliche P-Wellen-Morphologie während der Tachykardie im Vergleich zu der Sinus-P-Welle (Pfeil) nach einer kurzen spontanen Terminierung der Tachykardie.

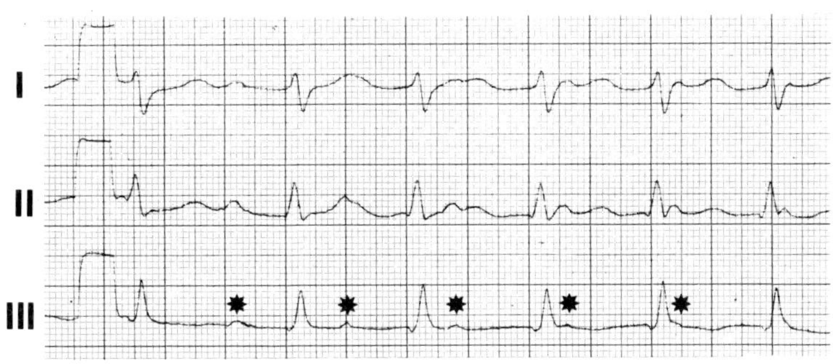

Abb. 121: Ektope Vorhoftachykardie mit Wenckebach-ähnlicher AV-Überleitung infolge antiarrhythmischer Therapie nach operativem Verschluß eines Vorhofseptumdefektes (fokale Genese, abnorme Automatie?) Die P-Wellen sind nur in Abl. III gut zu erkennen (Sterne) (Einthoven-Ableitungen, 25 mm/sec).

besteht, ist die ektope Vorhoftachykardie bei jüngeren Menschen, die weniger paroxysmal als permanent auftritt und nicht selten mit wenigen Unterbrechungen Jahre bestehen kann, medikamentös äußerst schwer mit Klasse-1-Antiarrhythmika zu behandeln. Am effektivsten hat sich Amiodaron in Kombination mit Digitalis erwiesen. Alternativ kommen heute die Katheterablation des Vorhoffokus oder seine operative Ausschaltung mittels Resektion oder Kryochirurgie in Frage.

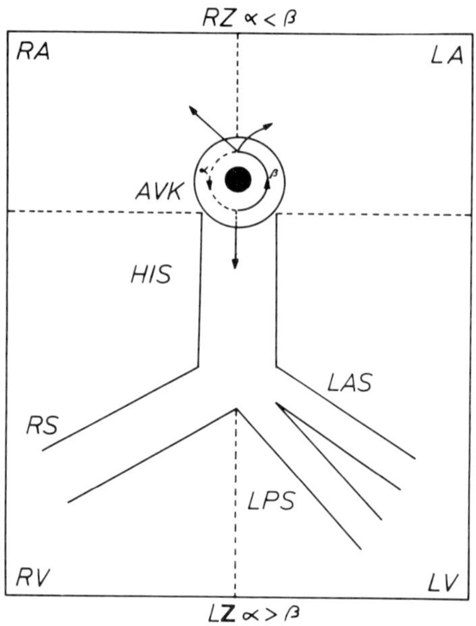

Abb. 122: Schematische Darstellung einer AV-Knoten-reentry-Tachykardie (AVNT). Der elektrische Impuls kreist auf einer im AV-Knoten (AVK) befindlichen reentry-Bahn, die aus einer langsam leitenden alpha-Bahn mit kurzer Refraktärzeit (RZ) für die antegrade Leitung zu den Kammern und aus einer schnell leitenden beta-Bahn mit langer Refraktärzeit für die retrograde Leitung zu den Vorhöfen besteht («slow-fast-AV-nodal tachycardia») (RS: rechter: Tawara-Schenkel, LAS: links-anteriorer Faszikel, LPS: linksposteriorer Faszikel, LZ: Leitungszeit)

6.3.5 AV-Knoten-reentry-Tachykardie (AVNT)

Eine AVNT liegt ungefähr ⅔ aller supraventrikulärer Tachykardien zugrunde. Bei der AVNT besteht ein reentry-Kreis im oder in der Gegend des AV-Knotens (51). Dieser setzt sich zusammen aus einer den elektrischen Impuls vom Vorhof zur Kammer langsam leitenden Bahn mit kurzer elektrischer Refraktärzeit (alpha-Bahn) und einer den Impuls schnell zum Vorhof zurückleitenden Bahn mit langer Refraktärzeit (Beta-Bahn). Der Impuls kreist auf diesen Bahnen und aktiviert von dort aus nahezu simultan Vorhöfe (retrograd) und Kammern (antegrad) (Abb. 122).
Das Vorhandensein zweier funktionell differenter AV-Leitungsbahnen ist für eine AVNT obligat, das heißt, daß das Auftreten einer AVNT das Vorhandensein dieser Bahnen beweist. In seltenen Fällen manifestieren sie sich auch bei normalem Sinusrhythmus durch wechselnde AV-Intervalle (2 unterschiedlich lange PQ-Intervalle entsprechend der Leitung einmal über die schnelle alpha-Bahn und dann Übergang auf die langsamere beta-Bahn infolge einer Änderung des vegetativen (autonomen) Tonus).

Mechanismus der Entstehung einer AVNT. Bei vorhandenen unterschiedlichen AV-Leitungsbahnen wird nun eine AVNT z.B. durch eine vorzeitig einfallende Vorhof-Extrasystole ausgelöst. Dieser vorzeitige Impuls wird in der Bahn mit der längeren Refraktärzeit (beta-Bahn) blockiert, während die alpha-Bahn ihn wegen ihrer kürzeren Refraktärzeit zum Ventrikel weiterleiten kann, allerdings mit einer wesentlich langsameren Geschwindigkeit. Diese antegrade Leitungsverzögerung bewirkt nun, daß der retrograd in die beta-Bahn eintretende Impuls an der Stelle des ursprünglichen antegraden Blocks wieder elektrisch erregbares Gewebe vorfindet, die blockierte Stelle retrograd überwinden und wieder antegrad in die alpha-Bahn eintreten kann (Wiedereintritt = reentry). Während der AVNT besteht also eine langsame AV- und eine schnelle VA-Leitung (sogenannte «slow-fast AV nodal tachycardia). Die Dauer des Kreisens des Impulses auf den vorgegebenen Bahnen hängt von einer sehr feinen Abstimmung zwischen den elektrischen Leitungsgeschwindigkeiten und den elektrischen Refraktärzeiten der beteiligten Strukturen ab. Daraus erklärt sich einmal, daß die AVNT meist paroxysmal und nachts (Vagotonus) auftritt und ferner stark den Einflüssen des vegetativen Nervensystems unterworfen ist, welche die elektrophysiologischen Parameter ständig modulieren (Abb. 123)

Elektrokardiographisch findet sich eine regelmäßige Tachykardie mit schmalen (< 0,11 sec) QRS-Komplexen, wobei auf den ersten Blick keine P-Wellen zu erkennen sind, da sie sich im QRS-Komplex befinden (simultane Erregung von Vorhöfen und Kammern). Die retrograde Vorhoferregung (P-Welle) zeigt sich jedoch an einem pseudo-r' in den Ableitungen V1 und avR, das eine verspätete rechtsventrikuläre Erregung vortäuscht (28) (Abb. 124).

Merke:
Eine supraventrikuläre Tachykardie mit einer rSr'-Konfiguration in V1 und avR läßt an eine AVNT denken.

Eine AVNT kann jedoch auch mit einem verbreiterten (> 0,11 sec.) QRS-Komplex einhergehen, nämlich dann, wenn entweder ein Schenkelblock schon bei Sinusrhythmus vorbesteht oder wenn ein frequenzabhängiger, funktioneller Schenkelblock auftritt (meist Rechtsschenkelblock).

Therapeutisch steht zur Tachykardie-Terminierung in erster Linie eine Veränderung des autonomen Tonus durch Karotissinus-Massage oder Valsalva-Preßversuch (Erhöhung des Vagotonus) zur Verfügung. Der erhöhte Vagotonus soll einen antegraden Leitungsblock in der alpha-Bahn erzeugen. Gelingt dies nicht, wird eine langsame i.v. Gabe von Verapamil (Isoptin^{R}) in einer Dosis von 5–10 mg unter ständiger EKG- und Blutdruckkontrolle dies in aller Regel besorgen.

Zur *medikamentösen Anfallsprophylaxe* wird man sich nach der klinischen Symptomatik (Anfallshäufigkeit, Leichtigkeit der Anfallskuppierung, Tachykardiefrequenz, Präkollaps oder Kollaps während der Tachykardie) richten.

Ein *optimales Antiarrhythmikum* wird bei zu vernachlässigenden Nebenwirkungen den Triggerfaktor der Tachykardie, die Vorhof- oder seltener die Kammer-Extrasystole, supprimieren und außerdem die Leitungsbedingun-

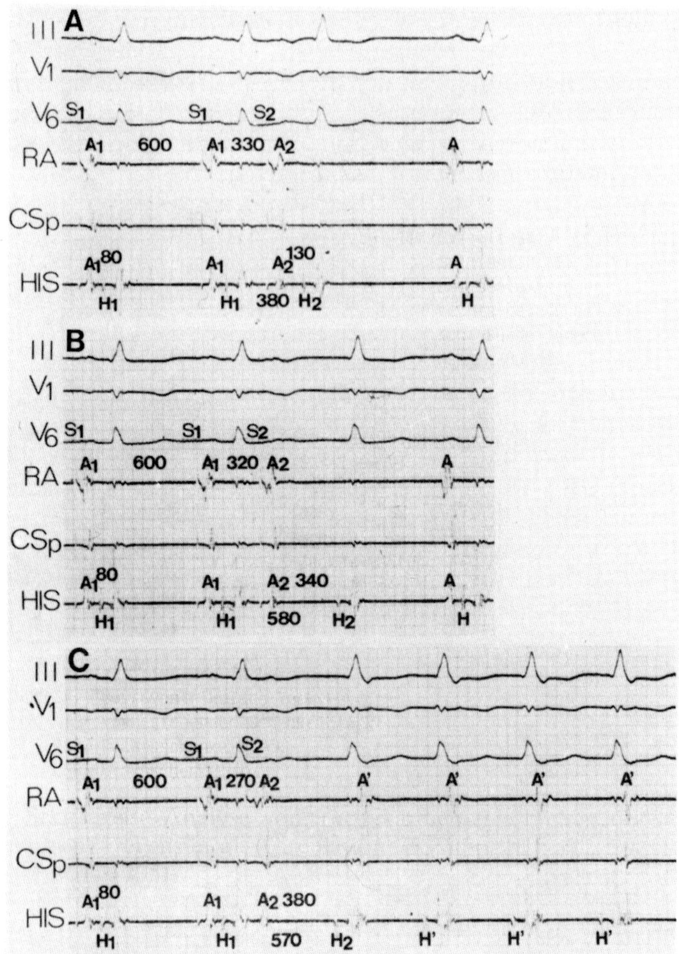

Abb. 123: Programmierte Vorhofstimulation zur Auslösung einer AV-Knoten-reentry-Tachykardie (jeweils simultane Darstellung von 3 Oberflächen-EKG-Ableitungen (III, V1, V6) und 3 intrakardialen Ableitungen aus dem rechten Vorhof (RA), proximalen Koronarsinus (CSp) und vom His'schen Bündel (His)):
A: Der rechte Vorhof wird mit einer Frequenz von 100/min (S1S1: 600 ms) stimuliert. Ein vorzeitig applizierter Extrastimulus (S2) mit einem Kopplungsintervall von 330 ms wird mit einer A2H2-Intervall von 130 ms durch den AV-Knoten geleitet.
B: Die Verkürzung des Kopplungsintervalls von S2 auf 320 ms führt zu einer sprunghaften Zunahme des A2H2-Intervalls auf 340 ms, die durch den Wechsel von der schnellen AV-Bahn (beta-Bahn) auf die langsame alpha-Bahn erklärbar wird.
C: Erst die maximale AV-Leitungsverzögerung von 380 ms erlaubt den retrograden Eintritt in die schnelle beta-Bahn und damit die Entstehung einer AV-Knoten-reentry-Tachykardie.

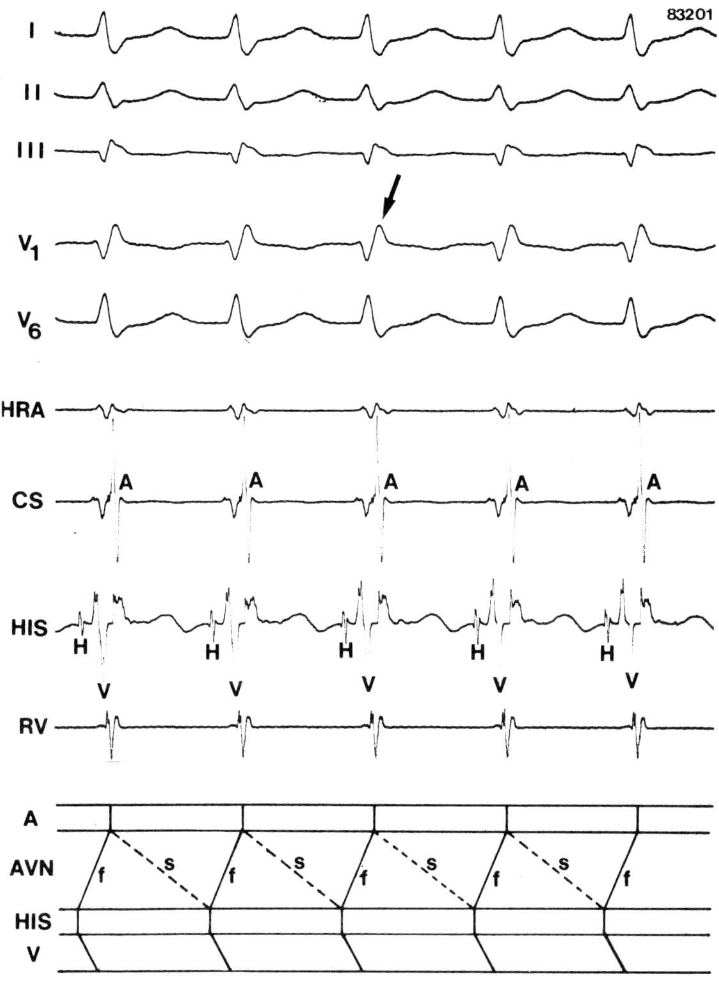

Abb. 124: AV-Knoten-reentry-Tachykardie (AVNT). Simultane Darstellung von 5 Oberflächen-EKG-Ableitungen (I, II, III, V1, V6) und 4 intrakardialen Ableitungen vom hohen rechten Vorhof (HRA), Koronarsinus (CS), His'schen Bündel (His) und rechten Ventrikel (RV). Dem ventrikulären Signal (V) geht ein His-Signal (H) voraus, d.h. die Kammern werden antegrad über den AV-Knoten und zwar wegen des langen AH-Intervalls über eine langsam leitende AV-Bahn («slow pathway» (s)) erregt. Die retrograde Leitung zu den Vorhöfen ist schnell, das VA-Intervall ist kurz, und geschieht über eine schnell leitende (fast pathway) (f)) AV-Bahn. Das Leiterdiagramm (unten) erklärt den Erregungsablauf im AV-Knoten (AVN): Vorhöfe und Kammern werden nahezu simultan erregt. Beachte, daß die retrograde P-Welle in Ableitung V1 ein pseudo-r' (Pfeil) erzeugt.

gen im reentry-Kreis so verändern, daß der Impuls nicht mehr kreisen kann. Ideal wäre eine Leitungsbeschleunigung in der alpha-Bahn und eine Verlängerung der retrograden Refraktärzeit der beta-Bahn. Leider gibt es kein Antiarrhythmikum mit solchen Eigenschaften. Alle bisher bekannten Medikamente führen außer zu einer unterschiedlich ausgeprägten Refraktärzeit-Verlängerung zu einer Leitungsverzögerung. Die Wirkung und damit die klinische Effizienz eines Antiarrhythmikums auf eine AVNT wird somit von dem Verhältnis seiner leitungsverzögernden Wirkung zu seiner refraktärzeitverlängernden Wirkung abhängen. Aufgrund theoretischer Überlegungen, die sich von bekannten tierexperimentellen elektrophysiologischen Ergebnissen ableiten, werden die Klasse 3-Antiarrhythmika (Amiodaron, Sotalol) mit ihrer ausgeprägten refraktärzeitverlängernden Wirkung (Verlängerung der Phase 3 des Aktionspotentials) am besten wirken trotz ihrer ebenfalls vorhandenen leitungsverzögernden Wirkung. Dies hat auch die klinische Praxis gezeigt. Aus dem oben gesagten wird jedoch auch deutlich, warum ein Antiarrhythmikum zu einer Verschlechterung, zu einer Transformierung einer ursprünglich paroxysmalen zu einer permanenten Form der AVNT, führen kann, nämlich dann, wenn die Leitungsgeschwindigkeit verlangsamt wird, die retrograde Refraktärzeit der beta-Bahn aber nur gering oder gar nicht verlängert wird. Hier sind die Betablocker anzuführen.

Die antiarrhythmische Therapie der AVNT ist somit individuell auszutesten. Vorgeschlagen können werden:

1. Sotalol (2 × 80 bis 2 × 160 mg/Tag p.os)
2. Klasse 1a und 1c-Medikamente:
   z.B. Propafenon, 3 × 150 mg/Tag p.os.,
   Flecainid, 2 × 100 mg/Tag p.os.,
   Disopyramid, 3 × 200 mg/Tag p.os.,
3. Amiodaron, 200 mg/Tag nach Aufsättigung

Gelingt keine befriedigende medikamentöse Therapie, ist eine *elektrophysiologische Untersuchung des Herzens* mit dem Ziel der Diagnose-Sicherung und der Analyse des Initiierungs- und Terminierungsmechanismus der Tachykardie indiziert (Abb. 124). Es soll hiermit ferner die Frage geklärt werden, ob für den Patienten eine permanente elektrische Therapie mit einem *antitachykarden Herzschrittmacher-System* in Frage kommt. Zahlreiche elektrophysiologische Untersuchungen von supraventrikulären reentry-Tachykardien in den letzten 10 Jahren haben gezeigt, daß sich die Mehrzahl dieser Tachykardien (mit Ausnahme der Vorhoftachykardien und von Vorhofflattern) mit 2 elektrischen Extrastimuli im Vorhof oder im rechten Ventrikel appliziert, terminieren lassen. Die heute verfügbaren antitachykarden Herzschrittmacher-Systeme sind in der Lage, die Tachykardie zu erkennen und dann entweder automatisch oder von außen durch Patientenhand veranlaßt (mit einem Radiofrequenz-Aktivator), eine vorprogrammierte An-

zahl von Extrastimuli abzugeben. Die Vorzeitigkeit der Extrasystolen verkürzt sich dabei schrittweise, um die Lücke im reentry-Kreis zu finden, in die der Impuls eindringen kann und infolge der Schaffung eines bidirektionalen Blockes die Tachykardie unterbrechen kann. (Abb. 88)
Als «ultima ratio» in der Behandlung therapieresistenter supraventrikulärer Tachykardien gilt heute neben dem chirurgischen Versuch, eine der AV-Leitungsbahnen zu durchtrennen, die elektrische Ablation des His'schen Bündels. Über einen am His'schen Bündel lokalisierten Elektrodenkatheter wird in Kurznarkose ein Energiestoß (interne Defibrillation mit 200 Wsec.) appliziert, der zu einer Koagulationsnekrose im Bereich des AV-Knotens und des His'schen Bündels mit permanentem AV-Block führt. Dieser bedingt eine permanente Schrittmacherversorgung der Patienten (DDD-Stimulation). Da dies Verfahren nicht ungefährlich ist, sollte es entsprechenden Zentren vorbehalten bleiben.

6.3.6 AV-junktionale-reentry-Tachykardie (AVJT)

Bei der AVJT besteht ein reentry-Kreis aus dem Vorhof, AV-Knoten, His-Purkinje-System und einer akzessorischen AV-Verbindung in Form eines angeborenen Kent'schen Bündels zwischen Vorhof- und Ventrikelmuskulatur oder in sehr seltenen Fällen eines Maheim'schen Bündels (nodo- oder fasciculo-ventrikuläres Bündel) zwischen His-Purkinje-System und rechtem Ventrikel. Nach der Lokalisation unterscheidet man (Abb. 125):
links- bzw. rechtslaterales Kent'sches Bündel,
anteroseptales Kent'sches Bündel und
posteroseptales Kent'sches Bündel.
Während einer AVJT kann der Impuls nun einmal antegrad das AV-Knoten-His-Purkinje-System und retrograd das Kent'sche Bündel *(orthodrome reentry-Tachykardie)* oder umgekehrt antegrad das Kent'sche Bündel und retrograd das His-Purkinje-System und den AV-Knoten benutzen *(antidrome reentry-Tachykardie)*. Letztere geht infolge der Präexcitation des lin-

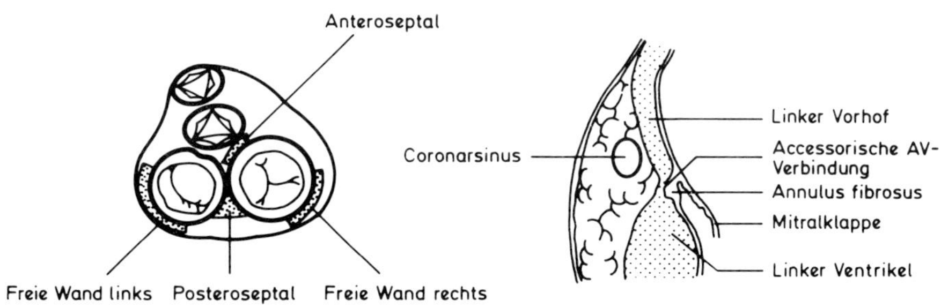

Abb. 125: Schematische Darstellung der möglichen Lokalisationen von akzessorischen AV-Verbindungen.

ken oder rechten Ventrikels (je nach Lokalisation des Kent'schen Bündels) mit einer Rechtsschenkel- oder Linksschenkelkonfiguration der QRS-Komplexe während der Tachykardie im EKG einher. Eine AVJT bei vorhandenem Maheim'schen Bündel ist nahezu immer antidrom, und geht daher immer mit einer linksschenkelblockartigen Konfiguration infolge der rechtsventrikulären Präexcitation einher.

Im *EKG* zeigt sich die AVJT als regelmäßige Tachykardie mit in der Regel schmalen QRS-Komplexen (orthodrome Tachykardie). Breite QRS-Komplexe treten auf, wenn bei der orthodromen Tachykardie ein funktioneller Schenkelblock auftritt, oder wenn ein Schenkelblock schon während Sinusrhythmus vorbesteht. Hier ergibt sich die folgende

Differentialdiagnose der Tachykardien mit verbreiterten QRS-Komplexen: (Abb. 126)

1. Orthodrome SVT mit funktionellem oder vorbestehendem Schenkelblock,
2. Antidrome SVT (sehr selten)
3. Ventrikuläre Tachykardie

Aufgrund der Arbeiten von Wellens (100, 101) hilft bei der Unterscheidung Ventrikuläre Tachykardie/Supraventrikuläre Tachykardie mit aberrierender Leitung (Schenkelblockierung) die Analyse der *QRS-Dauer*, der *QRS-Achse* und der *QRS-Morphologie in den Brustwandableitungen* während der Tachykardie:

69 % der untersuchten Patienten mit ventrikulären Tachykardien (VT) zeigten *eine QRS-Dauer > 0,14 sec.*, während dies kein Patient mit einer supra-

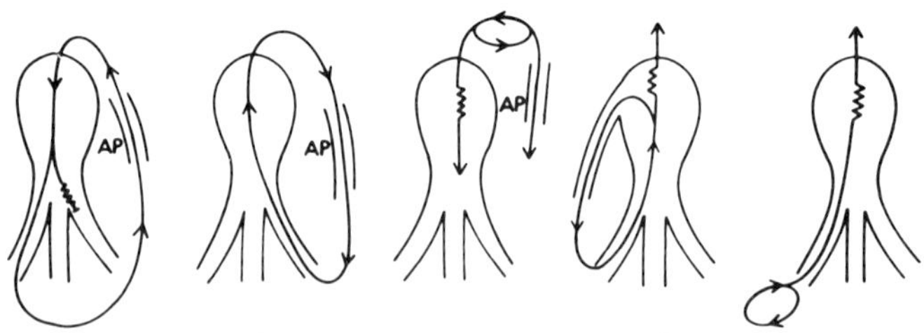

Abb. 126: Schematische Darstellung des möglichen Erregungsablaufes bei Tachykardien mit Linksschenkelblock-Konfiguration:

a) Orthodrome AV-junktionale-reentry-Tachykardie bei linksgelegener akzessorischer Bahn (AP) und vorbestehendem oder funktionellem Linksschenkelblock,
b) antidrome AV-junktionale-reentry-Tachykardie bei linksgelegener akzessorischer Bahn,
c) Vorhofflattern, -flimmern mit ventrikulärer Präexcitation über eine linksgelegene akzessorische Bahn,
d) antidrome AV-junktionale-reentry-Tachykardie bei rechtsgelegener akzessorischer nodo- oder fasciculo-ventrikulärer Bahn (Maheim-Bündel),
e) Ventrikuläre Tachykardie rechtsventrikulären oder septalen Ursprungs.

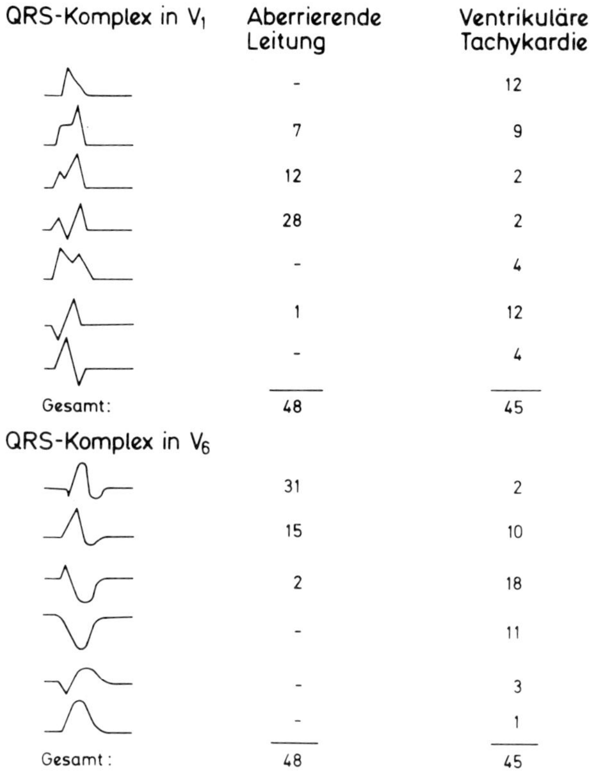

Abb. 127: Wertigkeit der QRS-Morphologie in Ableitung V1 und V6 für die Differentialdiagnose von supraventrikulären Tachykardien mit Schenkelblock (aberrierende Leitung) und ventrikulären Tachykardien bei 93 Patienten in der Originalarbeit von Wellens et al. (101).

ventrikulären Tachykardie (SVT) mit aberranter Leitung zeigte (Abb. 127). Rechtsschenkelblockierungen (RSB) waren in beiden Gruppen doppelt so häufig wie Linksschenkelblockierungen (LSB).

20/35 (59 %) der Patienten mit LSB-VT und 48/65 (74 %) der Patienten mit RSB-VT hatten eine QRS-Achse < − 30 Grad. Dagegen zeigten nur 3/69 (4 %) der Patienten mit RSB-SVT und 4/31 (13 %) der Patienten mit LSB-SVT eine linkstypische Achseneinstellung < − 30 Grad.

Zusammengefaßt heißt das, daß eine regelmäßige Tachykardie mit rechtsschenkelblockartig deformierten QRS-Komplexen, einer Achse von < − 30 Grad und einer Breite von < 0,14 sec am wahrscheinlichsten eine supraventrikuläre Tachykardie mit Rechtsschenkelblock (aberrierende Leitung) darstellt.

Über die unterschiedliche QRS-Morphologie gibt die Abbildung nach Wellens (Abb. 127) Auskunft:

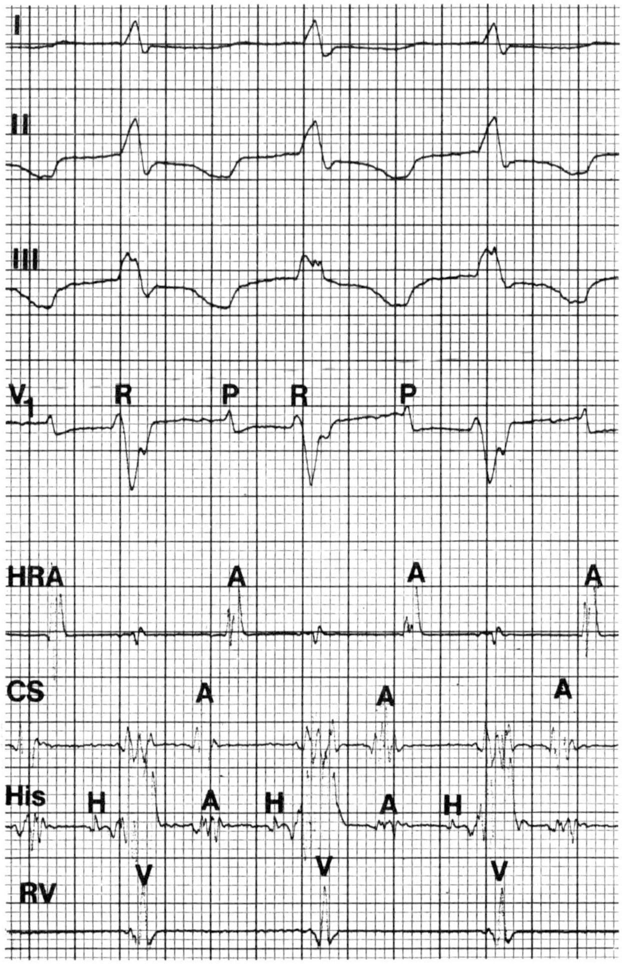

Abb. 128: Orthodrome AV-junktionale-reentry-Tachykardie (RP > PR, selten!) mit antegrader Leitung über den AV-Knoten und retrograder Leitung über eine langsam leitende, linksgelegene akzessorische Bahn. In der His-Ableitung geht jedem ventrikulären Signal (V) ein His-Signal (H) voraus, das heißt, die Kammern werden über das AV-Knoten-His-Purkinje-System aktiviert. Nach dem V-Signal folgt eine regelmäßige Sequenz von Vorhofsignalen (A), die einer retrograden Leitung zu den Vorhöfen entspricht. Das früheste A-Signal findet sich in der Koronarsinus-Ableitung (CS), so daß eine retrograde Präexcitation des linken Vorhofes über eine linksgelegene akzessorische Bahn vorliegen muß. Dargestellt sind simultan die 4 Oberflächen-EKG-Ableitungen I, II, III, V1 und 4 intrakardiale Ableitungen vom hohen rechten Vorhof (HRA), Koronarsinus (CS), His'schen Bündel (His) und rechten Ventrikel (RV) (100 mm/sec.)

Im Vergleich zur AV-Knoten-reentry-Tachykardie (AVNT) liegt bei der AVJT ein größerer reentry-Kreis vor. Die retrograde Vorhoferregung bei der häufigsten orthodromen Form geschieht später, die retrograde P-Welle erscheint später, meist in der ST-Strecke und ist dort häufig mit einiger Übung auszumachen. (Abb. 128).
Durch Analyse der Beziehung zwischen dem QRS-Komplex und der P-Welle gelingt somit einmal die elektrokardiographische Differentialdiagnose zwischen einer AVNT (P in QRS) und einer AVJT (RP < PR). Außerdem kann die Morphologie der P-Welle Aufschluß über die Lokalisation des Kent'schen Bündels geben. Findet sich z. B. während einer supraventrikulären Tachykardie eine dem QRS-Komplex folgende negative P-Welle in Abteilung I, so liegt eine reentry-Tachykardie unter Einbeziehung eines linksla-

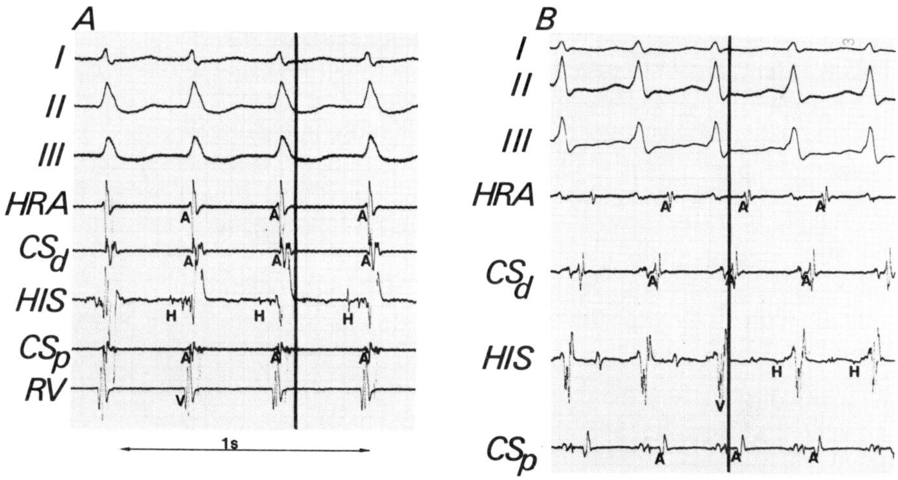

Abb. 129: Differentialdiagnose von supraventrikulären Tachykardien mittels intrakardialer EKG-Ableitung (der senkrechte Balken bezeichnet das Ende des QRS-Komplexes):
A: AV-Knoten-reentry-Tachykardie: Die Kammern werden antegrad über den AV-Knoten erregt, dem ventrikulären Signal (V) geht das His-Signal (H) voraus. Sämtliche Vorhofsignale (A) treten innerhalb des QRS-Komplexes, links des Balkens, auf (P in QRS).
B: AV-junktionale-reentry-Tachykardie mit antegrader Leitung über den AV-Knoten (dem ventrikulären Signal (V) geht das His-Signal (H) voraus) und retrograder Leitung über eine linksgelegene akzessorische AV-Verbindung. Das früheste atriale Signal (A) nach dem V-Signal erscheint in der linksatrialen Ableitung vom distalen Koronarsinus (CSd) = linksatriale retrograde Präexcitation. Alle atriale Signale erscheinen rechts vom Balken (RP < PR).
Simultan dargestellt sind 3 Oberflächen-EKG-Ableitungen (I, II, III) und 4 bzw. 5 intrakardiale Ableitungen vom hohen rechten Vorhof (HRA), distalen Koronarsinus (CSd), proximalen Koronarsinus (CSp), His'schen Bündel (His) und rechten Ventrikel (RV).

teral gelegenen Kent'schen Bündel vor. Der linke Vorhof wird retrograd erregt, und die weitere Erregung des rechten Vorhofs hat einen Vektor, der der Ableitung I entgegengesetzt ist, was eine negative P-Welle zur Folge hat (Abb. 129).

Läßt sich bei einer *Tachykardie keine P-Welle* erkennen, kommen, differentialdiagnostisch folgende Tachykardien in Frage (Abb. 130):

1. AVNT
2. AVJT mit Schenkelblock auf der der akzessorischen Bahn gegenüberliegenden Seite
3. Vorhoftachykardie mit AV-Block I (P in der T-Welle)

Ein Alternieren der QRS-Komplexe (Abb. 131) während einer SVT (elektrischer Alternans) spricht eher für das Vorliegen einer AVJT, als für eine AVNT (33). Die Ursache dieses Phänomens ist unklar (Frequenzproblem?).

Tritt während einer supraventrikulären Tachykardie z. B. ein Linksschenkelblock auf und zeigt sich darunter eine geringe Zunahme der Zykluslänge der Tachykardie (RR-Abstände), so muß es sich um ein linksgelegenes (ipsilaterales) Kent'sches Bündel handeln, da durch den Linksschenkelblock der reentry-Kreis der Tachykardie geringfügig vergrößert wird. Entsprechendes gilt für einen Rechtsschenkelblock und ein rechtsgelegenes Kent'sches Bündel (Abb. 132).

Die folgenden Abbildungen (Abb. 133, 134, 135) zeigen den Weg zur Diagnostik von Tachykardien mit schmalen QRS-Komplexen nach Wellens (106, 107):

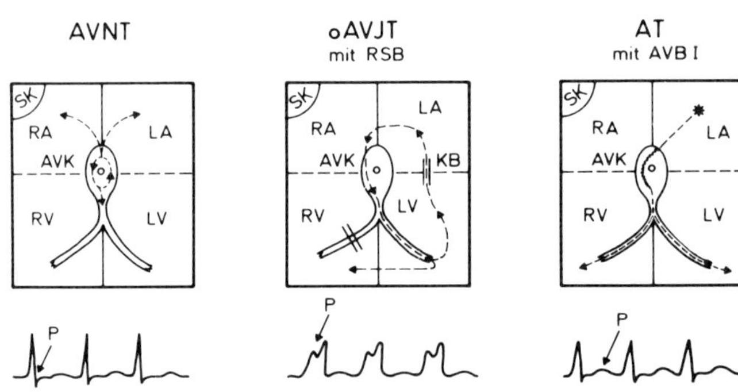

Abb. 130: Schematische Darstellung der möglichen Differentialdiagnose von Tachykardien, bei denen im Oberflächen-EKG keine P-Wellen sichtbar sind:
Links: AV-Knoten-reentry-Tachykardie (AVNT): P am Ende von QRS
Mitte: Orthodrome AV-junktionale-reentry-Tachykardie mit Rechtsschenkelblock (oAVJT). Infolge der verspäteten rechtsventrikulären Erregung verschwindet die retrograde P-Welle im QRS-Komplex.
Rechts: Ektope Vorhoftachykardie (AT) mit AV-Block I: P in der T-Welle.

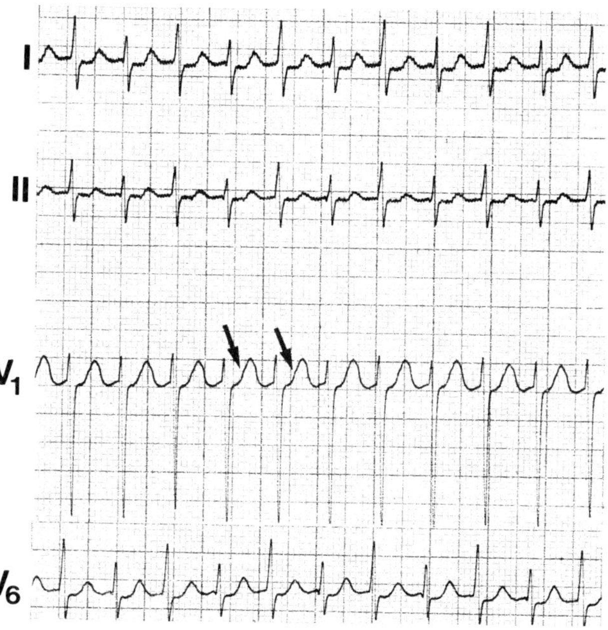

Abb. 131: Das Alternieren der QRS-Komplexe von Schlag zu Schlag bei einer supraventrikulären Tachykardie spricht für eine AV-junktionale-reentry-Tachykardie (RP < PR). Die Pfeile deuten auf die P-Wellen hin, die Folge einer retrograden Vorhofaktivierung über eine akzessorische Bahn sind (Einthoven-Ableitungen I, II, Wilson-Ableitungen V1 und V6, 25 mm/sec).

Weitere Kriterien beinhalten das *EKG bei Sinusrhythmus* und die *physikalische Untersuchung des Patienten während der Tachykardie.* Bei der AVNT kontrahieren sich die Vorhöfe simultan mit den Kammern, also gegen geschlossene AV-Klappen, was deutlich sichtbare pulssynchrone Jugularvenenpulsationen zur Folge hat.
Ähnlich der AVNT kann die AVJT durch Vorhof- und Kammer-Extrasystolen meist leicht ausgelöst werden. Sie tritt paroxysmal auf und hat eine unterschiedliche Dauer.
Therapeutisch als schwächstes und damit am besten zu beeinflussendes Glied des reentry-Kreises kann der AV-Knoten medikamentös zur *Anfallskupierung* angegangen werden.
Eine *Anfallsprophylaxe* muß das Ziel haben, eine Extrasystolie zu supprimieren. Die Verlängerung der retrograden Refraktärzeit des Kent'schen Bündels ist medikamentös sehr schwer, als am effektivsten hat sich auch hier Amiodaron erwiesen. Auch ist festzuhalten, daß jede medikamentös-induzierte Verlangsamung der AV-Leitung den retrograden Wiedereintritt in das Kent'sche Bündel erleichtert und damit die Bedingungen für die Tachykar-

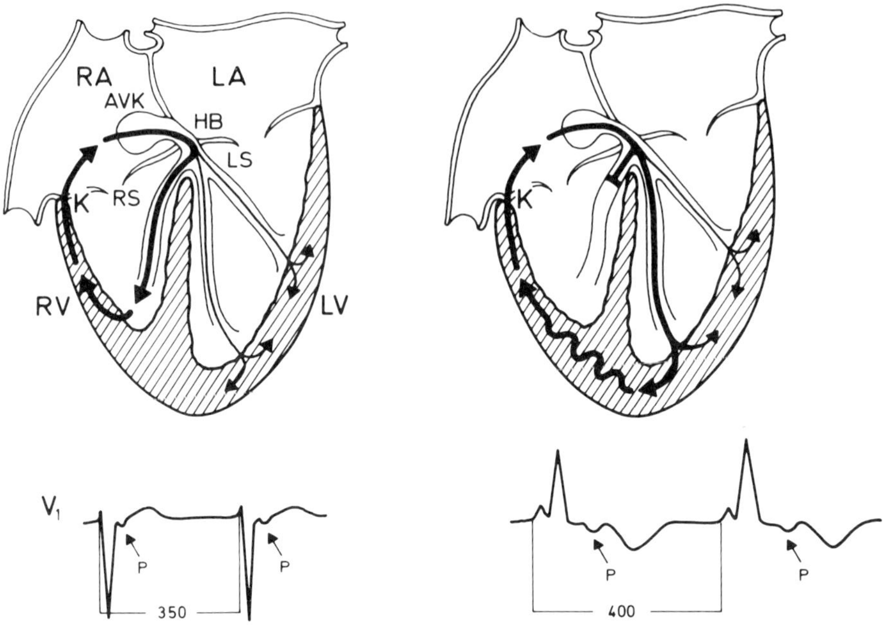

Abb. 132: Schematische Darstellung (modifiziert nach Josephson (51)) einer orthodromen AV-junktionalen-reentry-Tachykardie bei rechtsgelegenem Kent-Bündel (K): Der elektrische Impuls läuft antegrade über das AV-Knoten-His-Purkinje-System und retrograd über die akzessorische Bahn (RP < PR). Die Tachykardie hat eine Zykluslänge von 350 msec (unten).
Durch Auftreten eines Schenkelblocks auf der Seite der akzessorischen Bahn (ipsilateraler Schenkelblock) vergrößert sich der reentry-Kreis und damit die Zykluslänge der Tachykardie auf 400 msec. Die P-Welle als Ausdruck der retrograden Vorhoferregung tritt etwas aus dem QRS-Komplex heraus (Vergleiche dazu Abb. Mitte). Entsprechendes gilt für einen Linksschenkelblock bei linksgelegenem Kent-Bündel. (Symbole: RA: Rechter Vorhof, LA: Linker Vorhof, RS: Rechter Tawara-Schenkel, LS: Linker Tawara-Schenkel, K: Kent-Bündel, RV: Rechter Ventrikel, LV: Linker Ventrikel, AVK: AV-Knoten.)

die verbessert. Für die *medikamentöse* und *elektrische Therapie* gelten die gleichen Kriterien wie bei der AVNT. In seltenen Fällen kann in entsprechenden Zentren eine Katheter-Ablation eines rechtsgelegenen oder septalgelegenen Kent'schen Bündels mittels Hochfrequenz-Wechselstrom (Wirkung ähnlich der des elektrischen Messers der Chirurgen) versucht werden. Operativ können heute laterale Kent'sche Bündel mit gutem Erfolg durchtrennt werden, und damit eine kausale Therapie ohne Medikamente erzielt werden.
Die folgende Aufstellung gibt eine *Übersicht über die Therapie paroxysmaler SVT*

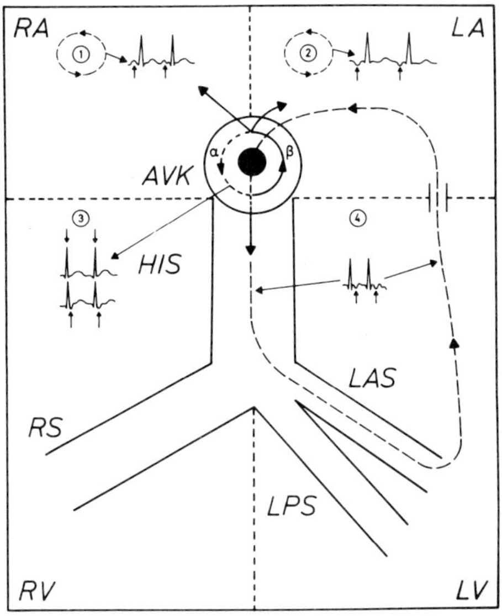

Abb. 133: Schematische Zusammenfassung der Differentialdiagnose von Tachykardien mit schmalen QRS-Komplexen (< 0,11 sec) anhand der P-Wellen-Morphologie und -Lokalisation im Oberflächen-EKG:
1) Sinustachykardie (positives P vor QRS in Abl. II)
2) Ektope Vorhoftachykardie (je nach Ursprungsort positiv/negatives P vor QRS)
3) AV-Knoten-reentry-Tachykardie (P in oder am Ende von QRS)
4) AV-junktionale-reentry-Tachykardie (RP < PR)

Tab. 7:

	AVNT	AVJT
Anfallskuppierung:	Karotissinus-Massage, Valsalva-Preßversuch, Verapamil, 5–10 mg i.v., Ajmalin, 50 mg i.v.	
Anfallsprophylaxe:	Sotalol, Klasse 1-Antiarrhythmika, Amiodaron	
Dauertherapie (Alternativen zur medikamentösen Therapie)	Antitachykarder Schrittmacher	
	Ablation des His'schen Bündels, Chirurgische Modifikation des AV-Knotens	Chirurgie, Hochfrequenzablation von septalen und rechts gelegenen Kent'schen Bündeln

6.3.7 Tachykardien bei speziellen Syndromen

Das Wolff-Parkinson-White-Syndrom (WPW-Syndrom). Die Diagnose eines WPW-Syndroms wird anhand des Präexcitationsmuster im EKG gestellt. Als typische Zeichen der ventrikulären Präexcitation finden sich im EKG (108):

1. Ein kurzes PQ- oder PR-Intervall, das von einem
2. verbreiterten QRS-Komplex (0,1–0,2 sec) gefolgt ist, dessen
3. Anfangsteil eine sogenannte Delta-Welle zeigt sowie
4. ST-T-Komplex-Veränderungen.

Klassifizierung	QRS-Komplex (sec.)	Frequenz (S/min.)	Konfiguration der P-Welle in Abl. II und III	Kommentare
AVNT	< 0.12	140-200	gewöhnlich nicht sichtbar rSr' in Abl. V_1, aVR	Mit CSM terminierbar
OCMT	< 0.12	150-240	negatives P folgt QRS-K. (RP < PR)	AV-Block schließt die Diagnose aus
ACMT	> 0.12	150-240	negatives P geht QRS-K. voraus (RP > PR)	AV-Block schließt die Diagnose aus
SVT (Maheim)	> 0.12 (LSB)	140-200	variabel	Normales PQ-Intervall mit Delta-Welle bei SR
Vorhoftachykardie	< 0.12	100-150	P-Welle vor QRS-K. variable Morphologie	CSM induziert AV-Block ohne Tachykardie zu terminieren

Symbole:
AVNT: AV-Knoten-Reentry-Tachykardie
OCMT: Orthodrome AV-junktionale Tachykardie
ACMT: Antidrome AV-junktionale Tachykardie
SVT: Supraventrikuläre Tachykardie
CMS: Carotissinus-Massage
SR: Sinusrhythmus
LSB: Linksschenkelblock

Abb. 134: Differenzierung paroxysmaler supraventrikulärer Tachykardien aus dem Oberflächen-EKG.

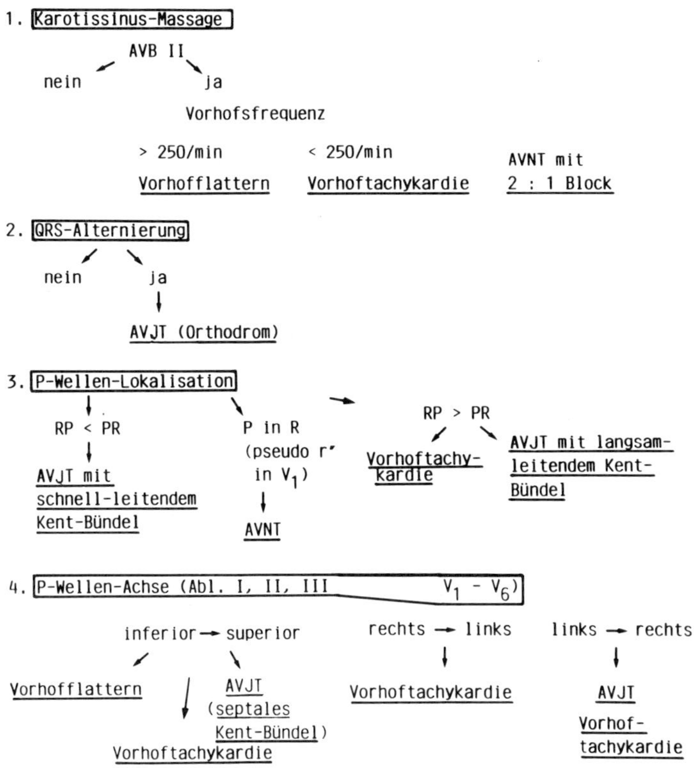

Abb. 135: Schrittweises Vorgehen bei der Analyse von Tachykardien mit schmalen QRS-Komplexen (< 0,11 sec) nach Wellens (JACC 7: 487, 1986). Symbole: AVB: AV-Block, AVNT: AV-Knoten-reentry-Tachykardie, AVJT: AV-junktionale-reentry-Tachykardie.

Das anatomische Substrat der ventrikulären Präexcitation ist eine akzessorische AV-Verbindung, die aus Arbeitsmyokardgewebe besteht und die sich im Bereich des gesamten AV-Ringes (links-lateral, rechts-lateral, posteroseptal und anteroseptal) befinden kann (Abb. 125).

Tab. 8: Übersicht über mögliche akzessorische AV-Muskelbrücken, modifiziert nach Schlepper (82)

Lokalisation	Frühere Bezeichnung	Struktur	Verlauf
lateral, septal	Kent-Bündel	Arbeitsmyokard, selten: spezial. Leitungsgewebe (LG)	Vorhof/Kammer-Myokard
nodo-ventrikulär	Maheim-Bündel	spezial. LG	AV-Knoten/Kammermyokard
fascikulo-ventrikulär	Maheim-Bündel	spezial. LG	His-Purkinje-System/Myokard des rechten Ventrikels
intranodal	James-Bündel	spezial. LG	Umgehung des ganzen AV-Knotens oder Teilen davon

Praktisch klinische Bedeutung haben nur die Kent'schen Bündel.

Der vom Sinusknoten kommende elektrische Impuls wird simultan auf dieser akzessorischen AV-Verbindung und das AV-Knoten-His-Purkinje-System zu den Ventrikeln geleitet (Abb. 136).
Der QRS-Komplex beim WPW-Syndrom stellt somit einen Fusionskomplex aus diesen beiden Erregungsfronten dar. Je schneller die elektrische Leitung über das Kent'sche Bündel im Vergleich zur AV-Knoten-Leitung ist, desto größer ist die ventrikuläre Präexcitation und desto breiter ist der QRS-Komplex. Auf der anderen Seite kann sich eine schlechte Leitungskapazität des akzessorischen Bündels im EKG als sogenanntes *intermittierendes WPW-Syndrom* manifestieren, bei dem nur intermittierend das typische WPW-Muster als Zeichen einer ventrikulären Präexcitation über eine akzessorische Bahn auftritt (Abb. 137, 138).
Die Analyse des Vektors der Delta-Welle, die Ausdruck der Präexcitation ist, erlaubt die Lokalisation der akzessorischen Bahn. Entsprechend der Vektortheorie bedeutet eine negative Delta-Welle, das sich die Erregung über die akzessorische Bahn von der betreffenden Ableitelektrode wegbewegt, das heißt die Lokalisation der Elektrode mit der negativen Delta-Welle ergibt die Lokalisation der akzessorischen Bahn. Beispielsweise wird eine Präexcitation des linken Ventrikels über ein links-lateral gelegenes Kent'sches Bündel sich im EKG mit einer negativen Delta-Welle in den Ableitungen I und V6 manifestieren (früher auch als Typ A des WPW-Syndroms im Gegensatz zu dem Typ B mit rechts-lateral gelegenem Kent'schen Bündel bezeichnet).
Die Abbildung 139 zeigt die Ergebnisse einer neueren Untersuchung über die Lokalisation des Kent'schen Bündels im Ruhe-EKG (90%ige Identifikation) von Lindsay et al..

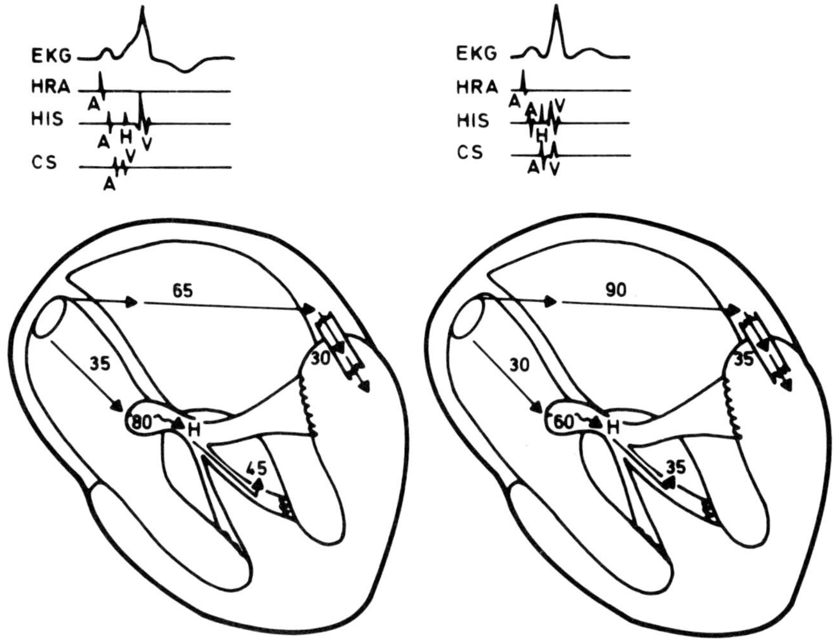

Abb. 136: Schematische Darstellung unterschiedlicher linksventrikulärer Präexcitation bei linksgelegenem Kent-Bündel nach Wellens (103): Das Ausmaß der linksventrikulären Präexcitation (Delta-Welle) wird bestimmt durch das Verhältnis der Leitungsgeschwindigkeiten über der AV-Knoten und über die akzessorische Bahn. Je schneller die Leitung über das Kent'sche Bündel (95 msec links versus 125 msec rechts) ist, desto größer ist die ventrikuläre Präexcitation und desto deutlicher ausgeprägt ist die Delta-Welle im EKG und umgekehrt.

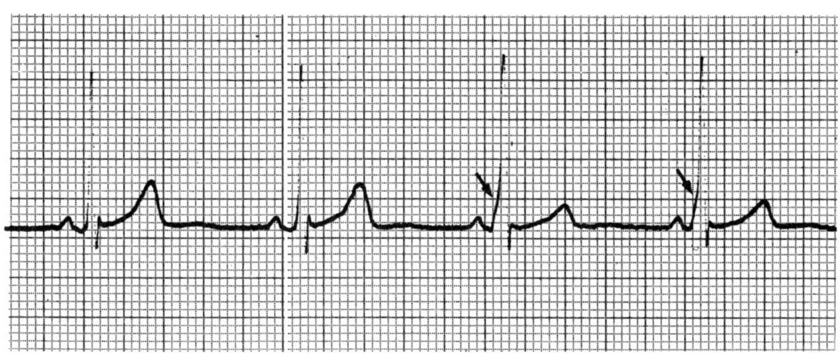

Abb. 137: Intermittierendes Wolff-Parkinson-White-Muster während einer Langzeit-EKG-Registrierung 25 mm/sec. (die Pfeile bezeichnen die Delta-Welle, die Ausdruck einer ventrikulären Präexcitation über eine akzessorische AV-Verbindung ist)

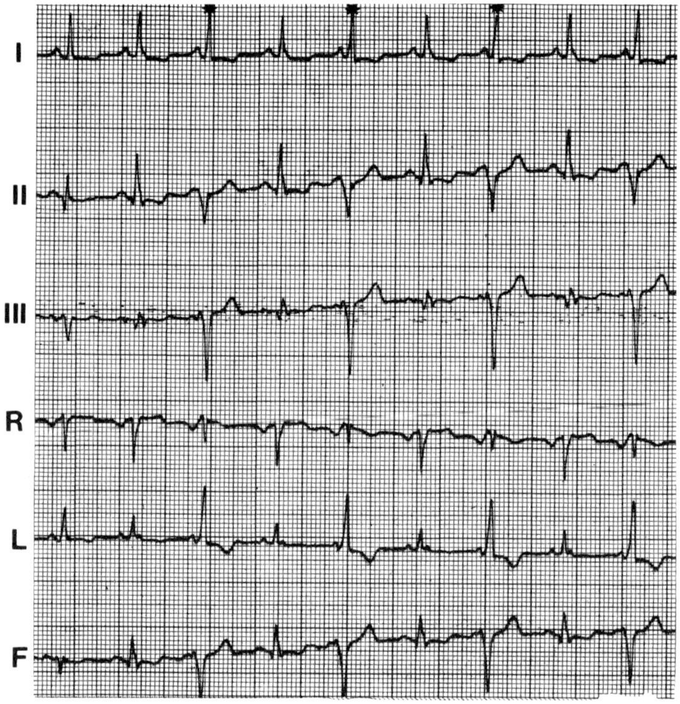

Abb. 138: Intermittierendes Wolff-Parkinson-White-Muster in Bigeminusform auftretend (Sterne). Infolge schlechter antegrader Leitungskapazität des Kent'schen Bündels führt nur jede 2. Sinusaktion zu einer ventrikulären Präexcitation mit Delta-Welle im EKG (Extremitäten-Ableitungen, 25 mm/sec)

Ein Algorithmus zur Lokalisation der akzessorischen Bahn ist in der Abbildung 140 wiedergegeben:

Merke:
Ein WPW-Syndrom liegt vor, wenn bei einem Patienten mit Präexcitations-Muster (WPW-Muster) im EKG paroxysmale supraventrikuläre Tachykardien auftreten. Eine Gefährdung dieser Patienten ergibt sich bei guter antegrader Leitungskapazität der akzessorischen Bahn (kurze antegrade Refraktärzeit) und bei gleichzeitig hoher Vorhofsfrequenz (Vorhofflimmern) (Abb. 141).

Die Häufigkeit eines WPW-Musters im EKG in der asymptomatischen Bevölkerung liegt bei circa 1,6 Promille. Die Inzidenz eines WPW-Syndroms in dieser Gruppe liegt etwa bei 10 %, wobei Männer häufiger betroffen sind. Es gibt Hinweise auf eine Vererblichkeit der Anomalie.

1. Links-lateral 20/24 Pat.:	Delta-Welle negativ: I, aVL Achse normal Früher R/S-Übergang
2. Links-posterior 12/14 Pat.:	Delta-Welle negativ: II, III, aVF R > S (V1)
3. Posteroseptal 13/13 Pat.:	Delta-Welle negativ: II, III, aVF Achse nach links oben R < S (V1)
4. Rechts-lateral 5/5 Pat.:	Delta-Welle negativ: aVR Achse normal R/S-Übergang: V3–V5
5. Anteroseptal 4/4 Pat.:	Delta-Welle negativ: V1, V2 Normale Achse R/S-Übergang: V3–V5

Lindsay et al. Circulation 74, II-41, Abstr. 204, 1986

Abb. 139: Zusammenstellung der Oberflächen-EKG-Parameter, die nach Lindsay et al. in 90% der Fälle eine Lokalisation der akzessorischen Bahn erlauben.

Wellens (persönliche Mitteilung) beobachtete 185 asymptomatische Patienten mit einem WPW-Muster im EKG. Durch nicht-invasive Untersuchungen (Ajmalin-Test, Ergometrie) und die Beobachtung nur eines intermittierend auftretenden WPW-Musters im EKG ließen sich 119 Patienten in eine niedrige Risikogruppe (in Bezug auf die Gefährdung durch einen plötzlichen Herztod) eingruppieren, in der keine weiteren invasiven Untersuchungen notwendig waren (schlechte antegrade Leitungskapazität der akzessorischen Bahn).

Bei 66 Patienten ergab sich der Verdacht auf das Vorliegen einer kurzen antegraden Refraktärzeit der akzessorischen Bahn bei negativem Ajmalin-Test und persistierender ventrikulärer Präexcitation bei der Fahrradergometrie. Ohne spezifische Therapie wurden diese Patienten über 8 Jahre verfolgt, und es ereigneten sich während dieser Zeit 2 akute Todesfälle (in einem Fall muß ein arrhythmogener Herztod angenommen werden).

Der *Ajmalin-Test* geht auf Wellens (102) zurück und dient zur Abschätzung der antegraden Refraktärzeit der akzessorischen Bahn: Verschwindet nach i.v.-Gabe von 50 mg Ajmalin das WPW-Muster im EKG, so kann von einer antegraden Refraktärzeit der akzessorischen Bahn von 270 msec oder mehr ausgegangen werden, der Gefährdungsgrad bei Auftreten von Vorhofflimmern wäre gering. Umgekehrt bedeutet die Persistenz der Präexcitation eine kurze antegrade Refraktärzeit von < 270 msec und damit eine größere Gefahr durch Überleitung hoher Vorhofsfrequenzen auf die Kammer über die akzessorische Bahn. (Abb. 142)

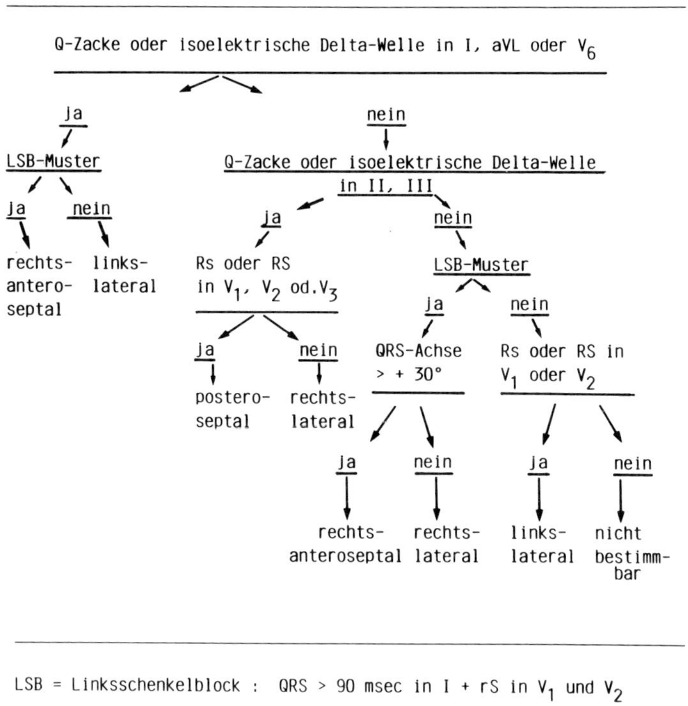

Abb. 140: Schrittweises Vorgehen zur Lokalisation akzessorischer AV-Verbindungen nach Milstein et al. (Pace 10 : 558, 1987).

Merke:
Nicht-invasive Verfahren (Ajmalin-Test, Ergometrie) erlauben eine Risikoabschätzung bei *asymptomatischen Patienten* mit WPW-Muster im EKG. Auch bei Vorliegen einer guten antegraden Leitungskapazität des Kent'schen Bündels scheint das WPW-Syndrom als Ursache eines akuten Herztodes eine geringe Rolle zu spielen. Andere Verhältnisse liegen bei symptomatischen WPW-Patienten vor.

Nach Untersuchungen von Farshidi et al. (29) sind 13–37% der akzessorischen AV-Muskelbrücken infolge schlechter antegrader Leitungskapazität im EKG nicht zu erkennen (kein Präexcitationsmuster im EKG bei sogenannten «verborgenen Kent'schen Bündeln» («concealed accessory pathways»).

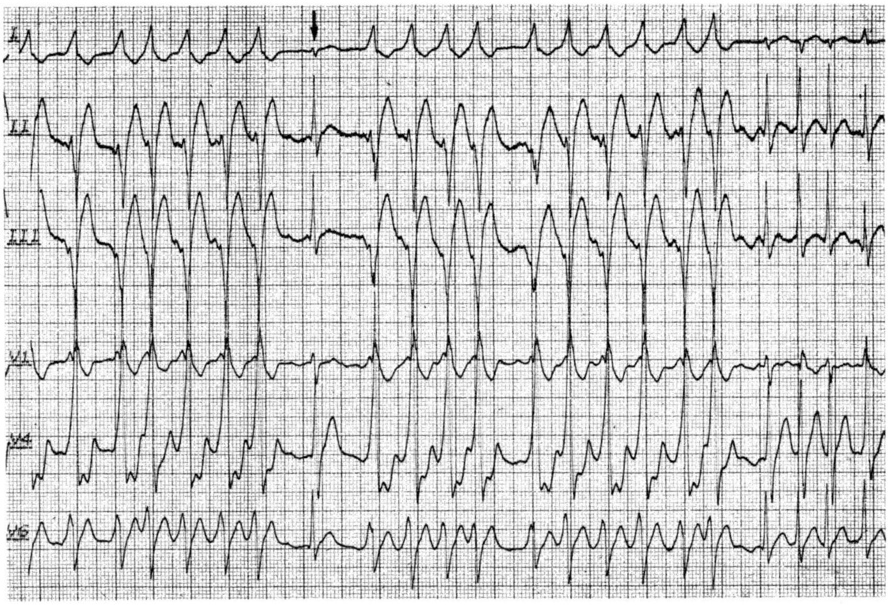

Abb. 141: Vorhofflimmern bei einem Patienten mit Wolff-Parkinson-White-Syndrom. Die Diagnose kann aufgrund der absoluten Arrhythmie der QRS-Komplexe und der wechselnden Konfiguration der QRS-Komplexe (wechselndes Ausmaß der ventrikulären Präexcitation) aus dem Oberflächen-EKG (Abl. I, II, III, V1, V4, V6) gestellt werden. Das Rechtsschenkelblock-Muster und die negative Delta-Welle in Abl. II und III, die positive Delta-Welle in Abl. I deuten auf eine links-posteroseptale Lage des Kent'schen Bündels hin. Der Pfeil deutet auf eine intermittierende Sinusaktion ohne ventrikuläre Präexcitation hin, (25 mm/sec.).

Am häufigsten findet sich beim WPW-Syndrom die sogenannte *orthodrome AV-junktionale-reentry-Tachykardie*, bei der der Impuls antegrad über den AV-Knoten und das His-Purkinje-System und retrograd zum Vorhof zurück über die akzessorische AV-Verbindung geleitet wird. Der QRS-Komplex ist schmal (< 0,12 sec.) und die Frequenz der Tachykardie beträgt 180–250/min. (Abb. 141).
Sehr viel seltener liegt die sogenannte *antidrome reentry-Tachykardie* mit antegrader Leitung über die akzessorische Bahn und retrograder Leitung über den AV-Knoten vor. Bei Vorliegen einer antidromen reentry-Tachykardie muß nach einer weiteren akzessorischen AV-Verbindung gesucht werden, die bei ca. 50% dieser Patienten zu finden ist. Da diese Form einer supraventrikulären Tachykardie mit einem breiten QRS-Komplex (> 0,12 sec) als Ausdruck einer maximalen ventrikulären Präexcitation einhergeht, ergibt sich Differentialdiagnostik zu anderen Tachykardien mit breitem QRS-Komplex (Abb. 126).

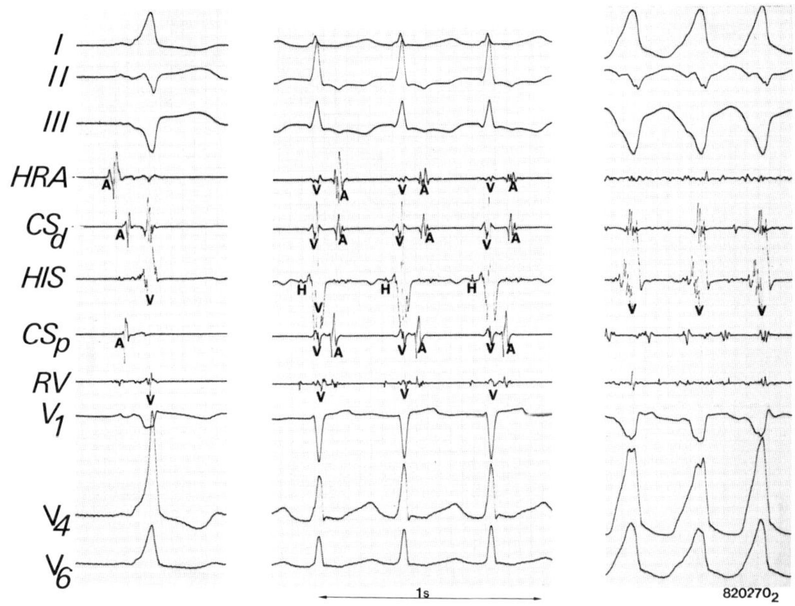

Abb. 142: Die häufigste (Mitte) und die gefährlichste tachykarde Herzrhythmusstörung beim Wolff-Parkinson-White-Syndrom:
Links: Präexcitations-Muster im Oberflächen-EKG. Infolge der maximalen ventrikulären Präexcitation ist das His-Signal (H) im ventrikulären Signal (V) verschwunden, der Ventrikel wird vor dem His'schen Bündel erregt.
Mitte: Orthodrome AV-junktionale-reentry-Tachykardie mit antegrader Leitung über das AV-Knoten-His-Purkinje-System (jedem V-Signal geht ein H-Signal voraus) und retrograder Leitung über eine posteroseptal-gelegene akzessorische Bahn (das früheste Vorhof-Signal (A) nach dem V-Signal tritt in der proximalen Koronarsinus-Ableitung (CSp), also posteroseptal, auf.
Rechts: Vorhofflimmern (siehe in der HRA-Ableitung) und maximale ventrikuläre Präexcitation infolge schneller antegrader Leitung über die akzessorische Bahn (die QRS-Komplexe gleichen dem QRS-Komplex bei Sinusrhythmus (links)).
Dargestellt sind simultan 6 Oberflächen-EKG-Ableitungen (I, II, III, V1, V4, V6) und 4 intrakardiale EKG-Ableitungen vom hohen rechten Vorhof (HRA), proximalen (CSp) und distalen Koronarsinus (CSd) und vom rechten Ventrikel (RV).

Paroxysmales Vorhofflimmern wird bei ca. 20–30% der Patienten mit WPW-Syndrom beobachtet. Die Gefahr für diese Patienten besteht in einer guten Leitungskapazität der akzessorischen Bahn, welche zu einer hohen Kammerfrequenz bei Vorhofflimmern mit nachfolgendem Kollaps oder sogar Exitus infolge Kammerflimmerns führen kann (Abb. 142). Nach erfolgreicher chirurgischer Durchtrennung von akzessorischen AV-Verbindungen wurde ein deutlicher Rückgang von paroxysmalem Vorhofflimmern beobachtet, was einen Zusammenhang zwischen Vorhofflimmern und ventrikulärer Präexcitation wahrscheinlich macht.

Ziele der elektrophysiologischen Untersuchung von Patienten mit WPW-Syndrom sind:

1. Bestätigung der aus dem EKG meist mit hinreichender Genauigkeit erfolgten Lokalisation der akzessorischen Bahn
2. Ausschluß mehrerer akzessorischer AV-Verbindungen
3. Initiierung und Terminierung der bekannten oder noch unbekannten reentry-Tachykardie mittels programmierter Vorhof und/oder Ventrikelstimulation. Ermittlung der Tachykardiefrequenz, des Initiierungs- und Terminierungs-Modus der Tachykardie
4. Ermittlung der antegraden und retrograden Refraktärzeit von AV-Knoten und akzessorischer Bahn
5. Provokation von Vorhofflimmern durch hochfrequente Vorhofstimulation und Bestimmung des kürzesten RR-Intervalls während des Vorhofflimmerns (korreliert mit der antegraden Refraktärzeit der akzessorischen Bahn)
6. Elektropharmakologische Testung von i.v. und oral applizierten Antiarrhythmika.

Die Analyse der Wirkung eines i.v. gegebenen Antiarrhythmikums läßt gute Rückschlüsse auf die Wirkung der oralen Form des gleichen Antiarrhythmikums zu. Eine individuelle Austestung verschiedener Antiarrhythmika (Klasse 1 und 3) ist somit möglich. Ein RR-Intervall von 205 msec. oder weniger während des Vorhofflimmerns im EKG (Abb. 141) ist mit einem potentiellen Risiko für einen plötzlichen Herztod verbunden und sollte, wenn möglich, therapeutisch mit einer chirurgischen Durchtrennung des Kent'schen Bündels angegangen werden.

Merke:
Das Fehlen von Zeichen einer ventrikulären Präexcitation schließt das Vorhandensein einer akzessorischen AV-Verbindung nicht aus, da diese infolge langer antegrader Refraktärzeit und damit verbundener schlechter antegrader Leitungskapazität im EKG verborgen bleiben kann (sogenanntes verborgenes Kent-Bündel) und eine Bedeutung nur im Rahmen einer supraventrikulären Tachykardie erlangen kann, wenn sie den Impuls zurück zu den Vorhöfen leitet.

Das Lown-Ganong-Levine-Syndrom (LGL-Syndrom). Ein LGL-Syndrom liegt vor bei einer Kombination aus:

1. Kurzem PQ- oder PR-Intervall im EKG (0,10–0,12 sec.) bei normal konfigurierter P-Welle und QRS-Komplex ohne Delta-Welle (Abb. 143)
2. Anamnese von paroxysmalen Tachykardien (58a)

Als anatomisches Substrat für das kurze PQ-Intervall wurden muskuläre Kurzschlußverbindungen zwischen dem Vorhofmyokard und distalen Anteilen des AV-Knotens oder des His'schen Bündels beschrieben oder es fanden sich 2 funktionell unterschiedliche AV-Leitungsbahnen, wobei das kurze PQ-Intervall durch die Benutzung einer schnell leitenden AV-Bahn entsteht.
Die beim LGL-Syndrom bestehenden paroxysmalen supraventrikulären Tachykardien sind daher häufig AV-Knoten-reentry-Tachykardien (AVNT), aber auch paroxysmales Vorhofflattern/flimmern ist zu finden. Die Therapie entspricht der Therapie dieser Herzrhythmusstörungen.

Das QT-Syndrom. Es gibt 2 unterschiedliche Syndrome mit QT-Intervall-Verlängerung im EKG und Synkopen mit hohem Risiko für einen plötzlichen Herztod:

1. Jervell-Lange-Nielsen-Syndrom (46)
   Autosomal-rezessiv vererbte QT-Verlängerung im EKG und Taubheit (Heterozygote Individuen zeigen nur eine geringe QT-Verlängerung)
2. Romano-Ward-Syndrom (76)
   Autosomal-dominante vererbte QT-Verlängerung ohne Taubheit
3. Das Syndrom der medikamentös-induzierten QT-Verlängerung
   Folgende Medikamente kommen z. B. in Betracht:

Chinidin	Sotalol
Disopyramid	Flecainid
Amiodaron	Trizyklische Psychopharmaka

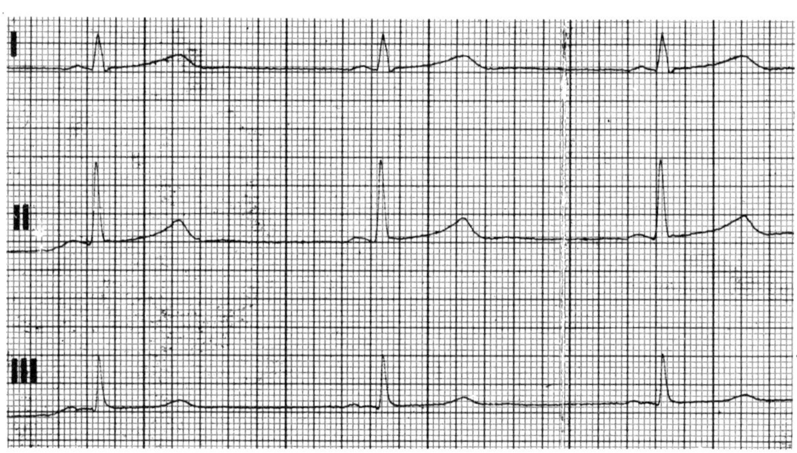

Abb. 143: Kurzes PQ-Intervall bei einem Patienten mit rezidivierenden supraventrikulären Tachykardien: Lown-Ganong-Levine-Syndrome (Einthoven-Ableitungen, 50 mm/sec).

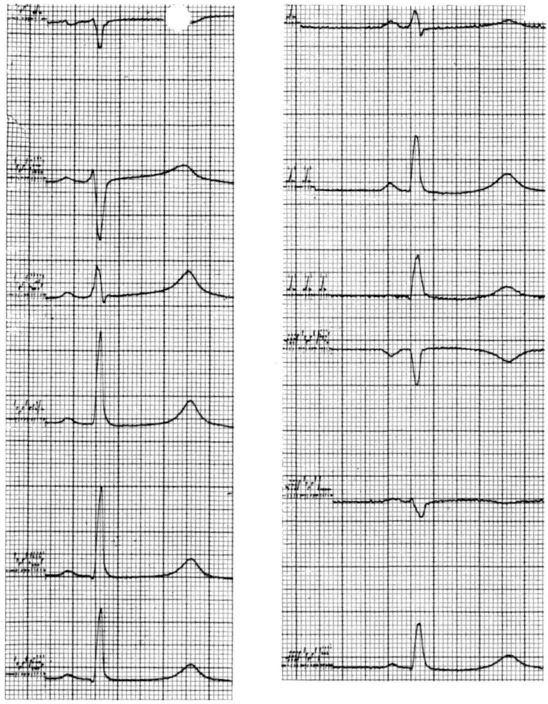

Abb. 144: Idiopathische QT-Zeit-Verlängerung bei einer 20jährigen Patientin ohne Taubheit: Romano-Ward-Syndrom (Standard-EKG).

Eine *Hypokaliämie* oder *Hypomagnesiämie* verstärken diesen Effekt der Antiarrhythmika.

Das *Hauptsymptom* dieser Syndrome besteht in *rezidivierenden Synkopen oder Präsynkopen* häufig während oder nach körperlicher oder psychischer Anstrengung. Die Symptomatik beginnt schon in der Kindheit.

Das *EKG im anfallsfreien Intervall* zeigt häufig eine Sinusbradykardie, eine Verlängerung des QT-Intervalls, abnorme T-Wellen und U-Wellen bei normalen QRS-Komplexen (Abb. 144).

Das *EKG während der Synkope* zeigt eine polymorphe ventrikuläre Tachykardie vom Typ der «torsades de pointes», wie sie von Desertenne 1967 (25) erstmals beschrieben und benannt wurde, oder Kammerflimmern.

Unbehandelte symptomatische Patienten haben eine hohe Letalität zwischen 50 % und 70 % in den Folgejahren. Die Prognose asymptomatischer Patienten mit QT-Verlängerung ist unklar.

Die *Ursache* der nicht-medikamentös-induzierten QT-Syndrome wird in einer inhomogenen Repolarisationsperiode ventrikulärer Myokardzellen gesehen, welche die Entstehung ventrikulärer reentry-Phänomene und damit die Entstehung von Kammertachykardien oder Kammerflimmern

begünstigt. Ein Überwiegen der linksseitigen sympathischen Aktivierung des Herzens über das Ganglion stellatum wird als hierfür ursächlich angenommen (84).
Die *Therapie* besteht in erster Linie in einem Verbot von Sport und einer Behandlung mit Betablockern. Die oben genannten Antiarrhythmika und Elektrolytstörungen sind unbedingt zu vermeiden. Gelegentlich kann sich eine permanente Schrittmacherstimulation des Vorhofs oder des Ventrikels mit einer Frequenz von 80–90/min. in Kombination mit einer Betablocker-Therapie als hilfreich erweisen. Versagen diese Verfahren, kann in Einzelfällen eine Anfallsfreiheit durch eine Entfernung des linksseitigen Ganglion stellatum erreicht werden, obwohl sich das QT-Intervall nach dieser Prozedur oft nicht verändert.
Auch die asymptomatischen Patienten sollten prophylaktisch mit einem Betablocker behandelt werden.
Die *Akuttherapie* einer «torsades de pointes»-Tachykardie besteht in einer Magnesiumsulfat-Infusion oder einer Isoprenalin-Infusion mit passagärer Schrittmacher-Stimulation (vorzugsweise Vorhofstimulation, aber auch Ventrikelstimulation möglich).

6.3.8 Ventrikuläre Tachykardie

Eine ventrikuläre Tachykardie (VT) im EKG oder Langzeit-EKG liegt definitionsgemäß bei 3 oder mehr konsekutiven Erregungen ventrikulären Ursprungs mit einer Frequenz von 100/min. oder mehr vor.
Die sogenannte *nicht-anhaltende VT* mit spontaner Terminierung innerhalb von 30 sec. wird von der *anhaltenden VT* unterschieden, die länger als 30 sec. anhält und hämodynamisch toleriert wird, oder bei der es innerhalb von 30 sec. zur hämodynamischen Dekompensation kommt.
Bei ca. 90% der Patienten mit VT läßt sich eine schwere kardiale Grunderkrankung feststellen:
Ätiologie der Ventrikulären Tachykardie
Koronare Herzkrankheit (Akuter Myokardinfarkt, linksventrikuläre Funktionsstörung mit Herzwandaneurysma),
Kardiomyopathie (hypertroph, hypertroph-obstruktiv, dilatativ)
Myokarditis
Herzklappenfehler
Cor pulmonale
Idiopathisch

Diagnostik der Ventrikulären Tachykardie. Die klinische Symptomatik einer VT besteht in Palpitationen, Angina pectoris, Linksherzinsuffizienz mit Lungenödem und kardiogenem Schock sowie in einem akutem Herztod infolge Degeneration der VT in Kammerflimmern.

Der *Auskultationsbefund* bei einer hämodynamisch stabilen VT ist charakteristisch: Da bei ca. 50% der VTs eine atrio-ventrikuläre Dissoziation besteht (die Vorhofaktivität ist vollkommen dissoziiert von der Kammeraktivität, Vorhöfe und Kammern schlagen völlig unabhängig voneinander) kommt es intermittierend zu Vorhofpfropfungswellen in den Vorhöfen und damit auch im Pulmonalvenengebiet und im Gebiet der Hohlvenen einschließlich der Jugularvenen. Diese Propfungswellen entstehen dadurch, daß sich die Vorhöfe gegen geschlossene AV-Klappen (die Kammern haben sich kurz zuvor kontrahiert) kontrahieren und das Blut in das Venensystem zurückgepreßt wird.

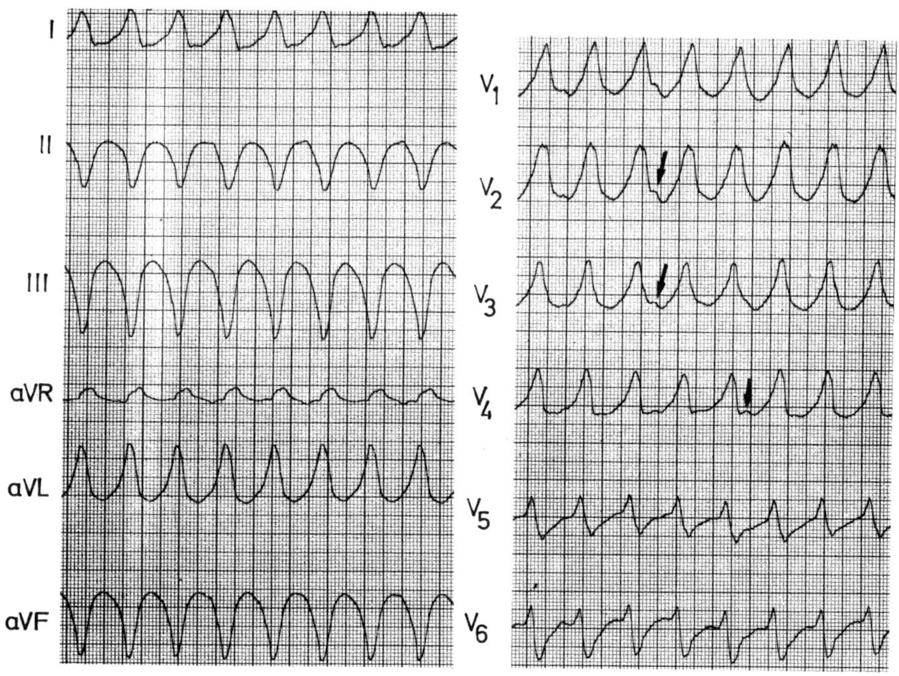

Abb. 145: Standard-EKG-Ableitung einer Tachykardie mit breitem (> 0,11 sec). Die schrittweise Analyse ergibt folgende Ergebnisse:

1. QRS > 0,14 sec
2. QRS-Achse > − 30 Grad
3. Rechtsschenkelblock-Konfiguration der QRS-Komplexe
4. R/S in V6 < 1
5. AV-Dissoziation (die dissozierten P-Wellen sind mit Pfeilen markiert)

Die Befunde 1–4 sprechen für, die AV-Dissoziation beweist eine ventrikuläre Tachykardie.

Merke:
Die Vorhofpfropfung ist am Jugularvenenpuls zu erkennen, an einer wechselnden Lautstärke des 1. Herztones zu hören und an einem schwankenden arteriellen systolischen Druck zu messen (letztere Phänomene erklären sich durch die ständig sich ändernde Kammerfüllung). Bestehen diese klinischen Zeichen, kann die Diagnose einer VT gestellt werden!

Im *EKG* findet sich ein verbreiterter QRS-Komplex (> 0,14 sec.). Die elektrische Achse in den Extremitätenableitungen liegt entweder bei − 30 Grad oder mehr oder bei + 120 Grad oder mehr. Es gibt auch Fälle, in denen sie nicht bestimmbar ist (Abb. 145).
Es kann sowohl eine linksschenkelblockartige als auch eine rechtsschenkelblockartige Konfiguration der QRS-Komplexe vorliegen.
Auf die sich ergebende Differenzierung von den anderen Tachykardien mit verbreiterten QRS-Komplexen wurde bereits eingegangen (Abb. 126).
Die Abbildung 146 zeigt eine besonders schwierige Differenzierung einer supraventrikulären Tachykardie mit vorbestehendem Schenkelblock von einer ventrikulären Tachykardie.
Praktisch geht man folgendermaßen vor:

1. Bestimmung der Dauer und der elektrischen Achse des QRS-Komplexes (QRS-Dauer von 0,14 sec und mehr spricht für eine VT, eine Dauer von 0,12–0,14 sec. für eine SVT mit funktioneller oder vorbestehender Schenkelblockierung, die im übrigen eine cranio-caudale Achseneinstellung zeigt).
2. Suche nach P-Wellen, um eine AV-Dissoziation nachzuweisen.
3. Analyse der QRS-Komplexe in den Brustwandableitungen:
   Liegt ein *Rechtsschenkelblockmuster* vor, so spricht ein monophasischer oder biphasischer QRS-Komplex in V1 für eine ventrikuläre Tachykardie. Auch ein R/S-Quotient von < 1 in V6 spricht für eine ventrikuläre Tachykardie (Abb. 147).

Liegt ein *Linksschenkelblockmuster* vor, so spricht eine Knotung in der S-Zacke in V1–V3 für eine ventrikuläre Tachykardie (Abb. 148, 149).
Die Abbildung 150 zeigt ein Beispiel einer nicht-anhaltenden idiopathischen, nicht-therapiebedürftigen ventrikulären Tachykardie bei einer jungen Patientin (typische Rechtsschenkelblock-Konfiguration der QRS-Komplexe).
Die Arbeitsgruppe um Josephson (56) erarbeitete kürzlich EKG-Kriterien zu Differentialdiagnose einer Tachykardie mit Linksschenkelblock-Konfiguration. Die folgenden Merkmale hatten eine große Vorhersagegenauigkeit («positive predictive accuracy»: 90 %) für eine *supraventrikuläre Tachykardie mit Linksschenkelblock* im Vergleich zu einer ventrikulären Tachykardie:
Differentialdiagnose von Tachykardien mit Linksschenkelblock

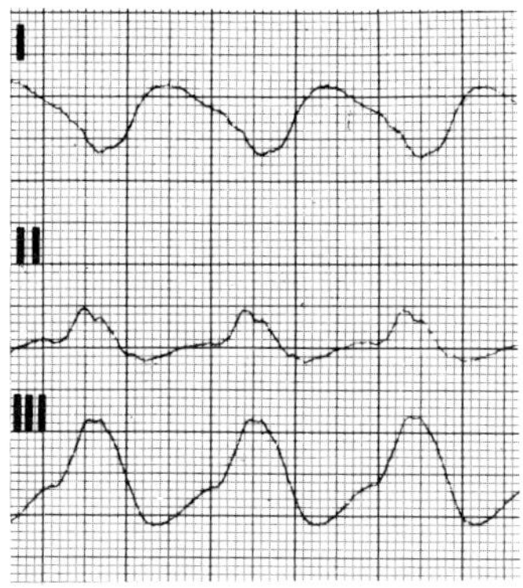

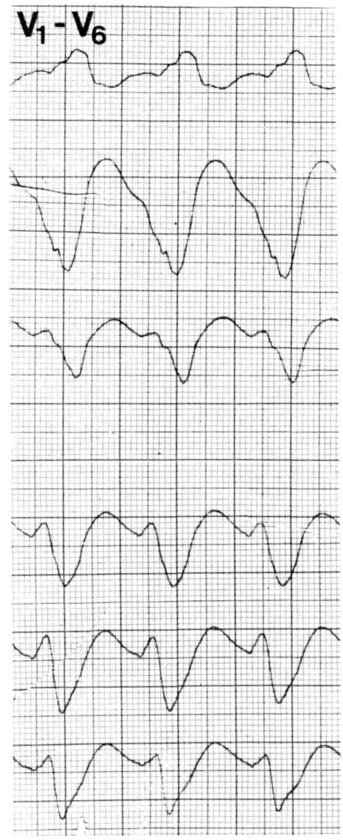

Abb. 146: Regelmäßige Tachykardie mit breiten, rechtsschenkelblockartig konfigurierten QRS-Komplexen, Achse > + 120 Grad, R/S (V6) < 1, keine P-Wellen identifizierbar. Bei dem Patienten mit dilatativer Kardiomyopathie, komplettem Rechtsschenkelblock und Vorhofflattern in der Anamnese, handelt es sich jetzt um Vorhofflattern mit 2:1 AV-Überleitung unter Amiodaron-Therapie, das sich unter Karotissinus-Massage demaskierte. Die extreme QRS-Breite erklärt sich durch die myokardiale Grunderkrankung und die Antiarrhythmika-Wirkung. Die cranio-caudale QRS-Achse spricht allein für eine supraventrikuläre Tachykardie. (Einthoven-Ableitungen und Wilson-Ableitungen, 50 mm/sec). Vergleiche dazu die Abbildung 156.

R-Zacke (V1 oder V2) < 30 msec
R-Zacke in V6
S-Zacke in V1 oder V2 < 60 msec nach Beginn der Q-Zacke
sprechen für eine Supraventrikuläre Tachykardie mit funktionellem oder vorbestehendem Linksschenkelblock.

Beweisend für das Vorliegen einer VT sind sogenannte *Fusionskomplexe* während einer Tachykardie mit breiten QRS-Komplexen. Diese zeichnen sich durch wesentlich schmalere QRS-Komplexe aus und entstehen dadurch, daß von den dissoziierten Vorhöfen gelegentlich supraventrikuläre Erregungsfronten in die Ventrikel vordringen und es zu einer Fusion mit den ventrikulären Erregungsfronten kommt (Abb. 151).

Merke:
Fusionskomplexe während einer Tachykardie mit breiten QRS-Komplexen beweisen eine VT mit AV-Dissoziation.

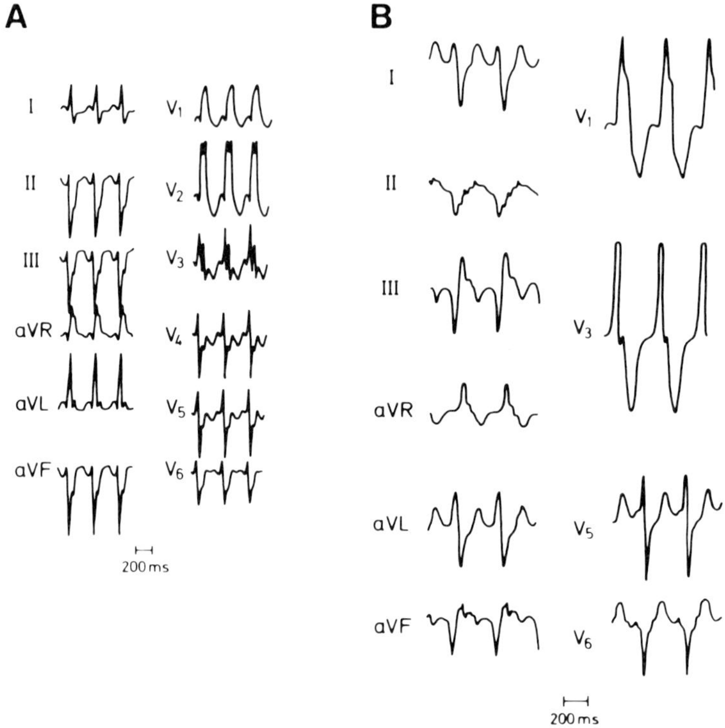

Abb. 147: Halbschematische Darstellung der Differentialdiagnose von Tachykardien mit verbreitertem QRS-Komplex und Rechtsschenkelblock-Konfiguration (Standard-Ableitungen) modifiziert nach Josephson und Wellens (49):
A: Idiopathische Ventrikuläre Tachykardie – klassische Form einer VT bei jungen Patienten mit guter Prognose (die VT hat einen inferior-septalen Ursprung, das EKG bei Sinusrhythmus ist unauffällig)
B: Ventrikuläre Tachykardie während eines frischen Hinterwandinfarktes (ST-Hebung in Ableitungen III und aVF) (V6: R/S < 1)

Zusammengefaßt sprechen die folgenden elektrokardiographischen Kriterien für eine VT:
QRS-Dauer > 0,14 sec.
QRS-Achse > − 30 Grad
Besondere QRS-Konfiguration (Abb. 147–149)
AV-Dissoziation
Fusions-Komplexe (Abb. 151)
Die Abbildung 152 faßt noch einmal das systematische Vorgehen bei der Analyse von Tachykardien mit verbreitertem QRS-Komplex zusammen (Vergleiche dazu die Abbildung 135).

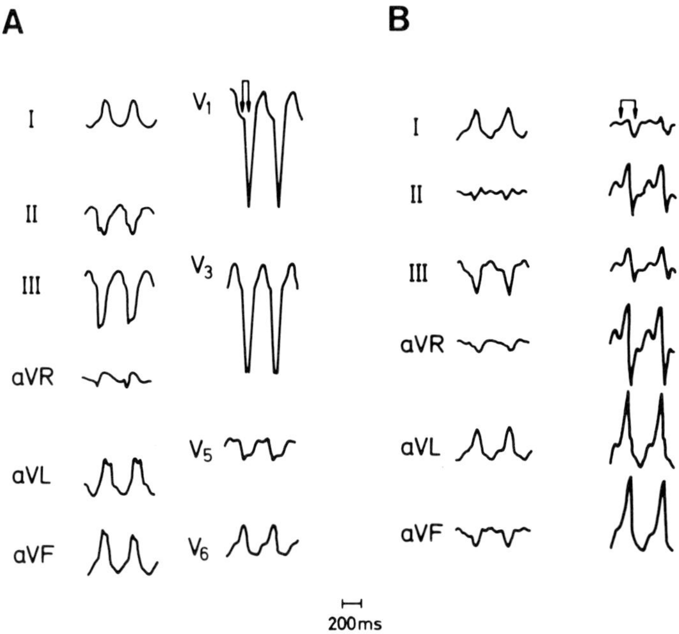

Abb. 148: Halbschematische Darstellung der Differentialdiagnose von Tachykardien mit verbreitertem QRS-Komplex und Linksschenkelblock-Konfiguration modifiziert nach Josephson und Wellens (49):
A: Supraventrikuläre Tachykardie mit Linksschenkelblock. Für den supraventrikulären Ursprung der Tachykardie spricht in Ableitung V1 das QS-Intervall von < 70 msec (Pfeile)
B: Ventrikuläre Tachykardie inferior-septal-basalen Ursprungs (V1: QS > 70 msec).

Wegen der schlechten Prognose (siehe unten) der Patienten mit ventrikulären Tachykardien erfordert die erfolgreiche Behandlung dieser Patienten das gesamte diagnostische Spektrum kardiologischer Spezialabteilungen.
Zusammenfassung der notwendigen Diagnostik bei Patienten mit ventrikulären Tachykardien:

1. *Anamnese:*
   Häufigkeit, Beginn, Dauer der HRS, auslösende Faktoren, subjektive Beschwerden, Hinweise auf KHK (akut, chronisch) oder Herzinsuffizienz, Infektion, Diät, Medikamente, Akuter Herztod, Kardiomyopathien oder Endokrinopathien in der Familie
2. *Klinischer Befund:*
   Herzinsuffizienz, Herzklappenfehler
3. *Labor:*
   Infarkt-Enzyme, Elektrolyte

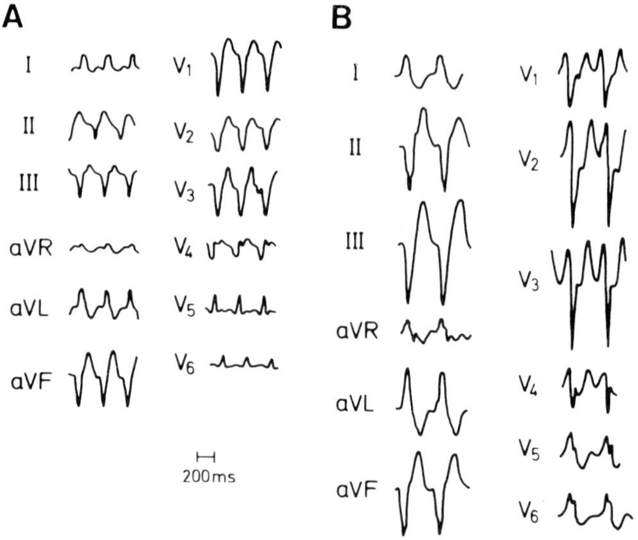

Abb. 149: Halbschematische Darstellung der Differentialdiagnose von Tachykardien mit verbreitertem QRS-Komplex und Linksschenkelblock-Konfiguration modifiziert nach Josephson und Wellens (49):
A: Ventrikuläre Tachykardie anteroseptalen Ursprungs bei Zustand nach Vorderwand-Infarkt
B: Ventrikuläre Tachykardie posteroseptalen Ursprungs bei Zustand nach Hinterwand-Infarkt.

4. *EKG:*
   Alte oder neue Infarktzeichen, QT-Intervall, Aneurysma?
5. *Belastungs-EKG:*
   Belastbarkeit, Ischämie, Extrasystolie
6. *Langzeit-EKG:*
   Extrasystolie: Relation zu bradykarder oder tachykarder Herzfrequenz
7. *Röntgen-Thorax:*
   Herzgröße und Konfiguration, Stauungszeichen
8. *Echokardiogramm:*
   Klappenanomalien, Größe der Herzhöhlen, Dicke und Bewegung von Septum und Hinterwand
9. *Herzkatheter:*
   Drucke, Herzfunktion
10. *LV-Angiogramm:*
    Größe, Aneurysma, Wandbewegung, Mitralinsuffizienz, Tumor
11. *RV-Angiogramm:*
    RV-Dysplasie, Uhl'sche Erkrankung, Tumor, Aneurysma

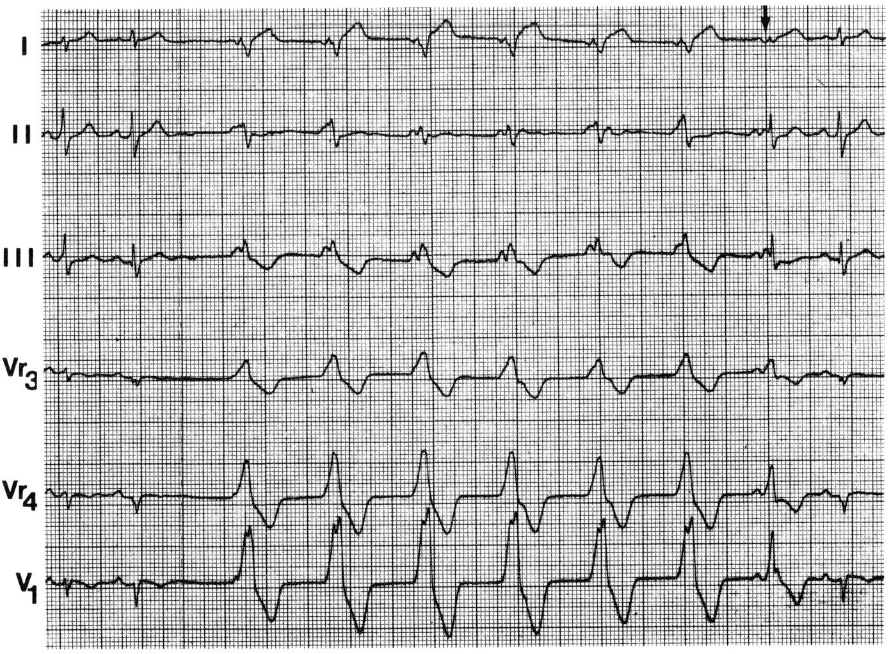

Abb. 150: Nicht-anhaltende idiopathische ventrikuläre Tachykardie bei einer jungen Patientin:
1. EKG bei Sinusrhythmus ist unauffällig
2. QRS > 0,14 sec
3. Rechtsschenkelblock-Konfiguration der QRS-Komplexe
4. Fusionsschlag (Pfeil)

Dargestellt sind die Einthoven-Ableitungen I, II, III, die erweiterten Brustwandableitungen Vr3 und Vr4 sowie V1 (25 mm/sec)

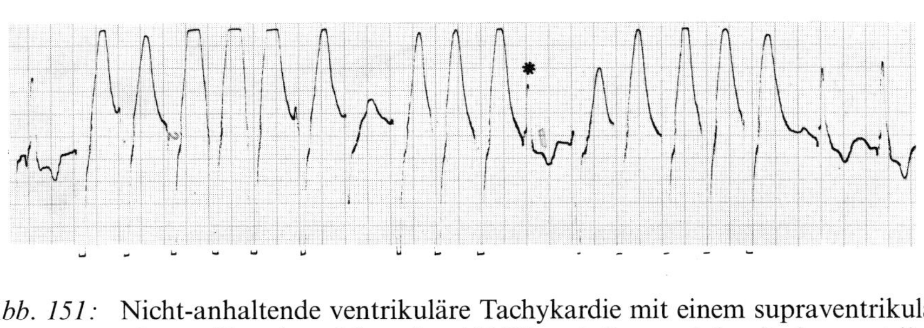

Abb. 151: Nicht-anhaltende ventrikuläre Tachykardie mit einem supraventrikulären «capture beat» (Stern), welcher eine AV-Dissoziation und damit eine ventrikuläre Tachykardie beweist (Langzeit-EKG-Registrierung, 25 mm/sec)

1. AV-Dissoziation — ja → VT

2. QRS-Dauer — > 0.14 sec → VT
DD: SVT mit SB
SVT (antidrom)

3. QRS-Achse > - 30° — ja → VT
DD: SVT mit SB
SVT (antidrom)
bei septalem oder rechts-gelegenem Kent-Bündel oder Maheim-Bündel

4. QRS-Konfiguration

RSB-artig: V_1: mono- oder biphasischer QRS → VT
V_6: R/S < 1 → VT

LSB-artig: V_1: $R_{Tachy} < R_{SR}$ → SVT
$R_{Tachy} > R_{SR}$ → VT
V_1/V_2: S-Zacken-Knotung → VT
V_1/V_2: Q S > 70 msec → VT

VT: Ventrikuläre Tachykardie
SVT: Supraventrikuläre Tachykardie
SB: vorbestehender Schenkelblock
RSB: Rechtsschenkelblock
LSB: Linksschenkelblock

Abb. 152: Schrittweise Analyse von Tachykardien mit breiten QRS-Komplexen (> 0,11 sec) nach Wellens et al. (Circulation 75 (suppl III): 112, 1987) (Vergleiche dazu die Abbildung 135).

12. *Koronarangiogramm:*
Lokalisation, Ausmaß und Schwere der Koronarsklerose
13. *Programmierte Ventrikelstimulation:*
Mechanismus und Ursprungsort der VT
14. *Myokardbiopsie:*
Entzündliche Herzmuskelerkrankung, Kardiomyopathie, Speicherkrankheit.

Zur Prognose der ventrikulären Tachykardie.
Eine *nicht-anhaltende VT* erhöht das Risiko, im ersten Jahr nach einem Myokardinfarkt plötzlich zu versterben, von 8–10% auf 15–30% (9, 10, 11).

Tritt eine *anhaltende VT* zwischen dem 2. Tag (wenigstens 48 Stunden nach dem akuten Ereignis) und 8 Wochen nach einem akuten Herzinfarkt auf, beträgt die Letalität dieser Patienten trotz einer antiarrhythmischen Therapie in den folgenden 8 Monaten zwischen 20% und 35% (104). An diesen Zahlen wird deutlich, daß es sich bei diesen Patienten um eine Gruppe mit außerordentlich hohem Risiko für einen plötzlichen Herztod handelt, das aller internistisch/kardiologischer und kardiochirurgischer Anstrengungen bedarf, um verringert zu werden.
Ob das Auftreten von VTs bei *Patienten mit idiopathischer dilatativer Kardiomyopathie* einen zusätzlichen Risikofaktor darstellt, oder ob deren Prognose ausschließlich durch ihre schlechte Ventrikelfunktion bestimmt wird, ist umstritten. Nicht geklärt ist auch, ob sich die Prognose durch eine antiarrhythmische Therapie verbessern läßt. In der Praxis wird man Patienten mit dilatativer Kardiomyopathie und ventrikulären Arrhythmien antiarrhythmisch behandeln und den Therapieeffekt mittels Langzeit-EKG kontrollieren (67).
Bei Patienten mit *hypertroph-obstruktiver Kardiomyopathie* sind sowohl supraventrikuläre Tachykardien (Vorhofflattern, Vorhofflimmern), als auch ventrikuläre Tachykardien häufig und meist auch Ursache von Synkopen und plötzlichem Herztod. Eine antiarrhythmische Therapie und Therapiekontrolle mittels Langzeit-EKG ist bei Vorliegen dieser Arrhythmien zwingend erforderlich. Am wirkungsvollsten hat sich Amiodaron erwiesen (66).

Therapievorschläge bei ventrikulären Tachykardien:

1. Nicht-anhaltende VT im Postinfarktstadium:
   Betablocker-Therapie eventuell in Kombination mit einem Klasse-1-Antiarrhythmikum (50)
2. Anhaltende VT in Postinfarktstadium:
   Akuttherapie bei schlechter hämodynamischer Situation:
   1. Externe Defibrillation mit 200–400 Wsec.
   2. Lidocain i.v.: 1–2 mg/KG als Bolus + Dauerinfusion mit 2–4 mg/min.
   oder
   Propafenon i.v.: 0,5–1,0 mg/kg/KG als Bolus oder Kurzinfusion mit 0,5–1,0 mg/min über 1–3 Stunden
   oder
   Amiodaron i.v.: 300 mg als Kurzinfusion über 10 min. und anschließender Dauerinfusion mit 10-20 mg/kg/KG über 24 Stunden in 250–500 ml 5%ige Glukose

Orale Dauertherapie:
Propafenon: 3 × 150 bis 3 × 300 mg/Tag, oder
Mexiletine: 3–4 × 200 mg/Tag, oder

Flecainid: 2 × 100 mg/Tag, oder
Sotalol: 2 × 80–160 mg/Tag, oder
Amiodaron: 1–3 × 200 mg/Tag

Neuerdings werden auch Kombinationstherapien z.B. mit Chinidin und Mexitil durchgeführt. Hierdurch können die Einzeldosen der Medikamente verringert werden.

Amiodaron ist ein außerordentlich effizientes Antiarrhythmikum, steht aber aufgrund seiner potentiell-gefährlichen Nebenwirkungen am Ende der therapeutischen Palette.

Berichtete Nebenwirkungen von Amiodaron sind nach Mason (65):

1. Kardial:
   Sinusbradykardie, AV-Blockierungen, Herzinsuffizienz, Proarrhythmische Wirkung, Reizschwellenerhöhung bei der permanenten Herzschrittmacherstimulation, Erhöhte Defibrillationschwelle.
2. Pulmonal:
   Verschlechterung der Diffusionskapazität, Lungenfibrose, Pneumonitis, Verschlechterung eines Asthma bronchiale.
3. Gastrointestinal:
   Transaminasen-Erhöhung, Hepatitis.
4. Renal:
   Niereninsuffizienz.
5. Neurologisch:
   Zentralnervöse Störungen, Polyneuropathie.
6. Ophtalmologisch:
   Kornealablagerungen, Visusverschlechterung.
7. Dermatologisch:
   Photosensibilität, Blauverfärbung der Haut.
8. Schilddrüse:
   Hypothyreose, Hyperthyreose.
9. Verschiedenes:
   Epididymitis, Glukosetoleranz-Störung, Triglyzerid-Erhöhung.

Folgende Veränderungen der Schilddrüsenparameter sind als Folge der Amiodaron-Therapie anzusehen:

1. Erhöhung von freiem T4
2. Abfall von T3
3. Anstieg des «reversed T3»

Eine Amiodaron-induzierte Hyperthyreose gilt als sicher, wenn der T3-Wert erhöht ist. Der TRH-TSH-Test ist schwierig zu beurteilen. Hinweis auf eine Hyperthyreose ist eine Erhöhung der Sinusfrequenz im EKG.

Eine Amiodaron-induzierte Hypothyreose liegt vor, wenn das freie T3 niedrig und das TSH erhöht sind.

Merke:
Eine Therapie mit Amiodaron macht regelmäßige Kontrolluntersuchungen von Lungen- und Schilddrüsenfunktion notwendig (Sauerstoff-Diffusionskapazität, T3, T4). Der einfachste Parameter, der auf eine Amiodaron-induzierte Hyperthyreose hinweist, ist eine Zunahme der Sinusfrequenz im EKG. Tagesdosen von 600 mg sollten nicht überschritten werden.

Therapiekontrolle bei ventrikulären Tachykardien. Zur *Therapie-Kontrolle* stehen das *Langzeit-EKG* und die *programmierte elektrische Ventrikelstimulation* zur Verfügung. Letztere läßt sich auch diagnostisch einsetzen.
Durch die *programmierte elektrische Ventrikelstimulation* lassen sich, ein genügend aggressives Stimulationsprotokoll mit maximal 3 Extrastimuli bei 3 verschiedenen Grundfrequenzen (100, 120, 140/min) vorausgesetzt, nahezu alle anhaltenden ventrikulären Tachykardien auf der Basis einer koronaren Herzkrankheit experimentell im Katheterlabor auslösen. Neben dem Studium der Charakteristika der ausgelösten VT, ist heute eine Analyse des Ursprungsorts im rechten oder linken Ventrikel durch ein sogenanntes *Ka-*

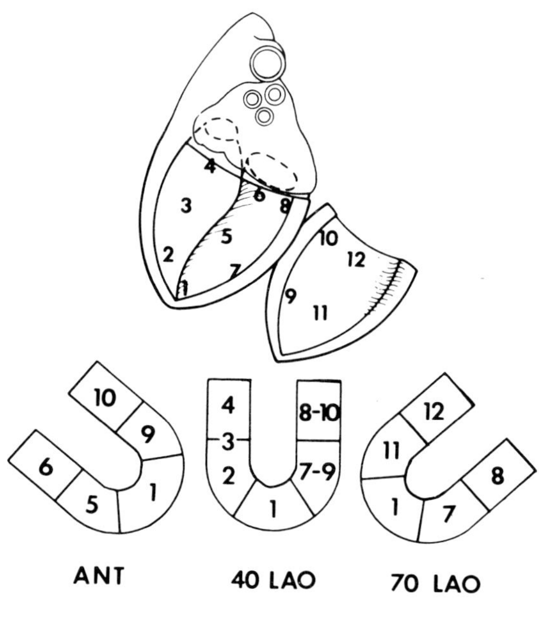

Abb. 153: Schema zum linksventrikulären endokardialen «Katheter-Mapping» nach Josephson (47). Dem linken Ventrikel werden willkürlich mit Bcginn an der Herzspitze Zahlen zugeordnet, die unter Röntgen-Durchleuchtung in verschiedenen Projektionen (anterior, linksanterior-schräg 40 Grad und 70 Grad) mit einem Elektroden-Katheter abgetastet werden bei Sinusrhythmus und während hämodynamisch stabiler Tachykardien.

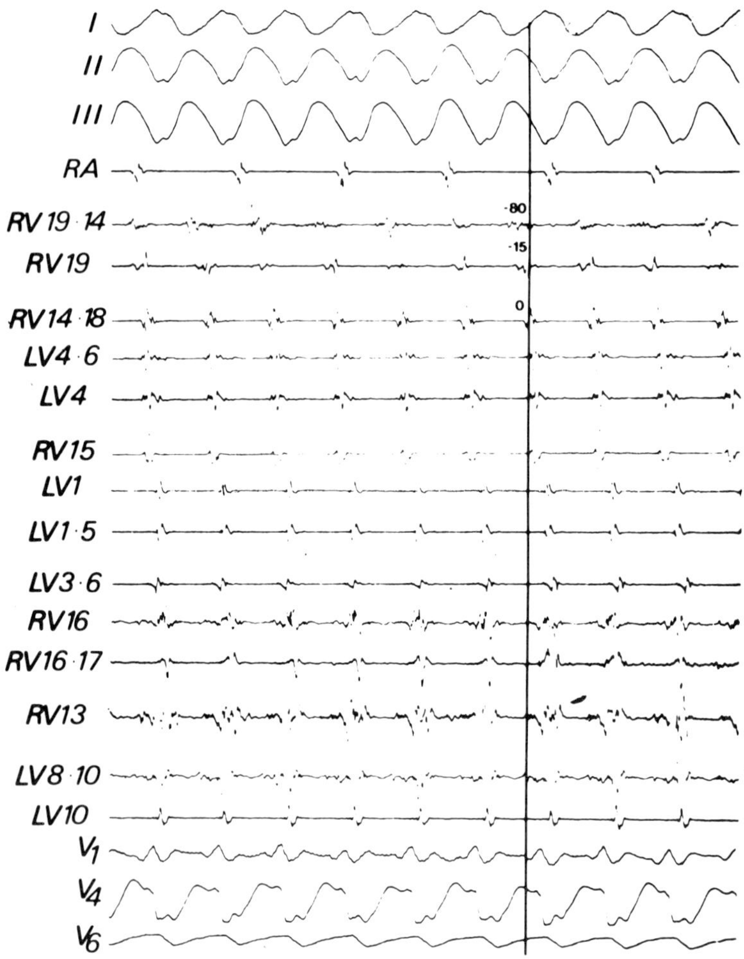

Abb. 154: Ergebnis einer endokardialen rechts- und linksventrikulären «Mapping-Untersuchung» während einer ventrikulären Tachykardie. Der senkrechte Balken soll den Beginn des QRS-Komplexes bezeichnen. Man sieht, daß am Locus RV 19/14 das endokardial registrierte Signal dem Beginn des QRS-Komplexes um 80 msec vorausgeht und man nimmt an, daß dies der Ursprungsort der Tachykardie ist. (Die Abbildung verdanke ich Prof. Pedro Brugada, Akademisches Krankenhaus, Universität Limburg, Maastricht/Niederlande)

theter-Mapping (Abb. 153, 154) möglich, das vor allem dann durchgeführt wird, wenn eine chirurgische Behandlung angestrebt wird oder sich nicht vermeiden läßt.
Eine erschwerte Auslösbarkeit der VT oder das Unvermögen, die VT nach einer medikamentösen Therapie (i.v. oder oral) noch auszulösen, wird als erwünschtes Therapieziel mit verbesserter Langzeitprognose angesehen. Umgekehrt muß aber das Nichterreichen des Therapieziels nicht von einer schlechten Prognose begleitet sein, vor allem dann, wenn die Ventrikelfunktion noch befriedigend ist. Ist die Ventrikelfunktion jedoch schlecht und die Auslösebarkeit der VT oder des Kammerflimmerns medikamentös nicht zu unterdrücken, ist die Prognose dieser Patienten schlecht und weitergehende Therapieverfahren (interner Defibrillator, Herztransplantation) sind erforderlich.
Verwendet man das Langzeit-EKG zur Therapiekontrolle, so muß das Therapieziel sein, alle höhergradigen ventrikulären Ektopien und vor allem die anhaltenden VTs medikamentös zu unterdrücken. Dies Verfahren ist meist sehr mühsam und erfordert zahlreiche Langzeit-EKG-Aufnahmen. Welches Verfahren der Therapiekontrolle das bessere ist, kann derzeit noch nicht gesagt werden, da vergleichende prospektive Untersuchungen zur klinischen Effizienz einer antiarrhythmischen Therapie bei denselben Patienten mit VTs noch ausstehen (9, 10, 91) (Abb. 155).

Zusammenfassung der bekannten und noch unbekannten Fakten bei ventrikulären Tachyarrhythmien:
1. Es gibt heute noch keine etablierte Methode, die diejenigen symptomlosen Postinfarkt-Patienten identifizieren kann, die am plötzlichen Herztod infolge ventrikulärer Tachyarrhythmien sterben werden. Man kennt jedoch die prädisponierenden Risikofaktoren:
a) eine schlechte linksventrikuläre Funktion
b) eine persistierende myokardiale Ischämie mit oder ohne Angina pectoris-Symptomatik
c) Ventrikuläre Tachyarrhythmien (nicht-anhaltende und anhaltende VTs, häufige einfache oder gekoppelte ventrikuläre Extrasystolen) mit oder ohne Synkopen.

Patienten mit diesen Risikofaktoren erfordern ein aggressives ärztliches Vorgehen mit invasiver Diagnostik (Koronarangiographie, Ventrikulographie, programmierte elektrische Stimulation) und Therapie (Aorto-coronarer Venenbypass, Aneurysmektomie, endokardiale Resektion und/oder Kryochirurgie, durch programmierte Ventrikelstimulation kontrollierte antiarrhythmische Therapie).
2. Treten anhaltende VTs unmittelbar nach einem Myokardinfarkt auf (48 Stunden bis 8 Wochen), so beträgt die Letalität dieser Patienten bis zu 35% im ersten Postinfarkt-Jahr, und zwar unabhängig von der durchgeführten antiarrhythmischen Therapie. Diese Patienten sollten daher einer

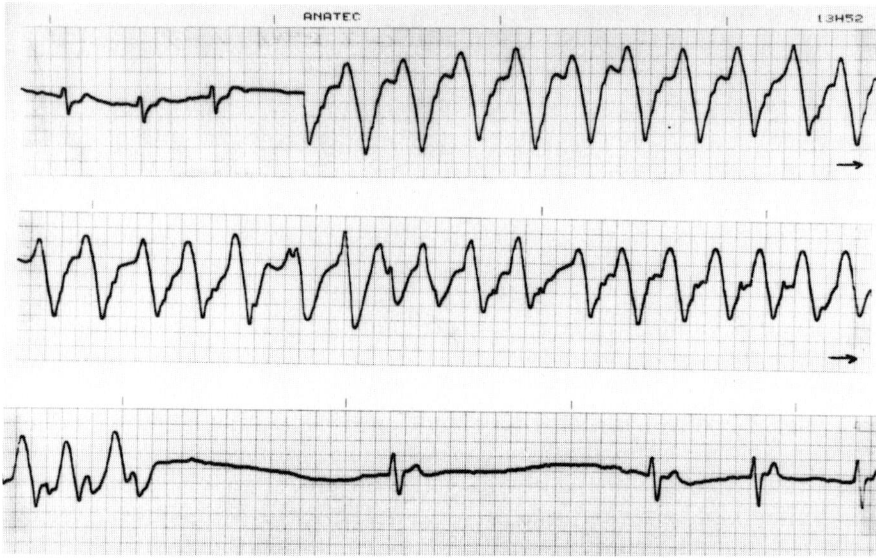

Abb. 155: Nicht-anhaltende ventrikuläre Tachykardie während einer Langzeit-EKG-Aufzeichnung bei einem Patienten im Postinfarktstadium vor Krankenhausentlassung. Die Tachykardie beginnt typischerweise mit einer ventrikulären Aktion mit weitem Kopplungsintervall zum vorausgehenden Sinusschlag. Die der Terminierung der ventrikulären Tachykardie folgende bradykarde Phase erklärt sich durch die «overdrive-suppression» des Sinusknotens infolge der Tachykardie.

operativen rhythmuschirurgischen Therapie zugeführt werden (Letalität ca. 15%), wenn eine medikamentöse Unterdrückung der Arrhythmie mißlingt.

3. Patienten mit nicht-anhaltenden oder anhaltenden VTs bei chronischer koronarer Herzkrankheit (> 6 Wochen nach akutem Infarkt) im Langzeit-EKG ohne Synkopen haben unter einer antiarrhythmischen Therapie mit Betablockern und/oder Klasse 1- oder Klasse 3-Antiarrhytmika, die entweder mit Langzeit-EKG oder mit programmierter Ventrikelstimulation kontrolliert wird, eine gute Prognose bezüglich des plötzlichen Herztodes (VT-Rezidiv kann jedoch auftreten). Bestehen dagegen Synkopen als Folge eines tachykardiebedingten Pumpversagens bei einer schlechten Ventrikelfunktion und läßt sich die elektrische Auslösbarkeit der VT medikamentös nicht unterdrücken, ist die Prognose schlecht und andere Therapieverfahren wie die Rhythmuschirurgie (bei noch befriedigender Ventrikelfunktion), Versorgung mit einem internen Defibrillator (bei schlechter Ventrikelfunktion) oder die Herztransplantation müssen in Erwägung gezogen werden.

6.3.9 Extrasystolie

Extrasystolen sind vorzeitig auftretende Erregungen entweder als Folge eines reentry-Mechanismus oder einer gesteigerten fokalen Automatie
im Vorhof:
Sinusknoten-Extrasystole
Vorhof-Extrasystole
AV-Knoten-Extrasystole oder
im Ventrikel:
Ventrikuläre Extrasystole
Die *Extrasystolie* zeichnet sich durch ein konstantes zeitliches Verhältnis zur vorausgegangenen Erregung aus, während es sich bei der *Parasystolie* um einen *unabhängig* vom Sinusrhythmus einfallenden ektopen Rhythmus handelt. Eine Parasystolie gibt es auf Vorhof- AV-Knoten- und Kammerebene.

Vorhof-Extrasystolie. Das Kennzeichen einer Vorhof-Extrasystolie ist das Auftreten einer vorzeitig auftretenden, abnormal konfigurierten P-Welle. Je vorzeitiger sie auftritt, desto länger ist das ihr folgende PQ-Intervall und desto eher treten, allerdings selten, funktionelle Schenkelblockierungen auf. Meist ist der QRS-Komplex unverändert. Die postextrasystolische Pause ist *nicht kompensatorisch*, das heißt, sie ist nicht lang genug, die Vorzeitigkeit der Extrasystole zu kompensieren, was dann der Fall wäre, wenn das RR-Intervall zwischen den beiden Basis-Komplexen, die die Extrasystole beinhalten, so lang wie 2 normale RR-Intervalle von Basis-Komplexen ist *(kompensatorischen Pause)* (Abb. 156).
Bei der *nicht-kompensatorischen Pause* ist das RR-Intervall der beiden die Extrasystole enthaltenden Basis-Komplexe zwar länger als ein normales RR-Intervall, aber nicht so lang wie 2 Basis-Intervalle. Die Ursache liegt darin, daß der Sinusknoten durch die Vorhof-Extrasystole vorzeitig depolarisiert wird und damit in seiner Spontandepolarisation behindert wird. Das führt zu einer Verspätung der nächsten Spontandepolarisation des Sinusknotens, die jedoch in der Regel nicht lang genug ist, um kompensatorisch

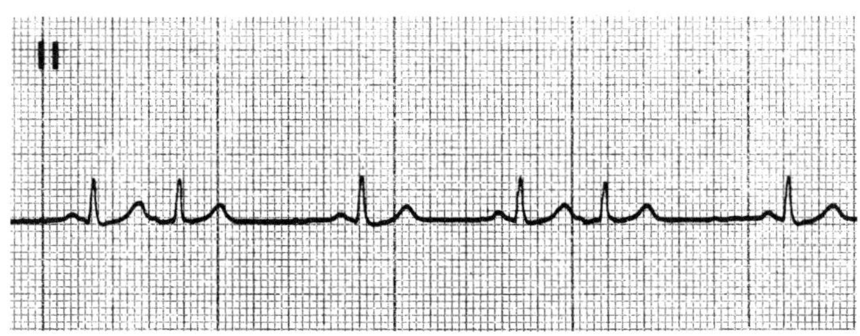

Abb. 156: Supraventrikuläre Extrasystolie (Ableitung II)

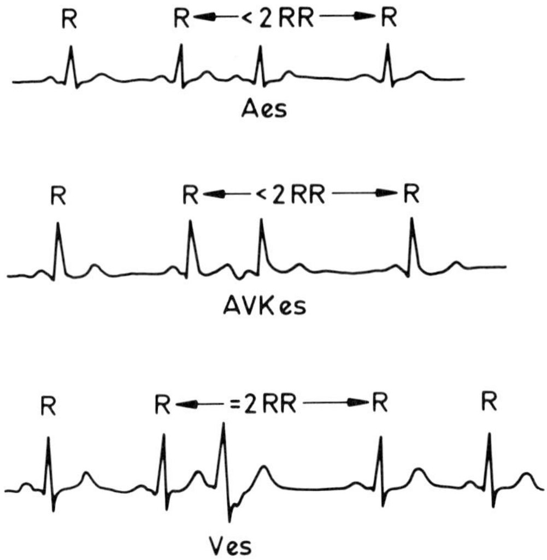

Abb. 157: Schematische Darstellung der nicht-kompensatorischen (RR < 2 RR) und kompensatorischen Pause (RR = 2 RR) bei der supraventrikulären bzw. ventrikulären Extrasystolie:
Aes: Vorhof-Extrasystole mit nicht-kompensatorischer Pause
AVKes: AV-Knoten-Extrasystole mit nicht-kompensatorischer Pause
Ves: Ventrikuläre Extrasystole mit kompensatorischer Pause.

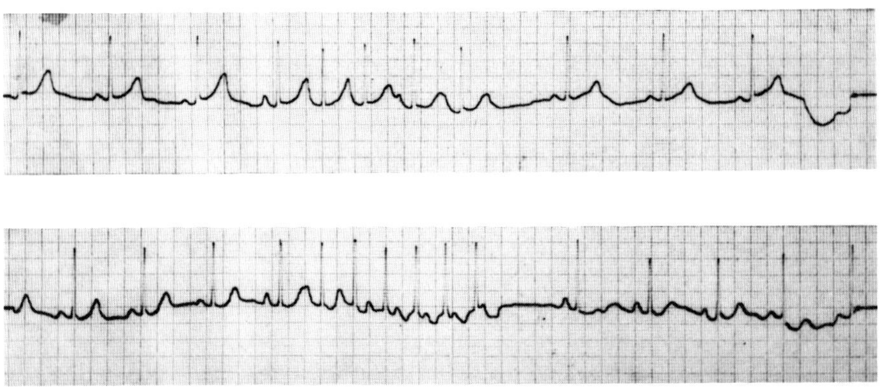

Abb. 158: Supraventrikuläre Salven, meist Vorläufer von Vorhofflimmern (Langzeit-EKG, 25 mm/sec)

zu sein. Findet sich jedoch eine kompensatorische Pause, so spricht das nicht gegen das Vorliegen einer Vorhof-Extrasystole (Abb. 157). Supraventrikuläre Extrasystolen können einzeln oder in Salven (Abb. 158) auftreten und sind dann meist Vorläufer von Vorhofflimmern.

AV-Knoten-Extrasystolie. Typischerweise findet sich eine dem QRS-Komplex vorausgehende negative P-Welle in den Ableitungen II, III und avF als

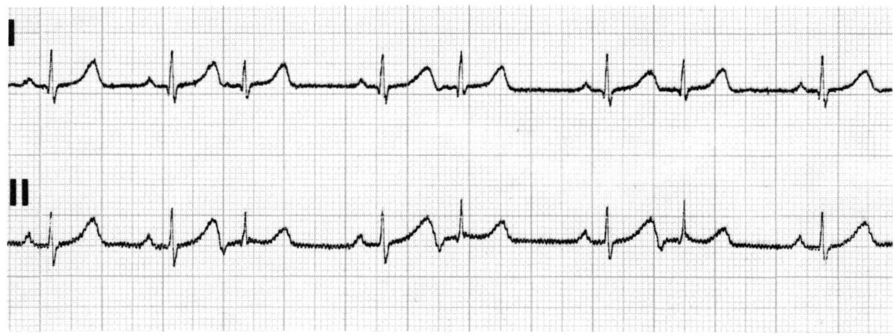

Abb. 159: AV-Knoten-Extrasystolie in Bigeminusform. (Beachte die negativen P-Wellen in Ableitung II, die dem QRS-Komplex vorausgehen) (Extremitäten-Ableitungen I, II, 25 mm/sec)

Ausdruck einer retrograden Vorhoferregung. Die Begriffe oberer, mittlerer und unterer AV-Knoten-Rhythmus sind veraltet, da die anatomische Unterteilung des AV-Knotens in verschiedenen Regionen nicht gerechtfertigt ist und die Beziehung der negativen P-Welle zum QRS-Komplex von der antegraden Leitung der Extrasystole zu den Kammern und der retrograden Leitung zu den Vorhöfen abhängt (Abb. 159).
Eine besondere Form einer «AV-Knoten-Extrasystolie» bei Patienten mit permanentem Herzschrittmacher, deren Beseitigung notwendig, aber manchmal außerordentlich schwierig ist, ist in der Abbildung 160 wiedergegeben. Es handelt sich um sogenannte AV-Knoten-Umkehr-Echos («reversed AV nodal echoes»), die nur dann auftreten können, wenn im AV-Knoten 2 funktionell differente Leitungsbahnen wie bei AV-Knoten-reentry-Tachykardien vorliegen, die nach ventrikulärer Stimulation in Funktion treten.

Ventrikuläre Extrasystolie. Das elektrokardiographische Kennzeichen der ventrikulären Extrasystole ist ein vorzeitig einfallender, verbreiterter QRS-Komplex, dessen Achse meist den anderen QRS-Komplexen entgegenläuft. Eine nur geringfügige Deformierung des QRS-Komplexes der ventrikulären Extrasystole spricht für einen septalen Ursprung derselben (Abb. 161).
Ventrikuläre Extrasystolen können einzeln, als Paare (Couplets) oder als Salven (3 oder mehr in einer Reihe, definitionsgemäß auch als ventrikuläre Tachykardie bezeichnet) auftreten.
Sie können ferner als *Bigeminus* (jedem Normalkomplex folgt eine ventrikuläre Extrasystole) oder als *Trigeminus* (2 Normalkomplexen folgt eine ventrikuläre Extrasystole) auftreten. Letzterer wird auch als *2:1 ventrikuläre Extrasystolie* bezeichnet (Ab. 162).
Ihre Form nach unterscheidet man *monotope* (ein Ursprungsort) von *polytopen* (mehrere Ursprungsorte) ventrikulären Extrasytolen.

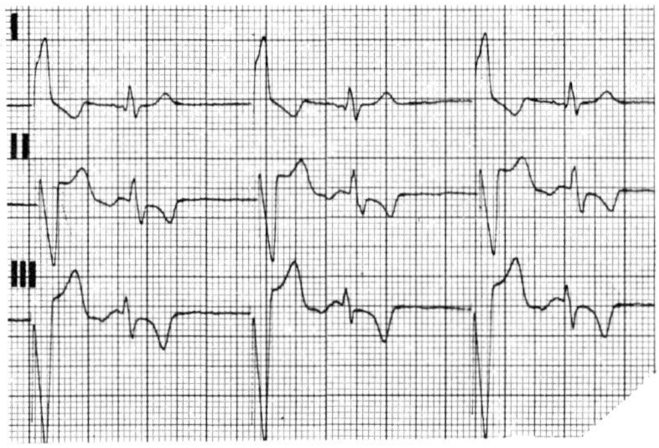

Abb. 160: «Supraventrikuläre Extrasystolie im Gefolge einer ventrikulären Schrittmacherstimulation?». Es handelt sich vielmehr um AV-Knoten-Echoschläge («reserved AV nodal echoes») nach ventrikulärer Stimulation. Der Impuls erreicht retrograd den AV-Knoten, der sich durch 2 funktionell differente Bahnen auszeichnet (langsam leitende alpha-Bahn, schnell leitende beta-Bahn). Infolge längerer retrograder Refraktärzeit der beta-Bahn wird der Impuls hier blockiert. Er wird aber über die langsame alpha-Bahn (s) zu den Vorhöfen geleitet (negative P-Welle in Abl. II, III). Durch Wiedereintritt («reentry») in die Betabahn (f) erreicht er wieder die Kammern über das His-Purkinje-System (AV-Knoten-Echo: AVNe).

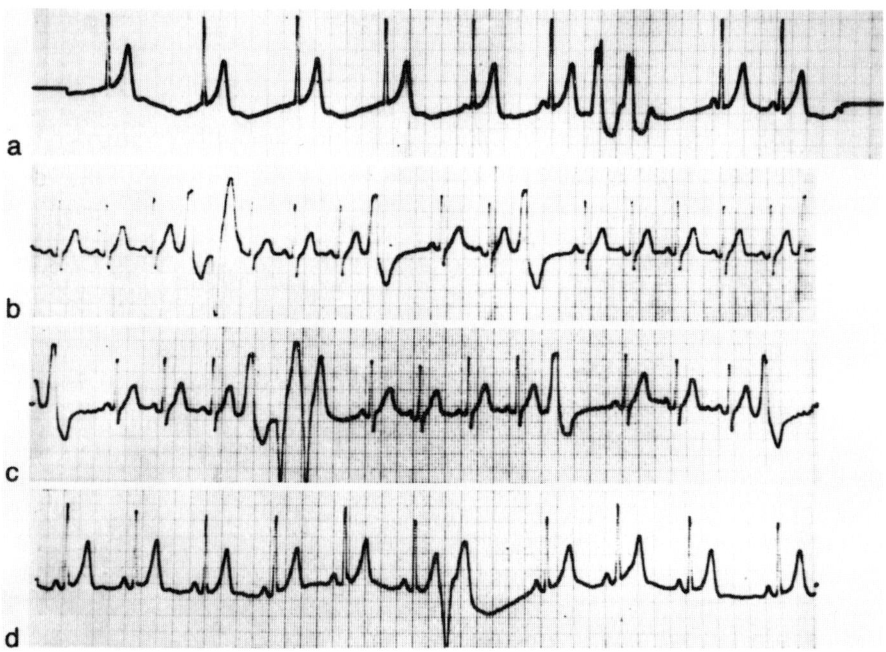

Abb. 161: Beispiele einer ventrikulären Extrasystolie bei herzgesunden Erwachsenen, denen keine pathologische Bedeutung zukommt:
a) Ventrikuläres Pärchen (Couplet)
b) Polytopes ventrikuläres Couplet
c) Ventrikuläres Triplett (polytop)
d) Sogenanntes «R auf T-Phänomen» bei einer ventrikulären Extrasystole

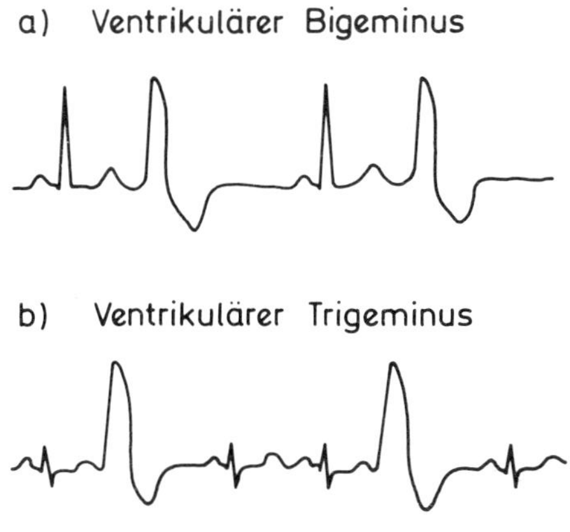

Abb. 162: Besondere Formen des Auftretens einer ventrikulären Extrasystolie:
a) Ventrikulärer Bigeminus oder 1:1 ventrikuläre Extrasystolie
b) Ventrikulärer Trigeminus oder 2:1 ventrikuläre Extrasystolie

Die Abbildung 163 zeigt eine ventrikuläre Extrasystole mit kompensatorischer Pause (links) und eine sogenannte interponierte ventrikuläre Extrasystole ohne kompensatorische Pause.
Differentialdiagnostische Schwierigkeiten können supraventrikuläre Extrasystolen mit funktioneller Schenkelblockierung bieten. Meist geht diesen jedoch eine erkennbare P-Welle voraus, und die postextrasystolische Pause ist nicht voll kompensatorisch (Abb. 30).
Manche ventrikuläre Extrasystolen werden retrograd zu AV-Knoten geleitet. Dies ist nur dann zu erkennen, wenn infolge der ventrikulären Extrasystole der nachfolgende supraventrikuläre Impuls eine verzögerte AV-Leitung aufweist («concealed conduction» der ventrikulären Extrasystole), weil der AV-Knoten noch teilweise refraktär ist.
Als R-auf T-Phänomen wird eine ventrikuläre Extrasystole bezeichnet, die auf dem Gipfel der T-Welle des vorausgegangenen QRS-Komplexes oder etwas früher in die vulnerable Phase der Kammer einfällt. Dies kann zu Kammerflimmern führen.
Die ventrikuläre Extrasystolie bei Koronarkranken wird je nach der Gefährlichkeit, einen plötzlichen Herztod zu erleiden, nach Lown und Wolff (58b) in 5 Klassen eingeteilt (Abb. 164):

Klasse
0: Keine ventrikulären Extrasystolen (VES)
1: Gelegentliche monomorphe (monotope) VES ($< 30/h$)
2: Häufige monomorphe VES ($> 30/h$ oder $> 1/min.$)
3: Polymorphe (polytope) VES
4: Repetitive VES:
  a: Paare (Couplets)
  b: Salve von mindestens 3 VES (VT)
5: R- auf T-Phänom bei einer sehr früh einfallenden VES

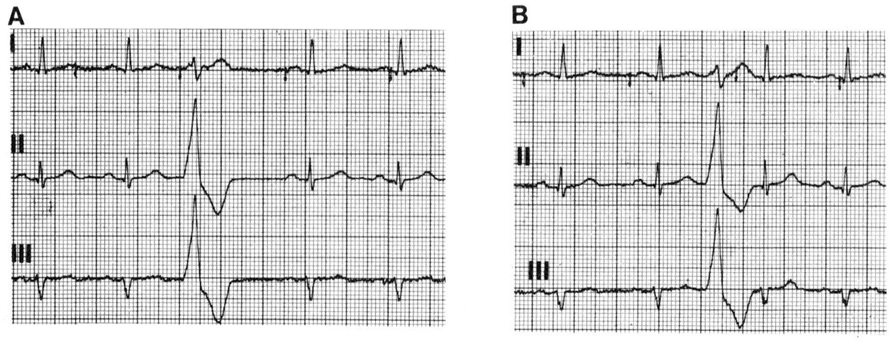

Abb. 163:
A: Ventrikuläre Extrasystole mit kompensatorischer Pause,
B: Interponierte ventrikuläre Extrasystole ohne kompensatorische Pause infolge retrograder Schutzblockierung.

LOWN - KLASSIFIZIERUNG

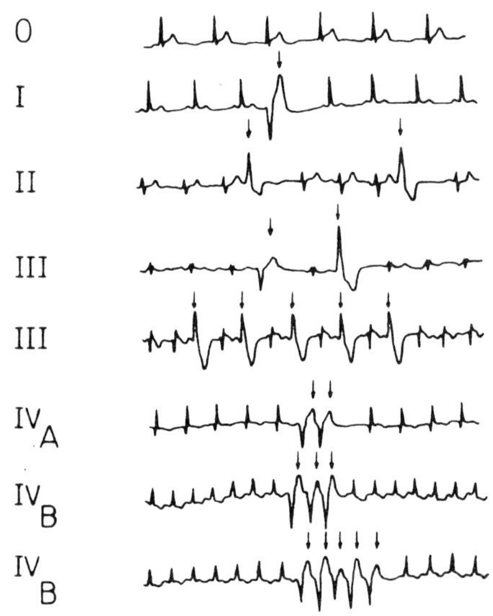

Abb. 164: Klassizifierung der ventrikulären Extrasystolie nach Lown und Wolff (58):
0: Keine Arrhythmie
1: Monotope Ventrikuläre Extrasystolie (vereinzelt)
2: Monotope Ventrikuläre Extrasystolie (gehäuft)
3: Polype Ventrikuläre Extrasystolie, Ventrikulärer Bigeminus
4a: Ventrikuläres Couplet
4b: Ventrikuläres Triplett (ventrikuläre Tachykardie)

Die Klassen 3–5 werden als komplexe Extrasystolen bezeichnet und prognostisch ernster bewertet. Ein Nachteil der Lown-Klassifikation liegt darin, daß sie quantitativen Gesichtspunkten nur bedingt gerecht wird, nimmt doch die Bedeutung einer Rhythmusstörung und die Gefährdung des Patienten mit deren Häufigkeit zu. Auch gehen die neuen Erkenntnisse über die Bedeutung von monotopen oder polytopen, anhaltenden (> 30 sec.) oder nicht-anhaltenden (< 30 sec.) ventrikulären Tachykardien nicht in diese Klassifizierung ein.

Merke:
Eine ventrikuläre Extrasystolie wird häufig auch bei Herzgesunden (Abb. 161) gefunden. Die Lown-Klassifizierung gilt jedoch nur für Koronarkranke.

Therapie der Extrasystolie. Eine *Therapie der supraventrikulären Extrasystolie* ist in der Regel nicht notwendig. Gehäufte supraventrikuläre Extrasystolen (Salven) sind bei Patienten mit koronarer Herzkrankheit häufig Vorläufer von Vorhofflimmern und sollten gegebenenfalls wie Vorhofflimmern mit Digitalis +/− Chinidin oder +/− Chinidin/Verapamil oder alternativ mit Betablocken, Propafenon, Sotalol, Flecainid oder Disopyramid behandelt werden.
Die *Therapie der ventrikulären Extrasystolie* richtet sich nach der klinischen Symptomatik und der vorliegenden Grundkrankheit. Bisher hat noch keine prospektive, randomisierte Studie beweisen können, daß die antiarrhythmische Therapie einer ventrikulären Extrasystolie im Postinfarktstadium die Prognose der Patienten verbessern konnte. Wenn klinisch notwendig, sollte zunächst eine Therapie mit Betablockern gegebenenfalls in Kombination mit einem Klasse-1-Antiarrhythmikum durchgeführt werden.

6.4 Die Therapie von Herzrhythmusstörungen in der akuten Infarktphase

Nahezu alle Patienten entwickeln während der Infarktphase bradykarde oder tachykarde Herzrhythmusstörungen:
Sinusbradykardie
AV-Blockierungen
paroxysmales Vorhofflimmern
Ventrikuläre Extrasystolie
Ventrikuläre Tachykardie
Idioventrikuläre Tachykardie
Kammerflimmern
Die *Sinusbradykardie* tritt meist infolge eines Vagusreflexes beim akuten Herzhinterwandinfarkt in den ersten Stunden auf und kann mit Atropin beherrscht werden.
Auch AV-Blockierungen I, II, III können Folge eines Vagusreflexes und/oder Ischämie im Bereich des AV-Knotens bei einem *Herzhinterwandinfarkt*

sein (Die AV-Knotenarterie entspringt aus der rechten Kranzarterie) und sind dann fast immer reversibel.
Beim AV-Block II und III mit niedriger Kammerfrequenz und entsprechenden hämodynamischen Auswirkungen muß zur Anhebung des Herzzeitvolumens eine passagäre Schrittmacher-Stimulation erfolgen.
Treten *AV-Blockierungen I, II, III bei akutem Herzvorderwandinfarkt* auf, so ist von einer ausgedehnten Myokardnekrose mit hoher Letalität und der Entwicklung eines permanenten AV-Block auszugehen. Die durchzuführende passagäre und dann permanente Schrittmacher-Stimulation wird an der schlechten Prognose der Patienten nichts ändern. Diese wird vor allem durch den Ausfall großer Muskelmassen des linken Ventrikels bestimmt.
Prophylaktisch sollte beim akuten Herzinfarkt eine passagäre Versorgung der Patienten mit einer Schrittmacher-Sonde erfolgen bei:
AV-Block I, II, III und Vorderwandinfarkt
AV-Block II, III und Hinterwandinfarkt wenn hämodynamisch notwendig
und unabhängig von der Lokalisation des Infarktes bei:
Rechtsschenkelblock mit links-anteriorem Hemiblock
Rechtsschenkelblock mit links-posteriorem Hemiblock
AV-Block I und Schenkelblock
Alternierender Schenkelblock
Paroxysmales Vorhofflimmern und Vorhofflattern tritt häufiger beim Vorderwandinfarkt meist als Folge einer linksatrialen Dehnung infolge Erhöhung des linksventrikulären enddiastolischen Druckes (passagäre Linksherzinsuffizienz ist beim Vorderwandinfarkt sehr häufig) oder als Folge einer Infarzierung eines Vorhofs auf. Bei starker Beeinträchtigung der Hämodynamik erfolgt die sofortige Kardioversion, sonst die Digitalisierung (= einzige Indikation für Digitalis beim akuten Myokardinfarkt).
Ventrikuläre Extrasystolen treten als Ausdruck der akuten Ischämie nahezu immer beim Herzinfarkt auf. Sie sind in der Regel nicht therapiebedürftig. Häufige ventrikuläre Extrasystolen, repetitive Formen (Couplets) und kurze ventrikuläre Tachykardien (sogenannte Warn-Arrhythmien) sollten mit Lidocain (Bolus: 1–2 mg/kg/KG i.v. mit folgender Dauerinfusion mit 2–5 mg/min) zur Prophylaxe des Kammerflimmerns behandelt werden. Bei älteren Menschen ist die Dosis von Lidocain zu halbieren (geringere cerebrale Toleranz von Lidocain).
Kammerflimmern bedarf der sofortigen Defibrillation und anschließenden Therapie mit Lidocain. Ist kein Defibrillator zur Hand, muß die Zeit mit extrathorakaler Herzmassage und Beatmung überbrückt werden.
Unter einer *idioventrikulären Tachykardie* versteht man eine langsame ventrikuläre Tachykardie (< 100/min). Tritt sie im Rahmen eines akuten Myokardinfarktes auf, ist sie Ausdruck einer Reperfusion des infarzierten Myokardareals (z.B. infolge einer spontanen oder therapieinduzierten Fibrinolyse). Sie wird daher auch als Reperfusions-Arrhythmie bezeichnet und ist prognostisch nicht von Bedeutung. Möglicherweise entsteht sie infolge einer

gesteigerten Automatie von Purkinje-Fasern. Eine Therapie ist nicht erforderlich.

6.5 Das EKG bei Digitalis-Intoxikation

Die Digitalisintoxikation ist eine der häufigsten tödlich endenden medikamentösen Nebenwirkung. 10%–20% aller mit Digitalis behandelten Patienten zeigen in irgendeiner Form Symptome einer Digitalisintoxikation (Letalität von 3%–40%).

Ursachen für das häufige Auftreten einer Digitalisintoxikation sind:

1. Mangel an objektivierbaren Kriterien für eine optimale Digitalisierung bei einem Patienten mit Sinusrhythmus (Bei Patienten mit einer absoluten Tachyarrhythmie bei Vorhofflimmern bestimmt die Kammerfrequenz die notwendige Dosis)
2. Geringe therapeutische Breite von Digitalis, das heißt die geringe Spanne zwischen therapeutischen und toxischen Dosen.
3. Multiple Faktoren, die mit der Pharmakokinetik von Digitalis interferieren.
4. Individuelle Digitalisempfindlichkeit, die auch vom Grad der Herzvorschädigung abhängt.

Die folgende Aufstellung zeigt mögliche Störfaktoren der Pharmakokinetik von Digitalis

Tab. 9:

Pharmakokinetik	vermindert	erhöht
	(höhere Dosen – erforderlich	– niedrigere Dosen)
Resorption	Malabsorption Antacida	Anticholinergika
Renale Ausscheidung	Hyperthyreose	Hypothyreose Niereninsuffizienz Lebensalter Chinidin Spironolactone
Bindung an Herzmuskelzelle	Hyperkaliämie Reserpin	Hypokaliämie Hypomagnesiämie
Individuelle Empfindlichkeit	Geringes Lebensalter Hypocalcämie	Hohes Lebensalter Herzinsuffizienz Cor pulmonale Hypercalcämie Ischämie

Intoxikationserscheinungen können in nicht-kardiale und kardiale, im EKG sichtbare, unterschieden werden.
Nicht-kardiale Symptome bei Digitalisintoxikation sind:
Gastrointestinal:
Anorexie, Übelkeit, Brechreiz, Erbrechen, Diarrhoe, Tenesmen
Visuell:
Visusverschlechterung, Farbensehen, Ptosis, Lichtscheuheit
Zentralnervös:
Muskelschwäche, Träume, Halluzinationen, Agitiertheit, Psychose, Delir Hyperästhesie, Schwindel, Neuralgien
Elektrokardiographische Zeichen einer Digitalisintoxikation sind nach (92):
Sinusknoten:
SA-Block, Sinusbradykardie
Vorhof:
Intraatriale Erregungsausbreitungsstörungen, Vorhofextrasystolie
AV-Knoten:
AV-Block I, II, III
His-Purkinje-System und Ventrikel:
Extrasystolie durch spontane Phase 4-Depolarisation, «triggered automaticity» durch oszillatorische Spätpotentiale

Merke:
Keines der elektrokardiographischen Zeichen ist spezifisch für eine Digitalisintoxikation. Sie können vielmehr alle vorkommen und ineinander übergehen.

Die Abbildung 165 zeigt typische Kammerendteilveränderungen und eine Sinnstachykardie im EKG bei einem Patienten mit einer Digitalis-Intoxikation. Solche Kammerendteilveränderungen kommen jedoch auch im therapeutischen Bereich vor.
Dasgleiche gilt für die Herzrhythmusstörungen (HRS), die bei einer Digitalisintoxikation beobachtet werden. Gerade der Wechsel von einer Herzrhythmusstörung in eine andere bei einem digitalisierten Patienten muß den Verdacht auf eine Digitalisintoxikation wecken.
Klassifizierung von Digitalis-induzierten Arrhythmien, die ineinander übergehen können:
Bradykarde HRS: Sinusbradykardie-SA-Block-AV-Block
Tachykarde HRS: Vorhoftachykardie – AVNT – VT
Unerwartete regelmäßige Rhythmen: Vorhofflimmern – regelmäßige AV-Knotenrhythmen – Ventrikuläre Rhythmen
Regelmäßige Unregelmäßigkeit: Immer wiederkehrende Sequenzen (Bigeminus, Trigeminus, SA-Block II, AV-Block mit Ersatzschlägen)

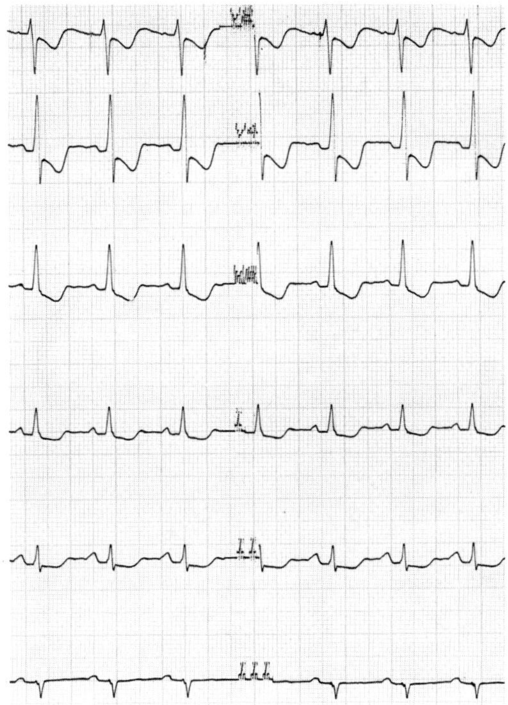

Abb. 165: EKG bei Digitalis-Intoxikation: Sinustachykardie, erhebliche deszendierende ST-Strecken-Senkungen mit präterminalen T-Wellen-Negativierungen in den Wilson-Ableitungen V2, V4, V6 (oben) (25 mm/sec).

Merke:
Die Kombination aus einer Tachykardie und einem AV-Block ist charakteristisch für eine Digitalis-induzierte Herzrhythmusstörung (Abb. 166)

Die folgende Tabelle gibt anhand der Literatur (20) eine Übersicht über die Inzidenz Digitalis-induzierter Herzrhythmusstörungen und die damit verbundene Letalität, wenn die Digitalistherapie nicht gestoppt wurde (26):

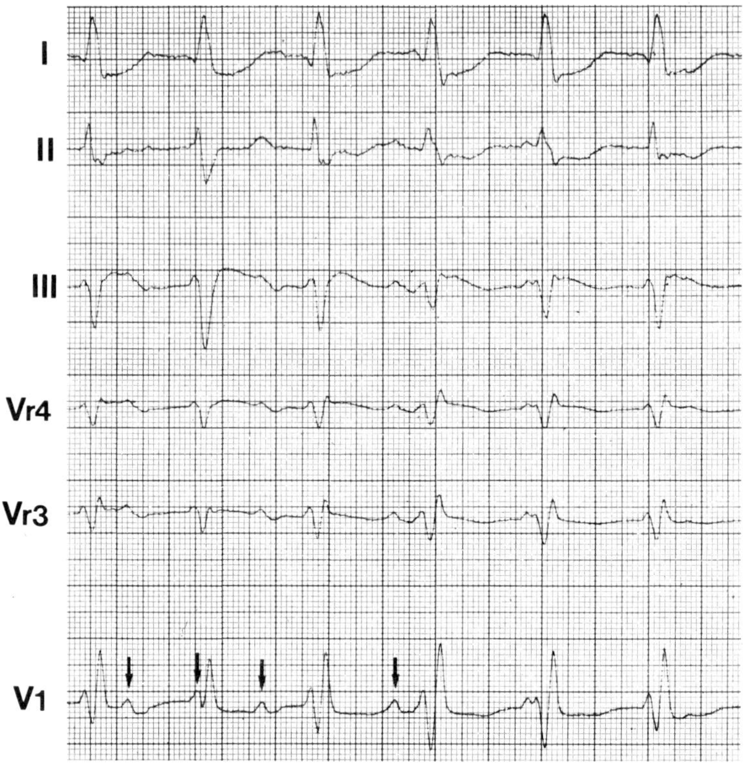

Abb. 166: EKG bei Digitalis-Intoxikation: Supraventrikuläre Tachykardie (siehe P-Wellen), kompletter AV-Block (AV-Dissoziation) und tachykarder linksfaszikulärer Ersatzrhythmus (Rechtsschenkelblock-Konfiguration spricht für linkes Faszikel-System als Ursprungsort. Die Kombination aus Tachykardie und Block ist pathognomonisch für eine Digitalis-Intoxikation! (Einthoven-Ableitungen, erweiterte rechtspräkordiale Ableitungen, 25 mm/sec).

Tab. 10:

	Inzidenz	Letalität
Sinusbradykardie	3,4%	–
AV-Block I	14,1%	–
AV-Block II	16,8%	–
AV-Block III	11,2%	–
Vorhofextrasystolie	7,6%	–
Vorhofflimmern	10,0%	–
Vorhofflattern	1,8%	–
Vorhoftachykardie	14,0%	100%
AV-Knoten-Tachykardie	18,5%	81%
AV-Knoten-Ersatzrhythmen	9,5%	43%
Ventrikuläre Extrasystolie	53,9%	–
Ventrikulärer Bigeminus	25,4%	–
Ventrikuläre Tachykardie	11,9%	92%
Kammerflimmern	1,4%	–

– = keine Angaben

Bemerkenswert ist die Tatsache, daß Digitalis das Therapeutikum der Wahl bei der Behandlung einer symptomatischen Vorhofextrasystolie und von Vorhofflimmern ist, bei einer Überdosierung diese Rhythmusstörungen aber auch auslösen und unterhalten kann.

Merke:
In Anbetracht der beiden gesicherten Indikationen für eine Glykosidtherapie, der *chronischen Herzinsuffizienz* und der *absoluten Tachyarrhythmie bei Vorhofflimmern*, der geringen therapeutischen Breite und der großen Zahl zu beobachtender Nebenwirkungen mit zum Teil tödlichem Risiko für die Patienten, müssen die digitalisierten Patienten ärztlicherseits sorgfältig überwacht werden. Bei Patienten mit WPW-Syndrom oder einer hypertrophen Kardiomyopathie ist Digitalis kontraindiziert (mögliche Verkürzung der antegraden Refraktärzeit der akzessorischen Bahn, elektrische Instabilität und größere Digitalisempfindlichkeit des hypertrophierten Herzens).

Digitalisspiegel-Bestimmungen im Plasma sind bei der großen Varianz der individuellen Reaktion auf Digitalis wenig hilfreich bei der Erkennung der Digitalisintoxikation und können nur im gesamten klinischen Kontext interpretiert werden.
Therapeutisch kommen bei der Digitalisintoxikation in Frage:

1. Absetzen von Digitalis
2. Monitorkontrolle des EKGs (Intensivstation)
3. Passagäre Schrittmachersonde bei bradykarden Rhythmusstörungen

4. Kardioversion mit niedriger Energie bei lebensbedrohlichen tachykarden Rhythmusstörungen
5. Digitalis-Antikörper (Fab-Fragmente) bei lebensbedrohlichen Rhythmusstörungen
6. Magnesium-Salze i. v.
7. Antiarrhythmika i. v.

Eine Hyperkaliämie bei einer Digitalisintoxikation deutet auf eine erhebliche myokardiale Schädigung durch Digitalis (Kalium-Freisetzung nach Muskelzelluntergang) hin und ist ein prognostisch ungünstiges Zeichen.

6.6 Das EKG bei der akuten Lungenembolie

Die Lungenembolie entgeht häufig der klinischen Diagnose, ist vermutlich aber eine der häufigsten Todesursachen in der Klinik. Die Erkennung auch einer klinisch protrahiert verlaufenden Lungenembolie, die häufig Vorläufer des fatalen Ereignisses ist, ist daher von ganz außerordentlicher Bedeutung für eine frühe präventive medikamentöse Intervention.
Die *Diagnose einer Lungenembolie* beruht auf:

1. Verdachtsmomenten aufgrund der gesamten klinischen Situation (z. B. plötzliche Luftnot und Tachykardie nach der Defäkation oder nach erfolgter Totalendoprothesen-Operation)
2. Klinischem Untersuchungsbefund (Zeichen der Rechtsherzbelastung)
3. EKG-Veränderungen
4. Echokardiographie (Druckbelastung und Vergrößerung des rechten Ventrikels)
5. Lungenperfusions- und Ventilationsszintigraphie
6. Pulmonalis-Angiographie (z. B. mit der DSA-Technik)

Vor allem die Erkennung von EKG-Veränderungen im Verlauf und der Vergleich mit den alten EKGs des Patienten können eine große Hilfe sein, den klinischen Verdacht zu bestärken und weitere diagnostische Schritte einzuleiten (Abb. 29).
Die folgende Aufstellung zeigt mögliche elektrokardiographische Veränderungen bei einer Lungenembolie:
Rhythmusstörungen:
Sinustachykardie
Vorhofflimmern, Vorhofflattern
Rechtsventrikuläre Extrasystolie (Linksschenkelblock-Konfiguration)
Kammerflimmern
P-Welle:
Amplitudenzunahme > 2,5 mV
QRS-Komplex:
Achsendrehung nach rechts

R/S-Übergangsverschiebung nach links (Drehung im Uhrzeigersinn)
Rechtsschenkelblock (inkomplett oder komplett)
Pseudoinfarkt-Muster
ST-T-Komplex:
ST-Strecken-Hebung
T-Wellen-Negativierung
Die Sinustachykardie ist das am häufigsten beobachtete elektrokardiographische Zeichen einer Lungenembolie. Sie kann jedoch auch völlig fehlen. Eine Sinusbradykardie hat eine ungünstige prognostische Bedeutung (massive Lungenembolie).
Veränderungen der P-Welle (vor allem des rechtsatrialen Anteils) im Sinne eines P-pulmonale und Veränderungen des QRS-Komplexes spiegeln die akute Rechtsherzbelastung wieder. Ein neu aufgetretener kompletter Rechtsschenkelblock ist vereinbar mit einer 50%igen Verlegung der Lungenstrombahn.
Das *Pseudoinfarkt-Muster* bei der akuten Lungenembolie besteht aus einer pathologischen Q-Zacke und einer T-Wellen-Negativierung, die im Gegensatz zu einem inferioren Infarkt nur in der Ableitung III zu finden sind.
Auch die Kombination aus einer pathologischen Q-Zacke in den Ableitungen II, III und avF und eines QS-Komplexes in VI soll ebenfalls den Verdacht auf eine Lungenembolie nahelegen.
ST-T-Komplex-Veränderungen betreffen ebenfalls die inferioren Ableitungen II, III, und avF. Symmetrische T-Wellen-Negativierungen sind in den Brustwandableitungen V2–V4 24–48 Stunden nach einem akuten Ereignis zu finden und können bis zu 3 Wochen bestehen bleiben.

Merke:
Klinische Verdachtsmomente, daß eine akute Lungenembolie vorliegen könnte, sollten daher von einer sehr sorgfältigen EKG-Verlaufsanalyse gefolgt sein, die jedoch aufgrund einer relativ geringen Sensitivität (bei hoher Spezifität) weitergehende diagnostische Verfahren nur ergänzen und nicht behindern sollte, damit eine möglichst frühzeitige Therapie eingeleitet werden kann.

7 Literatur

1 Alt, E.: Schrittmachertherapie des Herzens. Grundlagen und Anwendung. Perimed Fachbuchverlagsgesellschaft, Erlangen, 1985

2 Anderson, R.H., Becker, A.E.: Cross anatomy and microscopy of the conduction system. In: Mandel, W.J., (editor): Cardiac arrhythmias, their mechanisms, diagnosis and management. J.B. Lippincott Comp. Philadelphia 1980

3 Aschoff, L.: Referat über die Herzstörungen in ihren Beziehungen zu dem spezifischen Muskelsystem im Herzen. Verh. dtsch. path. Ges. 14:3, 1910

4 Bär, F.W. et al.: Differential diagnosis of tachycardia with narrow QRS complex (shorter than 0,12 second). Am J Cardiol 54: 555, 1984

5 Barker, J.M.: The unipolar electrocardiogram. Appleton-Century-Crofts, New York, 1952

6 Bazett, H.C. et al.: An analysis of the time-relations of electrocardiograms. Heart 7: 454, 1920

7 Blanke, H. et al.: Electrocardiographic and coronary arteriographic correlations during acute myocardial infarction. Am J Cardiol 54: 249, 1984

8 Blömer, H. et al.: Das Sinusknoten-Syndrom. Perimed Fachbuchverlag, Erlangen, 1977

9 Bigger, J.T. et al: Multicenter Postinfarction Research Group: the relationship among ventricular arrhythmias, left ventricular dysfunction and mortality in the two years after myocardial infarction. Circulation 69: 250, 1984

10 Bigger, J.T. et al.: Prevalence, characteristics and significance of ventricular tachycardia (3 or more complexes) detected with ambulatory electrocardiographic recording in the late hospital phase of acute myocardial infarction. Am J Cardiol 48: 815, 1981

11 Bigger, J.T.: Mechanisms and diagnosis of arrhythmias. In: Braunwald, E. (editor): Heart disease. WB Saunders Comp., Philadelphia, 1983

12 Börger, H.H.: EKG-Information. Steinkopff-Verlag Darmstadt, 1987

13 Borggrefe, M. et al.: Long-term results of electrophysiologic guided antitachycardic surgery for ventricular tachycardia. PACE 10: 649, 1987 (Abstract)

14 Breithardt, G. et al.: Recent advances in the identification of patients at risk of ventricular tachyarrhythmias: role of ventricular late potentials. Circulation 75: 1091, 1987

15 Breithardt, G. et al.: Role of programmed ventricular stimulation and noninvasive recording of ventricular late potentials for the identification of patients at risk of ventricular tachyarrhythmia after acute myocardial infarction. In: Zipes, DP, Jalife, J (eds.): Cardiac electrophysiology and arrhythmias. Grune and Stratton, Orlando, 1985
16 Breithardt, G. et al.: Non-invasive detection of late potentials in man – a new marker for ventricular tachycardia. Eur Heart J 2: 1, 1981
17 Brisse, B.: Möglichkeiten und Indikationen zur medikamentösen Therapie bradykarder Herzrhythmusstörungen. Therapiewoche 36: 930, 1986
18 Brugada, P., Wellens, H.J.J. (eds.): Cardiac arrhythmias. Where to go from here? Futura Publishing Company, Mount Kisco, New York, 1987
19 Chuacqui, B.J.: Über die Ausbreitungsbündel des Sinusknotens. Eine kritische Analyse der wichtigsten Arbeiten. Virchow's Arch., Abt. A. Path. Anat. 335: 179, 1972
20 Chung, E.U.: Digitalis-induced cardiac arrhythmias: a report of 180 cases. Jpn Heart J 10: 409, 1969
21 Coumel, P.: Junctional reciprocating tachycardias. The permanent and paroxysmal forms of AV nodal reciprocating tachycardia. J. Electrocardiol. 8: 79, 1975
22 Csapo, G.: Konventionelle und intrakardiale Elektrokardiographie. Ciba Geigy GmbH, Wehr/Baden, 1980
23 Damato, A.N et al.: Study of the heart block in man using His bundle recordings. Circulation 39: 297, 1969
24 Den Dulk, K. et al.: Clinical experience with implantable devices for control of tachyarrhythmias. Pace 7: 548, 1984
25 Dessertenne, F.: La tachycardie ventriculaire a deux foyers opposes variables. Arch mal cœur 43: 539, 1967
26 Dreifuss, L.S. et al.: Digitalis intolerance. Geriatrics 18: 494, 1963
27 Durrer, D. et al.: Preexcitation revisited. Am J Cardiol 25: 690, 1970
28 Farre, J., Wellens, H.J.J.: The value of electrocardiogram in diagnosing site of origin and mechanism of supraventricular tachycardia. In: Wellens, H.J.J., Kulbertus, E. (eds.): What's new in electrocardiography. Nijhoff, The Hague, 1981
29 Farshidi, A. et al.: Electrophysiologic characteristics of concealed bypass tracts: clinical and electrocardiographic correlates. Am J Cardiol 41: 1052, 1978
30 Fischell, T.A. et al.: Long-term follow-up after surgical correction of Wolff-Parkinson-White-Syndrome. J Am Coll Cardiol 9: 283, 1987
31 Gallagher, J.J. et al.: Results of surgery for preexcitation caused by accessory atrioventricular pathways in 267 consecutive cases. In: Josephson, M.E., Wellens, H.J.J. (eds.) Tachycardias: Mechanisms, Diagnosis, Treatment. Lea and Febiger Philadelphia 1984.

32 Gallastegui, J. et al.: Indications for intracardiac electrophysiologic studies in patients with atrioventricular and intraventricular blocks not assoc. with acute myocardial infarction. Circulation 75 (II): 103, 1987
33 Green M. et al.: The value of QRS alternation in diagnosis of site of origin of narrow QRS supraventricular tachycardia. Circulation 57: 845, 1983.
34 Guiraudon, G.M. et al.: Surgical treatment of the Wolff-Parkinson-White-Syndrome. Can J Surg 26: 147, 1983
35 Harriman, R.J. et al.: Electrical activity from the sinus node region in conscious dogs. Circ Res 47: 775, 1980
36 Harrison, D.C.: Antiarrhythmic drug classification. New science and practical applications. Am J Cardiol 56: 185, 1985
37 Heinecker, R.: EKG in Praxis und Klinik. Georg Thieme Verlag, Stuttgart, 1987
38 Heinecker, R.: Übersicht über die heute zur Verfügung stehenden Antiarrhythmika. Therapiewoche 34: 6238, 1984
39 His, W. jr.: Die Tätigkeit des embryonalen Herzens und dessen Bedeutung für die Lehre von der Herzbewegung beim Erwachsenen. Arb. an der Med. Klin. Leipzig Bd. 14, Vogel Leipzig 1893
40 Hombach, V.: Holter Monitoring Technique. Schattauer Verlag, Stuttgart, 1985
41 Horan, L.G., Flowers, N.C.: Electrocardiography and vectorgraphy. In. Braunwald, E. (ed.): Heart disease. WB Saunders Comp., Philadelphia, 1983
42 Irnich, W. et al.: Compendium of pacemaker technology II. Definitions and glossary (Part I and II). PACE 2, 88, 1979
43 Irnich, W. et al.: Compendium of pacemaker technology II. Definitions and glossary (Part III). PACE 3: 68, 1980
44 Iwa, T. et al.: Surgical correction of type A Wolff-Parkinson-White-Syndrome. Jpn Thorac Surg 28: 341, 1975
45 Iwa, T. et al.: Localisation and interruption of accessory conduction pathway in the Wolff-Parkinson-White-Syndrome. J Thorac Cardiovasc Surg 80: 271, 1980
46 Jervell, A., Lange-Nielsen, F.: Congenital deaf mutism, functional heart disease with prolongation of the QT intervall, and sudden death. Am Heart J 54: 59, 1957
47 Josephson, M.E. et al.: Endocardial excision. A new surgical technique for the treatment of ventricular tachycardias. Circulation 60: 1430, 1979
48 Josephson, M.E., Wellens, H.J.J. (eds.): Tachycardias: Mechanisms, Diagnosis, Treatment. Lea and Febiger, Philadelphia, 1984
49 Josephson, M.E., Wellens, H.J.J.: How to approach complex arrhythmias. Postgraduate course by Medtronik, Monte Carlo, 1986
50 Josephson, M.E.: Treatment of ventricular arrhythmias after myocardial infarction. Circulation 74: 653, 1986

51 JOSEPHSON, M.E.: Clinical cardiac electrophysiology. Lea and Febiger, Philadelphia, 1986
52 KALTENBACH, M., ROSKAMM, H.: Vom Belastungs-EKG zur Koronarangiographie. Springer-Verlag, Berlin, 1980
53 KANOVSKY, M.S. ET AL.: Identification of patients with ventricular tachycardia after myocardial infarction: signal-averaged electrocardiogram, Holter monitoring and cardiac catheterisation. Circulation 70: 264, 1984
54 KAPPENBERGER, L.: Die elektrophysiologische Herzuntersuchung. Kohlhammer Verlag, Stuttgart, 1983
55 KEITH, A., FLACK, M.W.: the auriculo-ventricular bundle of the human heart. Lancet 1: 101, 1906
56 KINDWALL, E. ET AL.: ECG criteria for ventricular and supraventricular tachycardia in wide complex tachycardias with left bundle branch block morphology. J Am Coll Cardiol 2: 206A, 1987 (Abstract)
57 KNIERIEM, H.J., FINKE, E.: Morphologie und Ätiologie des totalen AV-Blocks. Urban und Schwarzenberg, München, 1974
58a LOWN, B., GANONG, W.F., LEVINE, S.A.: The syndrome of short P-R interval, normal QRS complex and paroxysmal rapid heart action. Circulation 5: 693, 1962
58b LOWN, B., WOLF, M.: Approaches to sudden death from coronary heart disease. Circulation 44: 130, 1971
59 Lüderitz, B.: Herzschrittmacher. Therapie und Diagnostik kardialer Rhythmusstörungen. Springer-Verlag, Berlin 1986
60 LÜDERITZ, B. (Hrsg.): Ventrikuläre Herzrhythmusstörungen. Pathophysiologie, Klinik, Therapie. Springer-Verlag, Berlin, 1981
61 LÜDERITZ, B.: Therapie der Herzrhythmusstörungen. Leitfaden für Klinik und Praxis. Springer-Verlag Berlin 1987
62 LULLIES, H., TRINCKER, D.: Taschenbuch der Physiologie. Gustav Fischer Verlag, Stuttgart, 1970
63 MAISCH, B.: Praktische Herzschrittmachertherapie. Perimed Fachbuchverlag, Erlangen 1985
64 MARTEL, J. ET AL.: Das Sinusknoten-Syndrom. Z Allg Med 54: 960, 1978
65 MASON, J.W.: Drug therapy: Amiodarone. N Engl J Med 316: 455, 1987
66 MCKENNA, W. ET AL.: Amiodarone for long-term management of patients with hypertrophic cardiomyopathy. Am J Cardiol 54: 802, 1984
67 MEINERTZ, T. ET AL.: Significance of ventricular arrhythmias in idiopathic dilated cardiomyopathy. Am J Cardiol 53: 902 1984
68 MIROWSKI, M. ET AL.: Termination of malignant ventricular arrhythmias with an implantable automatic defibrillator in human beings. N. Engl J. Med 303: 322, 1980
69 NARULA, O.S.: Atrioventricular block. In: Narula, O.S. (ed.): Cardiac arrhythmias. Williams and Wilkins, Baltimore, 1979

70 NARULA, O.S.: Clinical and electrophysiological evaluation of sinus node function. In: Narula, O.S. (ed.): Cardiac arrhythmias. Williams and Wilkins, Baltimore, 1979
71 NAUMANN D'ALNONCOURT, C. (Hrsg.): Herzrhythmusstörungen – Invasive Diagnostik und Elektrotherapie. Springer-Verlag, Berlin, 1986
72 NEUSS, H.: Differentialdiagnose der Herzrhythmusstörungen – Bradykarde Herzrhythmusstörungen. In: Lüderitz, B. (Hrsg.): Handbuch der Inneren Medizin – Herzrhythmusstörungen. Springer-Verlag, Berlin, 1983
73 NUSSER, N., TRIEB, G.: Herzrhythmusstörungen. Diagnostik und Therapie. F.K. Schattauer Verlag, Stuttgart, 1979
74 PUECH, P. ET AL.: Incidence of different types of AV block and their localisation by His bundle recordings. In: Wellens, H.J.J., Lie, K.I., Janse, M.J. (eds.): The conduction system of the heart. Nijhoff, The Hague, 1976
75 PUECH, P. ET AL.: Clinical electrophysiology of atrioventricular block. Cardiol Clin 1: 209, 1983
76 ROMANO, C. ET AL.: Aritme cardiache rare delleta pediatrica. Clin Pediatr 45: 656, 1963
77 ROSEN, K.M. ET AL.: Mobitz type II block with narrow QRS complex and Adams Stokes attacks. Arch Intern Med 132: 595, 1973
78 Sandoe, E., Sigurd, B.: Arrhythmia – Diagnosis and Management. Fachmed AG, St. Gallen, 1984
79 SCHAMROTH, L.: The disorders of cardiac rhythm. Blackwell Scientific Publications, Oxford, 1979
80 SCHEINMAN, M.M. ET AL.: Catheter ablation of the atrioventricular junction. A report of the percutaneous mapping and ablation registry. Circulation 70: 1024, 1984
81 SCHERLAG, B.J. ET AL.: Catheter technique for recording His bundle activity in man. Circulation 39: 13, 1969.
82 SCHLEPPER, M.: Differentialdiagnose der Herzrhythmusstörungen. Spezielle Syndrome. In: LÜDERITZ, B. (Hrsg.): Handbuch der Inneren Medizin-Herzrhythmusstörungen. Springer Verlag, Berlin, 1983
83 SCHMITT, C.G.: Schrittmachertherapie aus chirurgischer Sicht. Fachverlag Schiele und Schön GmbH Berlin, 1982
84 SCHWARTZ, P.J. ET AL.: The long QT syndrome. Am Heart J 89: 378, 1975
85 SEALY, W.C.: Effectiveness of surgical management of the Wolff-Parkinson-White-Syndrome. Am J Surg 145: 756, 1983
86 SEIPEL, L.: Klinische Elektrophysiologie des Herzens. Georg Thieme Verlag, Stuttgart, 1987
87 SIMSON, M.B.: Identification of patients with ventricular tachycardia after myocardial infarction from signals in the terminal QRS complex. Circulation 64: 235, 1981

88 STEINBECK, G.: Differentialdiagnose der Herzrhythmusstörungen – Tachykarde Rhythmusstörungen. In: Lüderitz, B. (Hrsg.): Handbuch der Inneren Medizin – Herzrhythmusstörungen. Springer-Verlag, Berlin, 1983
89 STEINBECK, G.: Differentialdiagnose der Herzrhythmusstörungen – Invasive Verfahren. In: LÜDERITZ, B. (Hrsg.): Handbuch der Inneren Medizin – Herzrhythmusstörungen. Springer-Verlag, Berlin, 1983
90 TAWARA, S.: Das Reizleitungssystem des Säugetierherzens. Gustav Fischer Verlag, Jena, 1906
91 THE CAPS INVESTIGATORS: The cardiac arrhythmia pilot study. Am J Cardiol 57: 91, 1986
92 VANAGT, E., WELLENS, H.J.J.: The electrocardiogram in digitalis intoxication. In: WELLENS, H.J.J., Kulbertus, E. (eds.): What's new in electrocardiography. Nijhoff, The Hague, 1981
93 VAUGHAN WILLIAMS, E.M.: Classification of antidysrhythmic drugs. Pharmac Therap Bull 1: 115, 1975
94 VELEBIT, V. ET AL.: Aggravation and provocation of ventricular arrhythmias by antiarrhythmic drugs. Circulation 65: 886, 1982
95 v. LEITNER, E.R.: Differentialdiagnose der Herzrhythmusstörungen – Nicht-invasive Verfahren einschließlich Holter-Monitoring. In: LÜDERITZ, B. (Hrsg.): Handbuch der Inneren Medizin – Herzrhythmusstörungen. Springer-Verlag, Berlin, 1983
96 WEHR, M. ET AL.: Wechselndes AV-Intervall während DDD-Stimulation bei einem Patienten mit Sinusknoten-Syndrom. Herzschrittmacher im Druck
97 WEHR, M. ET AL.: Was ist gesichert in der Therapie tachykarder Herzrhythmusstörungen? Internist 26: 741, 1985
98 WEHR, M.: Elektrische Terminierung von AV-Knoten-reentry-Tachykardien. Herzschrittmacher 6: 134, 1986
99 WINKLE, R.A. ET AL.: Five year experience with the automatic implantable defibrillator in 157 patients. J Am Coll Cardiol 9: 167A, 1987 (Abstract)
100 WELLENS, H.J.J. ET AL.: The value of electrocardiogram in the differential diagnosis of a tachycardia with a widened QRS complex, Am J Med 64: 27, 1978
101 WELLENS, H.J.J. ET AL.: The differentiation between ventricular and supraventricular tachycardia with aberrant conduction. The value of the 12 lead electrocardiogram. In: Wellens, H.J.J., Kulbertus, H.E. (eds.) What's new in electrocardiography. Nijhoff, The Hague 1981
102 WELLENS, H.J.J.: Effect of drugs in the Wolff-Parkinson-White syndrome. Importance of initial length of effective refractory period of the accessory pathway. Am J Cardiol 46: 665, 1980
103 WELLENS, H.J.J., DURRER, D.: The role of an atrioventricular bypass tract in reciprocal tachycardia. Circulation 52: 58, 1975

104 Wellens, H.J.J. et al: Programmed electrical stimulation. It's value in the management of ventricular arrhythmias in coronary heart disease. Progr Cardiovasc Dis 24: 165, 1986
105 Wellens, H.J.J. et al: Electrical stimulation of the heart in patients with ventricular tachycardia. Circulation 46: 216, 1972
106 Wellens, H.J.J.: The electrocardiogram 80 years after Einthoven. J Am Coll Cardiol 7: 484, 1986
107 Wellens, J.J.J. et al.: Indications for use of intracardiac electrophysiologic studies for the diagnosis of site of origin and mechanism of tachycardias. Circulation 75: 110, 1987
108 Wolff, L., Parkinson, J., White, P.D.: Bundle branch block with short PR interval in healthy young people prone to paroxysmal tachycardias. Am Heart J 5: 685, 1930

8 Sachregister

A
activity
–, triggered 79
Ätiologie 81
afterdepolarisation
–, early 79
–, late 79
AH-Intervall 72
Ajmalin-Test 157
Aktionspotential 10
alpha-Bahn 138
Alternans
–, elektrischer 42, 148
Antiarrhythmika
–, kardiale Nebenwirkungen 85
–, Klassifizierung 82
–, Klasse 1- 83
–, Klasse 2- 83
–, Klasse 3- 83
–, Klasse 4- 83
–, nicht-kardiale Nebenwirkungen 84
Aortenklappe-Stenose 120
Arrest 103
Arrhythmie-Mechanismen 79
Atropin-Test 122
Attacke
–, transitorisch-ischämische 120
Aufsättigung
–, langsame 86
–, mittelschnelle 86
Automatie 79
AV-Block
–, I 111
–, II, Typ Wenckebach 112
–, II, Typ Mobitz 112, 114
AV-Block III
–, intermittierender 135
AV-Dissoziation 76, 118
– mit Rhythmusverknüpfung 118
– ohne Rhythmusverknüpfung 118
AV-junktionale-reentry-Tachykardie (AVJT) 143
–, orthodrome 159
AV-Knoten 5
AV-Knotenarterie 5
AV-Knoten-Extrasystolie 180
AV-Knoten-reentry-Tachykardie (AVNT) 138
AV-Knoten-Umkehr-Echos 181
AV nodal tachycardia
–, slow-fast 139

B
Batterieerschöpfung 93
beta-Bahn 138
Bigeminus 181
Bioverfügbarkeit 86
blanking-period 98
Block 103
–, bifaszikulärer 40
–, unidirektionaler 76
Bradykardie 104
Brody-Effekt 41
Brustwandableitungen
–, bipolare 20
– –, nach Nehb 20

C
Cabrera-Kreis 26
capture beat 171
concealed conduction 183
Couplet 182
Crosstalk-Inhibierung 98

D
Demand-Schrittmacher 87
Digitalis 85
– als Antiarrhythmikum 86
–, Nebenwirkungen 87
Digitalis-Intoxikation 187
Digitalisspiegel 191
Digitaliswirkung 62
Digitoxin 85
Digoxin 85
Dipol
–, elektrischer 17

Dissoziation
–, atrio-ventrikuläre 165

E
Einkammer-Systeme 89
Einthoven-Ableitungen 20
EKG-Diagnostik
–, intrakardiale 72
elektrische Achse 18
elektrischer Vektor 18
elektrisches Feld 17
Elektrodenbruch 93
Elektrogramm
–, bipolares 21
–, intrakardiales 75
–, unipolares 21
Elektrokardiogramm 17
–, Auswertung 22
–, Belastungs- 68
–, Langzeit- 67
–, normales 12-Kanal-Standard- 23
Elektrokardiograph 19
Embolie
–, systemische 134
Empfindlichkeit 91
entrance block 96
Epilepsie 120
Erhaltungsdosis
–, mittlere orale 86
Erregungsausbreitung
–, elektrische 15
escape 103
exit block 94
Extrasystole 103
Extrasystolie 179
– spontane Phase 4-Depolarisation 188
– triggered automaticity 188
–, ventrikuläre 181
– –, 2 : 1 181
– –, interponierte 184

F
Faszikel
–, anterior-superiores 6
–, posterior-inferiores 6
Feldlinien 17
Flattern 104
Flimmern 103
Formanalyse 32
Formel von Bazett 30
Frank'sche Ableitungen 71
Frequenz 91
frequenzadaptive Systeme 92
Fusionskomplexe 167

G
Goldberger-Ableitungen 20

H
Hegglin-Syndrom 31
Hemiblock
–, links-posteriorer 40
Hepatitis 174
Herz
–, programmierte elektrische Stimulation 73
Herzfrequenz 24
–, intrinsische 122
Herzkrankheit
–, hypertensive 131
Herzrhythmusstörungen
–, bradykarde 81, 105
–, tachykarde 81
Herzschrittmacher
–, permanente 92
– –, Überwachung 92
Herzschrittmacher-System
–, antitachykardes 142
Herzstimulation
–, passager 87
–, permanent 87
Hinterwand-Infarkt
– im Folgestadium 57
His-Bündel-Ablation 100
His-Bündel-Elektrokardiogramm 73
His'sches Bündel 6
Husten-Synkope 120
HV-Intervall 73
Hypercalcämie 65
Hypertrophie
–, linksventrikuläre 42
–, rechtsventrikuläre 44
Hypocalcämie 65
Hypoglykämie 120
Hypokaliämie 62, 64

Hypotension
–, orthostatische 120
Hypothermie 60
Hysterese 92

I
ICHD-Code 88
Impulsamplitude 91
Impulsdauer 91
Infarkt
–, Frischer Hinterwand- 56
–, Nicht-Q-Zacken- 55
–, Q-Zacken- 54
Innenschichtischämie 68
Integralvektor 18
Interferenzdissoziation 118
Internodalbündel 5
Intoxikationserscheinungen
–, kardiale 188
–, nicht-kardiale 188
Ionenflüsse 12
Ischämie
–, transmurale 68
Ischämie/Infarkt
–, myokardiale 47
Isopotentiallinien 17

J
James-Bündel 154
Jervell-Lange-Nielsen-Syndrom 124, 162
J-Punkt 68

K
Kardioverter-Defibrillator
–, interner 100
Karotisdruckversuch 128
Karotissinus-Massage 123
Karotissinus-Syndrom 120, 122
Katheterablation 137
Katheter-Mapping 177
Kent'sches Bündel 143
–, verborgenes 158
Kyrochirurgie 137

L
Lagetyp 25
–, Einfluß der Atmung 29
–, klinische Bedeutung 28
Leitfähigkeit
–, elektrische 14
Leitungszeit
–, sinu-atriale 78
LGL-Syndrom 161
Linksschenkelblock 37
–, inkompletter 38
–, kompletter 37
– –, klinische Bedeutung 40
Lown-Ganong-Levine-Syndrom 161
Lungenembolie
–, akute 192
Lungenfibrose 174

M
Magnetband 67
Maheim-Bündel 76, 143
MAS-Syndrom 120
Medikamente
–, kardioaktive 71
Membranpotential 9
Mikrodislokation 93
Morgagni-Adams-Stokes-Syndrom 120
Myokardinfarkt
–, akuter 56
–, posteriorer 58
Myokardischämie
–, stumme 67
Myopotential-Inhibition 93

N
Nervensystem
–, vegetatives (autonomes) 7, 15

P
PA-Intervall 72
P-cardiale 32
P-dextrocardiale 32
Perikarditis
–, akute 60
Pharmakotherapie 81
Photosensibilität 174
Pneumonitis 174
Postmiktions-Synkope 120
PQ-Dauer 21
PQ-Strecke 21
Präexcitation 75

Pseudoinfarkt-Muster 193
pseudo-r 141
P-sinistrokardiale 32
Pulsdefizit 133
Purkinje'sches Fasernetz 7
P-Welle 20

Q
QRS-Komplex 21
–, Niedervoltage 42
–, Pseudo-Regularisierung 134
QT-Syndrom 162
QT-Verlängerung
–, Syndrom medikamentös-induzierte 162
QT-Zeit 22

R
Radiofrequenz-Aktivator 99
R auf T-Phänomen 182
Rechtsschenkelblock 33
–, funktioneller 36
–, inkompletter 34
–, klinische Bedeutung 35
–, kompletter 33
reentry-Mechanismus 76
reentry-Tachykardie 78
–, antidrome 143, 159
–, orthodrome 143
Refraktärzeit
–, absolute 13
–, elektrische 13
–, relative 13
Repolarisationsphänomen
–, frühes 60
Rhythmus 24
–, AV-Knoten- 25
Romano-Ward-Syndrom 124, 162
RP > PR 146
RP < PR 147

S
Salven
–, supraventrikuläre 180
Schenkelblock 150
–, alternierender 41
Schenkelblockierung 56
–, funktionelle 132
Schrittmacherstimulation 87
–, antitachykarde 99
Schrittmacher-Syndrom 91
Schrittmacher-Tachykardien 90
Schrittmacher-Zellen 11
Schwellenpotential 10
Serumeliminationshalbwertzeit 86
sick sinus syndrome 105
signal averaging 71
Sinu-atriale Leitungszeit 122
Sinu-atrialer Block
–, I 108
–, II 108
–, III 108
Sinusbradykardie 106
Sinusknoten 3
Sinusknotenarterie 3
Sinusknotenerholungszeit 78, 122
Sinusknotenfunktionsstörungen 122
Sinusknotenstillstand 107
Sinusknoten-Syndrom 120
Sinusrhythmus
–, normaler 104
Sinustachykardie 124
slow response action potential 13
solid state memory-Geräte 67
Spätpotentiale 71
Stimulation
–, antitachykarde 129
ST-T-Komplex 22, 60
Subarachnoidalblutung 61
Substrat
–, anatomisches 153
–, arhythmogenes 71
Sympathicotonus 15
Synkope
–, vaso-vagale 120

T
Tachykardie 104
– Typ «torsades de pointes» 163
–, ventrikuläre 164
– –, Ätiologie 164
– –, anhaltende 164
– –, Auskultationsbefund 165
– –, nicht anhaltende 164
Tawara-Schenkel 6
–, linker 6

–, rechter 6
Therapie
–, elektrische 87
Trigeminus 181
Triplett 182
T-Welle 61
–, koronare 61
–, präterminal-negative 61

U
Überstimulierung
–, externe 96
Untersuchung
–, elektrophysiologische 74, 78
U-Welle 22

V
Vagotonus 15
Vektorschleife 19
Ventrikelschrittmacher 88
Verletzungsstrom
–, diastolischer 51
–, systolischer 48
Vorderwandinfarkt
–, frischer 53
– im Folgestadium 54
Vorhof-Extrasystolie 179
Vorhofflattern 124
–, chronisches 126
–, overdrive suppression 130
–, paroxysmales 126
Vorhofflimmern 131
–, chronisches 131
–, Langzeitprophylaxe 136
–, paroxysmales 131, 160
–, stabiles 136
Vorhofpfropfung 166
Vorhofschrittmacher 88
Vorhofstimulation
–, programmierte 140
Vorhoftachykardie 136

W
Wilson-Ableitungen 20
Winkel alpha 26
Wolff-Parkinson-White-Syndrom 151
WPW-Syndrom 151
–, intermittierendes 154
–, Typ A 154
–, Typ B 154

Z
Zeitenanalyse 30
Zweikammer-Schrittmacher
–, Multiprogrammierbarkeit 91
Zweikammer-Systeme 89

Vom Studium in die Praxis

Schulte/Spranger
Lehrbuch der Kinderheilkunde
26., neubearb. Aufl. 1988.
Etwa 1.000 S., etwa 500 Abb., etwa 290 Tab., etwa DM 118,–
Der GK Pädiatrie ist Richtschnur für die Gliederung der Kapitel und Abschnitte, der Inhalt geht jedoch über das Pflichtpensum hinaus und beschreibt „lebendige" Pädiatrie.
Darüberhinaus tragen das umfangreiche, aktuelle Bildmaterial, die Darstellung seltenerer Krankheitsbilder, sowie das sehr ausführliche Register dazu bei, daß dieses Buch als Nachschlagewerk den Medizinstudenten auch über die Examina hinaus begleitet.
„Nicht nur für den Studenten ist dieser Band das beste deutschsprachige Lehr- und Orientierungsbuch über Kinderheilkunde." (Pädiatrie und Pädiologie)

Creutzfeldt/Heidenreich
Heilmeyers Rezepttaschenbuch
15. Aufl. 1986. 839 S., DM 84,–

Weber
Taschenbuch der unerwünschten Arzneiwirkungen
2. Aufl. 1988. Etwa 980 S., etwa DM 98,–

Adler/Hemmeler
Praxis und Theorie der Anamnese
2. Aufl. 1988. Etwa 320 S., etwa DM 48,–

Sturm/Wetzels/Grosser
Grundbegriffe der Inneren Medizin
13., völlig neubearb. Aufl. 1984.
662 S.,144 z.T. farb. Abb., 193 Tab., DM 89,– (geb.)/DM 48,– (kt.)

Lodewick
Die körperliche Untersuchung
Ein Atlas für die allgemeine Praxis und Ausbildung
1981. 278 S., 483 Abb., DM 34,–

Mc Rae
Praxis der Frakturenbehandlung
2. Aufl. 1987. 318 S., 1.212 Abb., DM 58,–

Brandis/Pulverer
Lehrbuch der Medizinischen Mikrobiologie
6., neubearb. Aufl. 1988. 759 S., 236 Abb., 167 Tab., 4 Farbtafeln
DM 89,– (geb.)/DM 72,– (kt.)

Fülgraff/Palm
Pharmakotherapie Klinische Pharmakologie
Ein Lehrbuch für Studierende und ein Ratgeber für Ärzte
6., neubearb. Aufl. 1986. 497 S., DM 52,–

GUSTAV SEMPER BONIS ARTIBUS FISCHER
STUTTGART NEW YORK